现代口腔颌面病理学规范诊断手册

"十三五"国家重点出版物出版规划项目

北大医学口腔临床规范诊疗丛书

现代口腔颌面病理学
规范诊断手册

主　　编　李铁军

主编秘书　罗海燕

编　　者　（按姓名汉语拼音排序）

　　　　　陈　艳　李铁军　李斌斌　罗海燕

　　　　　周传香

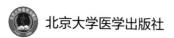北京大学医学出版社

XIANDAI KOUQIANG HEMIAN BINGLIXUE GUIFAN
ZHENDUAN SHOUCE

图书在版编目（CIP）数据

现代口腔颌面病理学规范诊断手册/李铁军主编 . —北京：
北京大学医学出版社，2022. 10
ISBN 978-7-5659-2571-9

Ⅰ . ①现… Ⅱ . ①李… Ⅲ . ①口腔颌面部疾病—病理
学—诊断学—手册 Ⅳ . ① R780.2-62

中国版本图书馆 CIP 数据核字（2021）第 273124 号

现代口腔颌面病理学规范诊断手册

主　　编：李铁军
出版发行：北京大学医学出版社
地　　址：（100191）北京市海淀区学院路38号　北京大学医学部院内
电　　话：发行部 010-82802230；图书邮购 010-82802495
网　　址：http://www.pumpress.com.cn
E - m a i l：booksale@bjmu.edu.cn
印　　刷：北京信彩瑞禾印刷厂
经　　销：新华书店
策划编辑：董采萱
责任编辑：刘　燕　**责任校对**：靳新强　**责任印制**：李　啸
开　　本：889 mm × 1194 mm　1/32　印张：14.875　字数：440千字
版　　次：2022年10月第1版　2022年10月第1次印刷
书　　号：ISBN 978-7-5659-2571-9
定　　价：125.00元

　　20 年前，北京医科大学口腔医学院（现北京大学口腔医学院）先后编写出版了《现代口腔科诊疗手册》和"口腔临床医师丛书"。这两套书籍因其便于携带、易于查阅、实用性强的手册形式，言简意赅、富有科学性和指导性的编写风格，受到了广大读者的欢迎和喜爱。其间，我收到了很多读者和一些作者的反馈，北京大学医学出版社的领导也多次向我提出，希望北京大学口腔医学院再次启动丛书的修订再版。

　　时隔 20 年，口腔医学发生了翻天覆地的变化，新理论、新知识、新技术、新材料不断涌现。随着显微根管治疗和现代口腔种植技术的广泛应用，现代牙体牙髓治疗和口腔修复与传统的"补牙"和"镶牙"已经不是一个概念；部分以手工操作为主的技工室已经被全自动化的无人车间所替代。数字化技术的广泛应用显著提高了口腔疾病诊疗的质量和效率。口腔医生需要及时更新自己的知识，不断"充电"，才能跟上口腔医学知识和技术的快速发展，才能满足口腔疾病诊治的需要。我们编写出版的诊疗手册也理所当然地要反映出这些年口腔医学领域的新进展。

　　基于此，北京大学口腔医学院组织专家修订了丛书，更名为"北大医学口腔临床规范诊疗丛书"，内容扩展为 10 个分册，涵盖口腔临床医学的各个专科，使其更为系统和完整。本着规范与创新相结合的原则，这套丛书既重点叙述经典的诊疗规范，也适当介绍前沿新概念、新知识和新技术的临床应用。在保持简便实用的手册风格的基础上，采用现代图书出版的数字化技术，大大增强了丛书的可读性。通过这一系列的更新和改进，新手册将以崭新的面貌呈现在广大读者面前，也将再次得到大家的欢迎和喜爱。可喜的是，这套丛书还顺利入选

"十三五"国家重点出版物出版规划项目，并得到了国家出版基金的资助。

北京大学口腔医学院（北京大学口腔医院）是国际上规模最大的口腔专科医院，是国家口腔医学中心，也是我国建院历史悠久、综合实力一流的口腔医学院校，长期以来发挥着口腔医学界领头羊的作用。参加本套丛书编写的作者都是活跃在临床一线的口腔医学专家，具有丰富的临床和教学经验。由他们编写而成的诊疗手册具有很强的权威性、指导性和实用性。

衷心祝贺"北大医学口腔临床规范诊疗丛书"出版面世，祝贺北京大学口腔医学院在打造口腔医学诊疗手册传世精品的道路上迈出了雄健的步伐！也诚挚地把这套手册推荐给我们的口腔医学同道。

俞光岩

北京大学口腔医学院编写的《现代口腔科诊疗手册》和"口腔临床医师丛书"小巧实用，便于随身携带查阅，出版以来，深受广大口腔医师欢迎，成为口腔医师的良师益友。为了适应口腔医学的不断发展，提升丛书质量，使丛书能够更好地服务于临床工作，满足不断增长的口腔医师临床工作的需求，我们对丛书进行了更新，并更名为"北大医学口腔临床规范诊疗丛书"。

"北大医学口腔临床规范诊疗丛书"共包含 10 个分册，即《现代口腔颌面外科学规范诊疗手册》《现代口腔修复学规范诊疗手册》《现代口腔正畸学规范诊疗手册》《现代牙体牙髓病学规范诊疗手册》《现代牙周病学规范诊疗手册》《现代儿童口腔医学规范诊疗手册》《现代口腔黏膜病学规范诊疗手册》《现代口腔全科医学规范诊疗手册》《现代口腔颌面医学影像学规范诊断手册》和《现代口腔颌面病理学规范诊断手册》。这套手册内容涵盖了口腔临床的各个专科，成为一套系统、完整的口腔医学诊疗手册。为适应住院医师规范化培训需求，此次修订增加了口腔颌面医学影像学、口腔颌面病理学和口腔全科医学方面内容的三个分册。

近年来，口腔临床医学得到了很大发展。数字化口腔医学技术在临床中普遍应用，口腔医学新知识、新技术和新疗法不断涌现并逐步成熟。这套手册在介绍经典诊疗规范的同时，注意适当介绍前沿新概念、新知识和新技术的临床应用，以保证整套手册内容的先进性。在编写方式上，本版手册尝试采用了现代图书出版的数字化技术，既丰富了内容，也使内容的呈现方式更加多元化，明显提高了本套丛书的可读性与临床实用性。这些新编写方式的采用既给编者们提供了更多展示手册内容的手段，也提出了新的挑战。感谢各位编委在繁忙的工作中适应新的要求，为这套手册的编写所付出的辛勤劳动和智慧。

这套手册是在北京大学口腔医学院前两套手册基础上的传承，感谢前辈们为这套手册的出版所做出的贡献。中华口腔医学会原会长俞光岩教授担任丛书顾问并作序，提出了宝贵的修改意见。这套手册的修订也得到了北京大学医学出版社的大力支持。在此，向所有为丛书编写出版做出努力和贡献的同仁致以崇高的敬意！

由于丛书编写涉及口腔各专科领域，各专科存在交叉重叠情况，编写人员专业特长不同，加之水平有限，书中难免存在不足之处，敬请广大读者给予批评指正！

郭传瑸

前　言

　　口腔颌面部疾病与全身其他部位的疾病在病理学表现方面有一定的相似性，但在很多方面又有其特殊性。例如，口腔黏膜病、口腔癌及癌前病变、唾液腺肿瘤、牙源性囊肿和肿瘤等均为口腔医学领域所特有的疾病，在病理上也有其独特的表现。因此，口腔病理学是口腔医学的重要组成部分，是口腔临床医学与口腔基础医学的桥梁学科。在口腔医学临床实践中，病理诊断常对大多数口腔颌面部疾病（特别是肿瘤、瘤样病变和口腔黏膜病等）的临床鉴别、治疗和预后提供权威性的指导。当然，口腔病理诊断要密切结合临床，不能遗漏任何临床所见的蛛丝马迹，如患者年龄、性别，病变部位，临床印象，实验室检查和影像学检查等，避免坐井观天、以偏概全。同时，还应认识到病理诊断并非万能，诸如罕见肿瘤诊断的模糊地带、诊断者的主观性、新观念与新技术的发展变化等，均可影响病理诊断的准确性和可靠性。而这种基于临床与病理联系的思辨过程，恰恰是病理诊断和鉴别诊断的过程。

　　《现代口腔颌面病理学规范诊断手册》是由北京大学医学出版社出版的"北大医学口腔临床规范诊疗丛书"的分册，主要由北京大学口腔医院口腔病理科的专家编写，内容力求简明、实用，着重叙述需常规行病理学诊断的口腔颌面部疾病，重点在于描述疾病的病理要点和鉴别诊断原则。全书共分 10 章。主要疾病的命名和分类全面反映新版世界卫生组织（WHO）有关口腔疾病的命名和分类。本书不仅为病理医师的日常临床工作提供辅助和参考，也对口腔临床医师，特别是口腔颌面外科和口腔黏膜科医师的临床工作有所裨益。

　　在本书编写完成之际，我谨代表所有编者向北京大学口腔医院病理科老一辈专家们致以崇高的敬意！感谢他们用那份初心和创业激情谱写了北京大学口腔病理的辉煌和成就，使我们这些晚辈得以传承他们所留下的丰硕成果和学术积淀。在本书写作的过程中，还得到了北京大学口腔医院病理科全体医技老师的支持和帮助，特此感谢。

书中难免会有疏漏之处，敬请各位专家、同行批评指正。

李铁军

目 录

第一章　临床病理检查 ·· 1

　第一节　活体组织病理检查常规 ····································1

　　一、病理检查申请单和送检标本的接收、编号与登记 ·········1

　　二、大体检查、取材与记录 ····································2

　　三、脱水、透明与浸蜡 ··2

　　四、包埋、切片、染色与封片 ··································2

　　五、镜检 ··2

　　六、签发病理报告书 ··2

　　七、病理资料的登记与归档 ····································3

　　八、病理会诊 ··3

　第二节　术中冰冻病理检查常规 ····································3

　　一、合理应用术中冰冻病理检查 ································4

　　二、术中冰冻病理检查操作常规 ································5

　第三节　免疫组织化学染色 ··5

　　一、基本原理及方法 ··5

　　二、免疫组织化学染色在临床病理中的应用 ······················7

　　三、免疫组织化学染色操作常规 ································8

　　四、免疫组织化学染色结果判读 ································9

　第四节　特殊染色 ···10

　　一、常用特殊染色方法 ··10

　　二、特殊染色注意事项 ··13

第二章　口腔黏膜病 ···15

　第一节　口腔黏膜病基本病理变化 ·································17

　　一、过度角化 ··17

　　二、角化不良 ··18

　　三、棘层增生 ··19

　　四、上皮萎缩 ··20

　　　五、上皮异常增生 …………………………………………… 21

　　　六、基底细胞空泡变性及液化变性 …………………………… 23

　　　七、棘层松解 ………………………………………………… 24

　　　八、疱 ………………………………………………………… 25

　　　九、糜烂和溃疡 ……………………………………………… 25

　第二节　口腔黏膜白色和红色病变 ……………………………… 27

　　　一、白斑 ……………………………………………………… 28

　　　二、红斑 ……………………………………………………… 31

　　　三、口腔黏膜下纤维性变 …………………………………… 33

　　　四、口腔念珠菌病 …………………………………………… 35

　　　五、白色海绵状斑痣 ………………………………………… 37

　　　六、白色水肿 ………………………………………………… 39

　　　七、摩擦性过度角化病 ……………………………………… 40

　　　八、扁平苔藓 ………………………………………………… 42

　　　九、苔藓样变 ………………………………………………… 46

　　　十、盘状红斑狼疮 …………………………………………… 47

　　　十一、黏膜良性淋巴组织增生病 …………………………… 49

　第三节　口腔黏膜黑色病变 ……………………………………… 50

　　　一、口腔黑斑 ………………………………………………… 50

　　　二、口腔黏膜外源性色素沉着 ……………………………… 52

　　　三、口腔黑棘皮病 …………………………………………… 53

　　　四、色素沉着肠道息肉综合征 ……………………………… 54

　第四节　口腔黏膜疱性病变 ……………………………………… 55

　　　一、天疱疮 …………………………………………………… 55

　　　二、黏膜类天疱疮 …………………………………………… 58

　　　三、副肿瘤性天疱疮 ………………………………………… 61

　　　四、多形红斑 ………………………………………………… 62

　　　五、单纯疱疹 ………………………………………………… 64

　　　六、带状疱疹 ………………………………………………… 65

　第五节　口腔黏膜溃疡性病变 …………………………………… 66

　　　一、复发性阿弗他溃疡 ……………………………………… 66

　　　二、白塞综合征 ……………………………………………… 67

三、创伤性溃疡 …………………………………… 69

四、放射性口炎 …………………………………… 72

第六节　口腔肉芽肿性病变 ………………………… 73

一、口腔结核 ……………………………………… 73

二、口腔梅毒 ……………………………………… 74

三、结节病 ………………………………………… 76

四、口面部肉芽肿病 ……………………………… 78

五、克罗恩病 ……………………………………… 80

六、韦氏肉芽肿病 ………………………………… 81

第七节　其他唇舌疾病 ……………………………… 83

一、腺性唇炎 ……………………………………… 83

二、光线性唇炎 …………………………………… 84

三、舌淀粉样变性 ………………………………… 84

四、游走性舌炎 …………………………………… 86

第八节　艾滋病的口腔表征 ………………………… 87

一、口腔毛状白斑 ………………………………… 88

二、口腔卡波西肉瘤 ……………………………… 89

第三章　口腔黏膜上皮性肿瘤与黑色素细胞肿瘤 …………… 92

第一节　乳头状瘤 …………………………………… 93

一、鳞状细胞乳头状瘤 …………………………… 93

二、寻常疣 ………………………………………… 95

三、尖锐湿疣 ……………………………………… 96

四、多灶性上皮增生 ……………………………… 97

第二节　口腔鳞状细胞癌及其亚型 ………………… 98

一、经典鳞状细胞癌 ……………………………… 98

二、疣状癌 ………………………………………… 102

三、乳头状鳞状细胞癌 …………………………… 104

四、穿掘性癌 ……………………………………… 105

五、基底样鳞状细胞癌 …………………………… 106

六、梭形细胞鳞状细胞癌 ………………………… 108

七、棘层松解性鳞状细胞癌 ……………………… 111

八、腺鳞癌 …………………………………… 113

九、淋巴上皮癌 …………………………………… 115

第三节 人乳头瘤病毒相关口咽癌 ………………………… 118

第四节 口腔黏膜黑色素细胞肿瘤 …………………… 121

一、口腔黏膜色素痣 ……………………………… 121

二、口腔黏膜黑色素瘤 ……………………………… 125

第四章 唾液腺非肿瘤性疾病 ………………………………… 130

第一节 唾液腺发育性疾病 ………………………………… 131

一、唾液腺异位 ………………………………… 131

二、多囊病 …………………………………… 132

第二节 唾液腺炎症 ……………………………………… 133

一、病毒性腮腺炎 ………………………………… 133

二、化脓性唾液腺炎 ……………………………… 134

三、慢性阻塞性唾液腺炎 ………………………… 135

四、慢性硬化性唾液腺炎 ………………………… 136

第三节 唾液腺上皮性非肿瘤性疾病 …………………… 139

一、良性淋巴上皮病变和 Sjögren 综合征 ………… 139

二、坏死性唾液腺化生 …………………………… 141

三、硬化性多囊性腺病 …………………………… 144

四、嗜酸细胞增生症 ……………………………… 146

第五章 唾液腺肿瘤 ……………………………………… 148

第一节 唾液腺良性肿瘤 ………………………………… 150

一、多形性腺瘤 …………………………………… 150

二、肌上皮瘤 ……………………………………… 152

三、基底细胞腺瘤 ………………………………… 153

四、Warthin 瘤 …………………………………… 156

五、嗜酸细胞瘤 …………………………………… 158

六、淋巴腺瘤 ……………………………………… 160

七、囊腺瘤 ………………………………………… 163

八、乳头状唾液腺瘤 …………………………………… 165

九、导管乳头状瘤 ………………………………………… 167

十、皮脂腺腺瘤 …………………………………………… 170

十一、管状腺瘤 …………………………………………… 171

第二节 唾液腺恶性肿瘤 …………………………………… 172

一、黏液表皮样癌 ………………………………………… 172

二、腺样囊性癌 …………………………………………… 176

三、腺泡细胞癌 …………………………………………… 179

四、上皮－肌上皮癌 ……………………………………… 182

五、肌上皮癌 ……………………………………………… 184

六、基底细胞腺癌 ………………………………………… 186

七、透明细胞癌 …………………………………………… 188

八、分泌性癌 ……………………………………………… 190

九、多形性腺癌 …………………………………………… 192

十、唾液腺导管癌 ………………………………………… 195

十一、导管内癌 …………………………………………… 197

十二、嗜酸细胞癌 ………………………………………… 199

十三、腺癌，非特指 ……………………………………… 201

十四、癌在多形性腺瘤中 ………………………………… 204

十五、皮脂腺癌 …………………………………………… 206

十六、淋巴上皮癌 ………………………………………… 208

十七、鳞状细胞癌 ………………………………………… 210

十八、差分化癌 …………………………………………… 211

十九、癌肉瘤 ……………………………………………… 213

二十、成涎细胞瘤 ………………………………………… 214

第六章 口腔颌面部囊肿 ……………………………………… 218

第一节 牙源性囊肿 ………………………………………… 219

一、牙源性角化囊肿 ……………………………………… 219

二、含牙囊肿 ……………………………………………… 224

三、发育性根侧囊肿或葡萄样牙源性囊肿 ……………… 226

四、牙龈囊肿 ·································· 227

五、腺牙源性囊肿 ······················ 228

六、牙源性钙化囊肿 ·················· 229

七、正角化牙源性囊肿 ············· 231

八、根尖囊肿 ···························· 232

九、炎症性根侧囊肿 ·················· 234

第二节　非牙源性囊肿 ···························· 235

一、鼻腭管（切牙管）囊肿 ······ 236

二、鼻唇（鼻牙槽）囊肿 ·········· 237

第三节　假性囊肿 ······································ 238

一、动脉瘤性骨囊肿 ·················· 238

二、单纯性骨囊肿 ······················ 240

三、静止性骨囊肿 ······················ 241

第四节　口腔、面颈部软组织囊肿 ·········· 241

一、皮样和表皮样囊肿 ·············· 241

二、鳃裂囊肿 ···························· 242

三、甲状舌管囊肿 ······················ 244

四、畸胎样囊肿 ·························· 245

五、黏液囊肿 ···························· 246

六、舌下囊肿 ···························· 247

第七章　牙源性肿瘤和瘤样病变 ················· 249

第一节　良性上皮性牙源性肿瘤 ·············· 250

一、成釉细胞瘤 ························ 250

二、牙源性鳞状细胞瘤 ·············· 256

三、牙源性钙化上皮瘤 ·············· 257

四、牙源性腺样瘤 ······················ 259

第二节　良性牙源性上皮和间叶组织混合性肿瘤 ······ 262

一、成釉细胞纤维瘤 ·················· 262

二、牙源性始基瘤 ······················ 263

三、牙瘤 ·································· 264

　　　　四、牙本质生成性影细胞瘤 …………………………… 266

　第三节　良性牙源性间叶性肿瘤 ……………………………… 268

　　　　一、牙源性纤维瘤 ………………………………………… 268

　　　　二、牙源性黏液瘤或黏液纤维瘤 ……………………… 270

　　　　三、成牙骨质细胞瘤 …………………………………… 272

　　　　四、牙骨质 - 骨化纤维瘤 ……………………………… 274

　第四节　牙源性癌 ……………………………………………… 274

　　　　一、成釉细胞癌 ………………………………………… 274

　　　　二、原发性骨内癌，非特指 …………………………… 276

　　　　三、牙源性硬化性癌 …………………………………… 278

　　　　四、牙源性透明细胞癌 ………………………………… 280

　　　　五、牙源性影细胞癌 …………………………………… 282

　第五节　牙源性癌肉瘤 ………………………………………… 284

　第六节　牙源性肉瘤 …………………………………………… 284

第八章　颌骨骨及软骨源性肿瘤和瘤样病变 ……………………… 287

　第一节　良性骨及软骨性肿瘤 ………………………………… 288

　　　　一、骨瘤 …………………………………………………… 288

　　　　二、骨样骨瘤 …………………………………………… 290

　　　　三、成骨细胞瘤 ………………………………………… 291

　　　　四、软骨瘤 ……………………………………………… 293

　　　　五、软骨黏液样纤维瘤 ………………………………… 294

　　　　六、促结缔组织增生性纤维瘤 ………………………… 296

　　　　七、骨软骨瘤 …………………………………………… 297

　　　　八、滑膜软骨瘤病 ……………………………………… 298

　　　　九、婴儿黑色素神经外胚瘤 …………………………… 300

　第二节　恶性骨及软骨性肿瘤 ………………………………… 302

　　　　一、骨肉瘤 ……………………………………………… 302

　　　　二、软骨肉瘤 …………………………………………… 305

　　　　三、间叶性软骨肉瘤 …………………………………… 307

　第三节　纤维 - 骨性病变 ……………………………………… 308

一、骨化纤维瘤 ···················· 308

二、家族性巨大牙骨质瘤 ············ 311

三、纤维结构不良 ·················· 313

四、牙骨质 – 骨结构不良 ············ 316

第四节　巨细胞性病变 ·················· 318

一、中心性巨细胞肉芽肿 ············ 318

二、巨颌症 ························ 321

三、甲状旁腺功能亢进性棕色瘤 ······ 323

四、畸形性骨炎 ···················· 325

五、弥漫性腱鞘巨细胞瘤 ············ 327

第五节　其他肿瘤 ···················· 329

一、浆细胞骨髓瘤 ·················· 329

二、尤文肉瘤（原始神经外胚叶肿瘤） ······· 331

三、颌骨转移性肿瘤 ················ 334

第九章　口腔颌面部软组织肿瘤和瘤样病变················· 339

第一节　良性肿瘤及瘤样病变 ··········· 341

一、牙龈瘤 ························ 341

二、结节性筋膜炎 ·················· 346

三、纤维瘤 ························ 348

四、肌纤维瘤 ······················ 349

五、脂肪瘤 ························ 351

六、血管瘤和血管畸形 ·············· 353

七、淋巴管瘤 ······················ 358

八、疣状黄瘤 ······················ 359

九、平滑肌瘤 ······················ 361

十、神经鞘瘤 ······················ 362

十一、神经纤维瘤 ·················· 364

十二、先天性牙龈瘤 ················ 365

十三、颗粒细胞瘤 ·················· 367

十四、骨和软骨迷芽瘤 ·············· 368

十五、颈动脉体副神经节瘤 …………………… 370

十六、神经胶质异位 …………………… 372

第二节 交界性和潜在低度恶性肿瘤 …………………… 373

一、侵袭性纤维瘤病 …………………… 373

二、隆凸性皮肤纤维肉瘤 …………………… 376

三、孤立性纤维性肿瘤 …………………… 378

四、炎性成肌纤维细胞肿瘤 …………………… 381

五、低度恶性成肌纤维细胞肉瘤 …………………… 383

第三节 恶性肿瘤 …………………… 385

一、成年型纤维肉瘤 …………………… 385

二、脂肪肉瘤 …………………… 387

三、平滑肌肉瘤 …………………… 390

四、横纹肌肉瘤 …………………… 392

五、恶性周围神经鞘膜瘤 …………………… 394

六、滑膜肉瘤 …………………… 396

七、腺泡状软组织肉瘤 …………………… 399

八、口腔转移性肿瘤 …………………… 401

第十章 口腔颌面部常见淋巴造血系统疾病 …………………… 404

第一节 非肿瘤性疾病 …………………… 404

一、非特异性淋巴结炎 …………………… 405

二、淋巴结结核 …………………… 407

三、猫抓病 …………………… 409

四、传染性单核细胞增多症 …………………… 410

五、巨大淋巴结增生症 …………………… 410

六、组织细胞坏死性淋巴结炎 …………………… 412

第二节 淋巴造血系统肿瘤 …………………… 414

一、结外黏膜相关淋巴组织边缘区淋巴瘤 …………………… 415

二、滤泡性淋巴瘤 …………………… 418

三、套细胞淋巴瘤 …………………… 419

四、Burkitt 淋巴瘤 …………………… 422

五、弥漫性大 B 细胞淋巴瘤 ……………………………… 424

六、浆细胞瘤 …………………………………………… 426

七、外周 T 细胞淋巴瘤，非特指型 ……………………… 427

八、结外 NK/T 细胞淋巴瘤 - 鼻型 ……………………… 429

九、间变性大细胞淋巴瘤 - ALK 阳性 ………………… 431

十、间变性大细胞淋巴瘤 - ALK 阴性 ………………… 434

十一、B 淋巴母细胞性淋巴瘤 …………………………… 435

十二、T 淋巴母细胞性淋巴瘤 …………………………… 436

十三、霍奇金淋巴瘤 …………………………………… 438

十四、髓系肉瘤 ………………………………………… 440

十五、朗格汉斯细胞组织细胞增生症 …………………… 442

索 引…………………………………………………… 446

第一章

临床病理检查

病理科是疾病诊断的重要科室，所有取自人体的组织原则上都应做病理检查。临床病理检查的主要任务是对取自人体的各种器官、组织、细胞、体液及分泌物等标本，通过大体和显微镜观察分析，辅以免疫组织化学、特殊染色、分子生物学以及电子显微镜等技术手段，结合患者的临床资料，做出疾病的病理诊断。本章介绍临床病理检查工作的主要内容，包括活体组织病理检查、术中冰冻病理检查、免疫组织化学染色和特殊染色。

第一节　活体组织病理检查常规

活体组织病理检查（histopathological biopsy）简称活检，其主要目的是协助临床明确诊断，制订合理的治疗方案，客观判断预后，是口腔病理科的主要工作之一。

一、病理检查申请单和送检标本的接收、编号与登记

病理科在接收申请单及送检标本时应认真核对，及时编号与登记。凡有下列情况者，应及时与送检科室联系或退回：

1. 申请单与送检标本不符。
2. 盛标本的容器上无患者信息。
3. 申请单中的重要项目未填写，或填写过于简单而影响诊断。
4. 标本固定不良而致严重自溶、干缩、腐败者。
5. 标本过小，不能或难以制作切片。

6. 送检标本的主要病灶被事先挖取及其他可能影响病理检查的情况。

二、大体检查、取材与记录

1. 原则上应有 2 人参加此操作，其中记录者应详细记录取材者的口头描述，并共同核对标本。

2. 标本的大体检查与描述、取材应由病理医师进行。

3. 检查标本时一般要注意其大小、形状、表面和切面的颜色、质地、病变部位、形态特点、病变与周围组织的关系等。

4. 所切取的组织块应有代表性。

三、脱水、透明与浸蜡

应保证各操作流程的规范性及试剂质量。

四、包埋、切片、染色与封片

1. 应严格分件包埋，切勿包错。

2. 切片及裱片过程中要杜绝编号错误及组织碎屑污染。

3. 封片完毕后，应认真核对并加贴编号标签。

五、镜检

阅片时必须全面，不要遗漏病变。如发现下列情况，应及时与技术室人员联系并进行相应处理：

1. 切片内有明显的污染组织。

2. 切片内容与送检组织不符。

3. 切片或染色质量差，必要时重新制片。

4. 为充分观察病变及明确诊断，需要做深切、连切、特殊染色及免疫组化染色等。

六、签发病理报告书

病理报告书是病理医师签署的医学证明文件，必须慎重对待。

1. 病理报告书的主要内容包括病理号、送检科室、患者姓名、性别、年龄、门诊号和（或）住院号、标本取材部位、病理诊断及其他需要报告或建议的内容、报告医师签名（或盖章）、报告时间。

2. 病理报告内容的表述和书写应准确和完整，用中文或者国际通用的规范术语。

3. 原始样品过小，或在采集过程中挤压严重，或取材代表性不够，可能影响诊断，需在报告中说明。

4. 病理报告书应在收到标本后 5 个工作日内发出，疑难病例和特殊标本除外。

5. 因补取材、深切、特染、脱钙、延长固定、会诊或做免疫组化而不能如期发出病理报告时，应口头通知临床科室或发出"迟发病理诊断通知单"。

七、病理资料的登记与归档

1. 病理切片与蜡块的存档时间应在 10 年以上。
2. 病理诊断应登记或保存副本并存档，便于查阅。

八、病理会诊

病理医师遇有疑难病例时应在科内或同行间进行会诊。

第二节　术中冰冻病理检查常规

冰冻切片（frozen section）是利用物理降温的方法将新鲜的组织标本冷冻，使其产生一定的硬度后进行切片的技术方法，一般运用冰冻切片机完成。与石蜡切片相比，冰冻切片不需要脱水和包埋等步骤，制片速度快，是手术进行中为临床医师提供快速病理诊断的主要方法。术中冰冻病理检查可视为一种急会诊，要求病理医师在很短时间内，向手术医师提供参考性病理诊断意见。另一方面，冰冻切片显示的组织细胞形态一般不如常规石蜡切片清晰明确，因此术中冰冻诊断是一种高技术、高难度、高风险的项目。病理医师和临床医师对其局限性和误诊的可能性要有清楚的认识，合理应用这种病理诊断手段。

一、合理应用术中冰冻病理检查

1. 术中冰冻切片病理检查的目的

（1）确定病变的性质（如肿瘤或非肿瘤、良性肿瘤或恶性肿瘤等）。

（2）手术切缘有无肿瘤组织残留。

（3）了解恶性肿瘤的扩散情况，包括肿瘤是否侵犯相邻组织、有无区域淋巴结转移等。

（4）活检标本中是否存在病变。

（5）如果不继续进行手术，已送检的标本能否满足病理常规检查的需要。

2. 术中冰冻切片病理检查的时间短，制片难度较大，对诊断者的要求较高，其诊断的准确性低于常规石蜡切片诊断，两者可能出现不同的诊断意见，并有可能出现当时无法判断病变性质而需待石蜡切片等情况。应术前取得患者及家属的理解、同意并签字。

3. 术中冰冻快速病理检查的慎用范围是涉及严重致残的根治性手术切除的标本。需要此类手术治疗的患者，其病变性质宜于手术前通过常规活检确定。

4. 术中冰冻快速病理检查不宜应用的范围

（1）疑为恶性淋巴瘤。

（2）过小的标本（长径≤0.2 cm者）。

（3）术前易于进行常规活检者。

（4）脂肪组织、骨组织和钙化组织。

（5）需要依据核分裂象计数判断良恶性的软组织肿瘤。

（6）主要根据肿瘤的生物学行为特征而不能依据组织形态判断良恶性的肿瘤。

（7）已知具有传染性的标本（如结核病、病毒性肝炎、梅毒和艾滋病等）。

二、术中冰冻病理检查操作常规

1. 标本的接收及制片 术中送检的新鲜组织应及时送达病理科。病理科接收标本后，应首先核对患者的基本信息并编号，主检者应记录大体形态及取材情况。技术人员在 10～15 min 内完成单件标本制片（同时接收多件标本时，制片时间顺延），与主检者共同核对编号。

2. 术中冰冻切片病理报告 单件标本应在送达后 30 min 内发出冰冻切片病理报告书，也可采用传真或电话通知。对于疑难病变、手术切除范围广泛和会严重致残的病例，有条件的应由两位病理医师共同签发报告，并可酌情延时报告。如诊断中遇特殊问题，应及时与手术医师沟通。

3. 冰冻切片剩余组织及未取材组织的处理 冰冻切片剩余组织一律应做常规石蜡切片，以作对照。未制作冰冻切片的其他送检组织亦酌情取材做常规制片。

4. 归档 冰冻切片相关资料（申请单、切片及冰冻切片诊断报告等）均应存档。

第三节 免疫组织化学染色

免疫组织化学（immunohistochemistry，IHC）一般简称为免疫组化，是利用抗体与抗原特异性结合的原理，用示踪剂标记的抗体与组织或细胞中相应的抗原成分发生原位结合，并通过组织化学反应使示踪剂显色，在显微镜下对抗原表达进行定性、定位及定量的观察分析，是临床病理工作中的一种常用手段，为疾病尤其是肿瘤的病理诊断和鉴别诊断提供了强有力的支持。

一、基本原理及方法

1. 抗原（antigen） 在合适的条件下，能激发机体免疫系统发生免疫应答，产生相应抗体（体液免疫）或致敏淋巴细胞（细胞免疫），并能与这些免疫效应物发生特异性结合的物质，称为抗原。免疫组织化学主要利用体液免疫中的抗原与抗体结合反应，可以检测所有能作为抗原的物质，如蛋白质、核酸、磷脂和多糖等，实际工作中最常利用的是蛋白质类抗原。

2. 抗体（antibody） 机体受抗原刺激后，通过体液免疫应答，使 B 淋巴细胞活化、增殖并形成浆细胞。浆细胞产生和分泌的能与相应抗原特异结合的免疫球蛋白，称为抗体。

（1）多克隆抗体（polyclonal antibody）：将纯化后的抗原直接免疫动物（大多数为兔），并从该动物血液中获得多个 B 淋巴细胞克隆所产生的抗体混合物，称为多克隆抗体。多克隆抗体能与抗原分子上多个抗原决定簇结合，增加了抗原被检测到的概率，即敏感性较好；但其特异性不如单克隆抗体，交叉反应多，非特异性染色发生的概率较高；且产量有限，不同批次的抗体可能质量不稳定。

（2）单克隆抗体（monoclonal antibody）：用抗原免疫动物（大多数为鼠）后，将产生抗体的单个 B 淋巴细胞同骨髓瘤细胞进行细胞融合，获得既能产生抗体、又能无限增殖的杂种细胞，采用这一技术可大量生产针对某一抗原决定簇的抗体。这种由一个 B 淋巴细胞克隆分泌的抗体称单克隆抗体。其优点是特异性强，抗体产量高，缺点是只识别单一抗原决定簇，反应的敏感性易受标本固定等因素的影响。

3. 检测系统 为了能在显微镜下观察抗体与抗原在组织和细胞中的结合反应，并放大反应信号，创建了多种检测技术，由此形成不同的免疫组织化学方法。

（1）示踪剂可以为酶标记或荧光标记。酶标记系统常用的酶为辣根过氧化物酶（horseradish peroxidase，HRP），催化底物 3,3′- 二氨基联苯胺（3,3′-diaminobenzidine，DAB）与过氧化氢反应形成棕色沉积物；如底物为 3- 氨基 -9- 乙基咔唑（3-amino-9-ethylcarbazole，AEC），则呈红色。此外，还有使用碱性磷酸酶标记的系统。

（2）示踪剂可直接标记识别抗原的特异性抗体，即第一抗体，称为直接法；也可以标记第二抗体，即能识别第一抗体来源种属免疫球蛋白 Fc 段的通用抗体，称为间接法。酶标记系统还发展出多种放大反应信号的方法，包括卵白素－生物素复合物法（avidin-biotin complex method，ABC method）、链霉菌卵白素－过氧化物酶法（streptavidin-peroxidase method，SP method）、各类多聚体标记法（polymer-based labeling methods）等。

4. 设立对照 为保证免疫组化染色的结果准确可靠，识别假阴性和假阳性的染色结果，每批实验必须设对照。

（1）阳性对照（positive control）：将一块明确含有待检测抗原的组织裱在同一玻片上，共同接受免疫组化染色，也可使用样本自身包含的组织结构作为内部阳性对照。阳性对照出现正确的着色，说明免疫组化染色使用的全部试剂和操作流程是可靠的，否则染色结果可能为假阴性。

（2）阴性对照（negative control）：可以用 PBS 缓冲液或非免疫动物血清代替第一抗体，但这一方法不能发现第一抗体是否产生非特异性着色。实际工作中，裱在同一玻片上的对照组织及样本自身包含的多种组织应出现不同的着色情况，可帮助判断是否为非特异性着色或非预期的免疫反应性。此外，一个组织块常制成多张切片，同批进行多种抗体的免疫组化染色，可通过观察比较来判断该组织是否产生非特异性染色，避免假阳性而影响结果判读。因此，常规工作中可以免去阴性对照。

二、免疫组织化学染色在临床病理中的应用

1. 确定肿瘤细胞的组织来源和分化方向，为判断肿瘤的组织学类型提供支持。

2. 发现微小转移灶或手术切缘残留的少量肿瘤组织。

3. 为排查转移瘤的原发部位提供线索。

4. 判断肿瘤是否发生浸润以及有无血管、淋巴管或神经的侵袭，为正确分期提供依据。

5. 对肿瘤细胞的增生程度进行评价。

6. 指导肿瘤治疗和评估预后。

7. 病原微生物的检查。

8. 免疫性疾病的辅助诊断。

三、免疫组织化学染色操作常规

1. 组织标本的取材和固定　与常规病理切片制作过程相同，取材块应大小适宜，能代表主要病变，避开严重出血和坏死的区域。操作应规范，避免组织受挤压。固定的目的是使蛋白质凝固，防止细胞自溶，以保持组织和细胞的形态结构，同时也保持其抗原性，不发生抗原的丢失或弥散。常规固定方法为 10% 中性缓冲福尔马林室温固定 18 ~ 24 h。过度固定可能造成蛋白质交联而封闭抗原。

2. 组织处理和石蜡包埋　与常规病理切片流程相同。需要注意，某些抗原对组织处理过程中使用的试剂及其浓度、浸泡的时间、浸蜡时的温度等比较敏感，过于剧烈的条件可能造成抗原减弱或丢失，因此，保持实验室各项操作流程的规范性和标准化非常重要。

3. 切片　切片的质量影响免疫组化染色的最终效果。厚度通常为 3 ~ 4 μm，应平整、无皱褶，无刀痕，无污染组织或杂质。将组织片裱于防脱玻片上，60 ℃烤片 1 h 或 37 ℃过夜，以使组织片牢固贴附于玻片。玻片预先用防脱片剂处理，常用的是氨丙基三乙氧基硅烷（3-aminopropyltriethoxysilane，APES）和多聚赖氨酸（poly-L-lysin）等。

4. 脱蜡至水化　与常规病理切片流程相同，脱蜡务必彻底，以保证抗原充分暴露以及随后各个环节的反应在水溶液中顺利进行。

5. 抗原修复　是影响染色结果的关键因素。有酶消化与加热两种修复方法，加热可采用高压法、微波法和水煮法，目前比较推荐的是高压抗原修复方法。抗原修复液首选柠檬酸盐缓冲液（pH 6.0），有些抗体适宜选用 Tris/EDTA（pH 9.0）修复缓冲液。

6. 阻断内源性酶　如使用辣根过氧化物酶系统，以 0.3% 过氧化氢封闭内源性过氧化物酶。

7. 阻断内源性生物素　ABC 法或 SP 法利用卵白素与生物素

的结合作为检测信号的手段。为避免内源性生物素造成非特异性着色，可用卵白素或 20% 生蛋清进行阻断。

8. 血清封闭 抗体可能与带有电荷的组织结构（常为结缔组织）发生非特异性结合，一般采用牛血清白蛋白（bovine serum albumin，BSA）或二抗同种属的正常血清进行阻断。

9. 第一抗体孵育 4 ℃冰箱过夜，或 37 ℃温箱（或室温下）孵育 1 h。如果是浓缩型抗体，应根据抗体说明书的稀释范围进行预实验，找出最佳稀释度。浓缩型抗体于 − 20 ℃保存，稀释后保存 1 ~ 3 天，避免反复冻融；即用型抗体于 4 ℃冰箱保存。注意厂商标明的保存期限，不要使用过期抗体。

10. 第二抗体和酶标记体孵育 在 ABC 法或 SP 法中一般分两步进行孵育，而多聚体方法如 EnVision 系统中第二抗体与酶标分子结合于多聚物，减少了一次孵育过程。

11. DAB 显色、苏木素衬染、清水返蓝、脱水、透明及封片。

四、免疫组织化学染色结果判读

1. 必须同时设对照染色，否则结果不可信。

2. 抗原表达必须在特定部位，如 LCA 在细胞膜上，Ki-67 在细胞核内，S-100 在细胞质和细胞核内，不在抗原所在部位的着色一概不能视为阳性。判断肿瘤分化方向时，要注意出现阳性表达的是否为肿瘤细胞。

3. 出血、坏死、切片刀痕和界面边缘处细胞的着色常为非特异性，尽量避免以此为依据进行结果判断。

4. 对单一抗体免疫组化染色结果的意义不能绝对化，同一样本应联合应用一组可以相互补充和认证的标志物，还要包括用以排除其他可能的鉴别诊断标志物，这样才能避免片面性的判断。

5. 当免疫组化诊断结果与 HE 切片诊断不一致时，应结合临床、影像学及分子诊断结果等资料综合分析，并以 HE 切片诊断为准。

6. 对使用的标志物应有全面的了解，熟悉其在各种组织、细胞和病变中的表达情况，才能充分利用染色结果来支持病理诊断工作。

7. 假阴性的可能原因　抗体失活或浓度不当；抗体敏感度达不到要求；抗原丢失或减弱（标本固定不良或温度过高等原因导致）；抗原修复方法欠佳；操作不当如脱蜡不彻底、反应时间不够、切片干燥、操作步骤遗漏或差错等。

8. 假阳性的可能原因　抗体纯度不够；抗体与多种抗原有交叉反应；抗体吸附到组织中带电荷的胶原等结缔组织成分上；内源性过氧化物酶或内源性生物素造成的显色；严重变性坏死区、切片褶皱不平处及组织边缘常出现非特异性着色；抗原弥散或被肿瘤细胞吞噬；清洗不充分；将肿瘤中残留的正常组织误认为肿瘤成分；将含铁血黄素、黑色素颗粒、福尔马林色素颗粒或 DAB 保存不当产生的氧化颗粒等误认为阳性着色。

第四节　特殊染色

特殊染色（special stain）又称为组织化学染色（histochemistry stain），是借助化学反应检测组织和细胞内特定化学成分的形态学方法，可以原位显示正常结构或病理状态下组织和细胞内的特定产物、异常物质及病原体等，对不同类型的物质需要选用相应的染色方法。特殊染色有一定的特异性，为某些疾病的病理诊断提供支持，并且其染色时间短、操作简便，目前是免疫组化等方法不能完全取代的。

一、常用特殊染色方法

1. 黏液染色　组织和细胞中黏液的种类很多，按来源可分为上皮性黏液和间质性黏液，按化学特性可分为中性黏液和酸性黏液。黏液染色常用于唾液腺肿瘤如黏液表皮样癌的辅助诊断。

（1）过碘酸雪夫染色（periodic acid-Schiff stain，PAS 染色）：糖原、基底膜、细胞内和细胞外黏液、真菌细胞壁呈粉红至红色（图 1-1）。经淀粉酶消化后，糖原不着色。

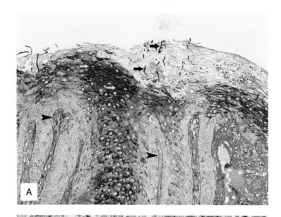

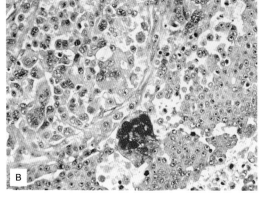

图 1-1　过碘酸雪夫（PAS）染色

（A）念珠菌细胞壁（黑色箭头所示）、上皮细胞内糖原（白色箭头所示）及基底膜（无尾箭头所示）呈深粉红色（×200）；（B）黏液表皮样癌中的黏液细胞呈阳性染色（×400）

（2）阿辛蓝染色（Alcian blue stain）：上皮和间质来源的酸性黏液呈亮蓝色（图 1-2A）。

（3）阿辛蓝-过碘酸雪夫染色（Alcian blue-PAS，AB-PAS 染色）：同时显示酸性和中性黏液，酸性黏液呈蓝色，中性黏液和其他 PAS 阳性物质呈粉色至红色。

（4）黏液卡红染色（mucicarmine stain）：上皮细胞分泌的酸性黏液（图 1-2B）、隐球菌的细胞壁呈玫瑰红色。

2. 淀粉样蛋白染色　主要使用刚果红染色（Congo red stain），淀粉样物质染成砖红色（图 1-3），偏振光下呈苹果绿色。

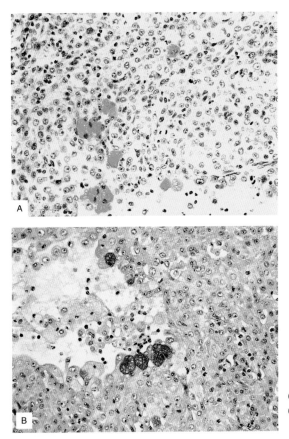

图 1-2　组织化学染色显示黏液表皮样癌中的黏液细胞
（A）阿辛蓝染色呈亮蓝色（×400）；（B）黏液卡红染色呈玫瑰红色（×400）

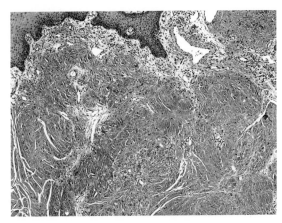

图 1-3　刚果红染色
黏膜固有层沉积的淀粉样物呈砖红色（×100）

3. 脂类染色　需采取冷冻切片，油红 O（oil red O）和苏丹Ⅳ（Sudan Ⅳ）染色呈红色，苏丹黑 B（Sudan black B）染色呈蓝黑色。

4. 横纹肌纤维染色　使用磷钨酸苏木精（phosophotungstic acid-hematoxylin，PTAH）染色，横纹肌、细胞核、细胞质、纤维素及角蛋白呈蓝色，胶原纤维及网状纤维呈棕红色，弹性纤维呈紫色。

5. 网状纤维染色　常使用银染法，网状纤维呈纤细的黑色线状。

6. 基底膜染色　银染法呈黑色，PAS 染色呈粉红色。

7. 胶原纤维染色　Van Gieson 苦味酸和酸性品红法使胶原纤维呈红色，肌纤维、胞质及红细胞呈黄色；Masson 三色法使细胞质和神经胶质纤维染红色，胶原纤维染绿色。

8. 细菌染色　革兰（Gram）氏染色使革兰氏阳性菌呈蓝色或紫色，革兰阴性菌呈红色；抗酸染色（acid-fast stain）中分枝杆菌呈亮红色，背景为亮蓝色；Grocott 六胺银染色法（Grocott's methenamine silver，GMS）可用以显示多种真菌，真菌为黑色，背景呈亮绿色；白念珠菌和新型隐球菌使用 PAS 染色效果较好；Warthin-Starry 可显示螺旋体和猫抓病的致病菌汉赛巴尔通体（*Bartonella Henselae*），使其呈黑色，背景为黄色或亮棕色。

二、特殊染色注意事项

1. 多数特殊染色方法可应用于常规福尔马林固定及石蜡包埋的组织切片，标本的固定、组织处理、浸蜡、包埋及切片等过程应按规范进行，染色前脱蜡要彻底，否则影响染色效果。

2. 一些特殊染色方法需要选用冰冻切片，如脂肪染色。

3. 染色过程中应严格遵循操作常规，染色剂的质量、浓度、染液的 pH、染色时间和环境温度等均会影响染色效果。

4. 应设立阳性对照。

5. 病理医师对采用的特殊染色方法应有全面的了解，熟悉其基本原理以及在各种组织、细胞和病变中的染色情况，才能进行正确的结果判读。

参考文献

1. 陈杰. 病理诊断免疫组化手册 [M]. 北京：中国协和医科大学出版社，2014.

2. 陈杰. 临床病理科诊断常规 [M]. 北京：中国医药科技出版社，2012.

3. 纪小龙，张雷. 诊断免疫组织化学 [M]. 北京：人民军医出版社，2011.

4. Dabbs DJ. Diagnostic immunohistochemistry theranostic and genomic applications[M]. 3rd ed. Philadelphia: Saunders, 2010.

（罗海燕）

第二章

口腔黏膜病

口腔黏膜病是指发生在口腔黏膜软组织中的疾病，有些疾病仅发生于口腔黏膜，有些同时累及全身多处黏膜和皮肤，还有一些病变是全身疾病在口腔中的表征。口腔黏膜病的种类繁多，临床表现和病理变化常互有重叠，还有些疾病的病因尚不明确。对口腔黏膜病进行诊断时需要病理与临床表现密切结合、局部与全身表现密切结合。本章第一节介绍了口腔黏膜病基本病理变化，第二节至第八节为口腔黏膜病各论，按其主要的临床病理特点分为白色和红色病变、黑色病变、疱性病变、溃疡性病变、肉芽肿性病变、其他唇舌疾病和艾滋病的口腔表征（表2-1）。本章重点介绍在临床病理诊断工作中较为常见的口腔黏膜病，对部分少见病和通常不需要的病理检查、依据临床表现即可确诊的疾病仅做简要介绍。

表 2-1　口腔黏膜病

一、口腔黏膜病基本病理变化
二、口腔黏膜白色和红色病变
1. 白斑
2. 红斑
3. 口腔黏膜下纤维性变
4. 口腔念珠菌病
5. 白色海绵状斑痣
6. 白色水肿
7. 摩擦性过度角化病

8. 扁平苔藓

9. 苔藓样变

10. 盘状红斑狼疮

11. 黏膜良性淋巴组织增生病

三、口腔黏膜黑色病变

1. 口腔黑斑

2. 口腔黏膜外源性色素沉着

3. 口腔黑棘皮病

4. 色素沉着肠道息肉综合征

四、口腔黏膜疱性病变

1. 天疱疮

2. 黏膜类天疱疮

3. 副肿瘤性天疱疮

4. 多形红斑

5. 单纯疱疹

6. 带状疱疹

五、口腔黏膜溃疡性病变

1. 复发性阿弗他溃疡

2. 白塞综合征

3. 创伤性溃疡

4. 放射性口炎

六、口腔肉芽肿性病变

1. 口腔结核

2. 口腔梅毒

3. 结节病

4. 口面部肉芽肿病

5. 克罗恩病

6. 韦氏肉芽肿病

七、其他唇舌疾病

1. 腺性唇炎

续表

　2. 光线性唇炎

　3. 舌淀粉样变性

　4. 游走性舌炎

八、艾滋病的口腔表征

　1. 口腔毛状白斑

　2. 口腔卡波西肉瘤

第一节　口腔黏膜病基本病理变化

口腔黏膜由复层鳞状上皮和固有层结缔组织构成，两者借基底膜相连。发生在口腔黏膜的疾病主要表现为这两种组织的病理变化，有时也会累及深部的黏膜下层结缔组织、小唾液腺组织及肌组织等。本节重点介绍口腔黏膜常见的病理变化，作为认识口腔黏膜病的基础。需要注意的是，同样的病理变化可出现于不同的疾病中，而同一疾病又可表现出多种病理变化，确定疾病的性质需要综合的观察和分析，尤其应注意结合临床表现。

一、过度角化

1. 过度角化（hyperkeratosis）是指黏膜上皮的角化层过度增厚（可发生于硬腭或附着龈上皮），或正常时无角化的上皮（如颊、唇、口底、舌腹及牙槽黏膜等部位的上皮）表层出现角化。

2. 过度角化降低了上皮的透光性，在临床上表现为黏膜发白，常见于口腔白斑及扁平苔藓等疾病。

3. 过度角化在组织学上可分为两种类型：①角化层细胞核消失，细胞界限不清，形成一层均匀红染的角化物，下方可见明显的颗粒层，称过度正角化（hyper-orthokeratosis）（图 2-1A）；②如角化层中细胞核固缩，未完全分解消失，则称过度不全角化（hyperparakeratosis）（图 2-1B），其下方的颗粒层一般不明显。

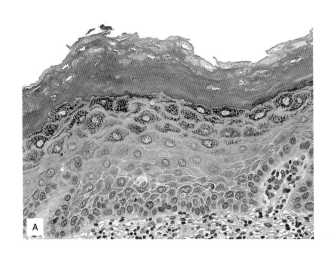

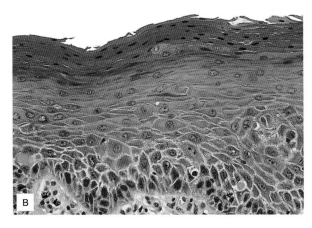

图 2-1　过度角化
（A）过度正角化，角化层细胞核消失，下方可见明显的颗粒层（HE，×400）；（B）过度不全角化，角化层细胞内可见固缩的细胞核，下方的颗粒层不明显（HE，×400）

二、角化不良

1. 角化不良（dyskeratosis）也称错角化，是指上皮棘层或基底层内单个或一群细胞发生角化，其本质是个别细胞的成熟前角化。

2. 角化不良可见于高度增生的上皮钉突中（图 2-2A），也可见于原位癌（图 2-2B）及鳞状细胞癌。

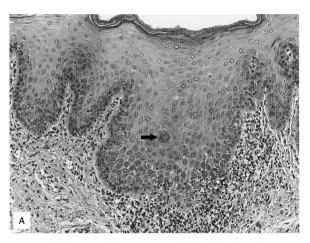

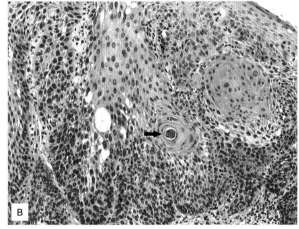

图2-2　角化不良
（错角化）
（A）良性增生的上皮钉突中见个别细胞角化（箭头所示）（HE，×200）；（B）原位癌的上皮钉突中见角化珠（箭头所示）（HE，×200）

三、棘层增生

1. 棘层增生（acanthosis）表现为棘层较正常肥厚，通常因棘层细胞数目增加、层数增多所致，也可由细胞体积增大造成，常伴有上皮钉突的延长或增宽。

2. 棘层增生常见于口腔白斑（图2-3）等。

四、上皮萎缩

1. 上皮萎缩（epithelial atrophy）主要指上皮棘层细胞数量减少，使上皮层变薄。

2. 上皮萎缩可见于盘状红斑狼疮（图 2-4）及口腔黏膜下纤维性变等疾病。

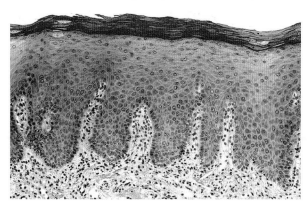

图 2-3　棘层增生
此病例为口腔白斑，上皮呈单纯增生，钉突增宽、伸长（HE，×200）

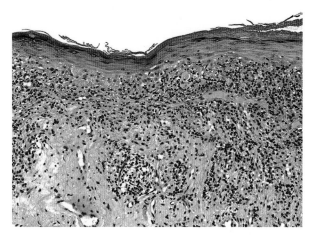

图 2-4　上皮萎缩
此病例为盘状红斑狼疮，上皮明显萎缩变薄，钉突消失（HE，×200）

五、上皮异常增生

1. 上皮异常增生（dysplasia）是一个病理学诊断名词，指上皮增殖和分化成熟过程的异常，常预示癌变危险性的增大。

2. 在组织学上，上皮异常增生表现为上皮细胞的形态异常，即非典型性（atypia）以及上皮结构的整体紊乱，具体表现见表 2-2。需要注意的是，这些表现不一定同时出现。

表 2-2　上皮异常增生的组织学表现

上皮成熟过程异常及组织结构紊乱	上皮细胞形态的非典型性
上皮层次紊乱	细胞大小不一
基底细胞极性丧失	细胞形态异常
滴状钉突	细胞核大小不一
核分裂象增加	细胞核形态异常
浅层核分裂象	核深染
单个细胞成熟前角化（错角化）	核质比增加
钉突内出现角化珠	异常核分裂象
细胞间黏附下降	核仁增大、数量增加

3. 上皮异常增生一般从基底层开始，逐渐向上波及整个上皮层，可按严重程度分为轻度、中度、重度三级，但分级标准存在一定的主观性。

（1）轻度异常增生（mild dysplasia）：上皮结构紊乱局限于上皮层下 1/3 内，即基底层及副基底层，伴轻微的细胞非典型性（图 2-5）。

（2）中度异常增生（moderate dysplasia）：上皮结构紊乱延伸至上皮层中 1/3。若细胞非典型性较明显，可诊断为重度异常增生（图 2-6）。

（3）重度异常增生（severe dysplasia）：结构紊乱超过上皮层 2/3，伴细胞非典型性（图 2-7）。

（4）若上皮全层结构紊乱，伴细胞非典型性改变，但异常的上

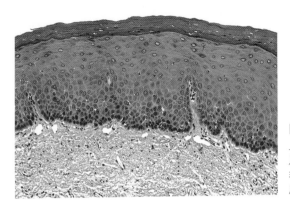

图 2-5　上皮轻度异常增生
上皮结构紊乱局限于基底层及副基底层，伴轻微的细胞非典型性，包括核深染及核质比增加等（HE，×200）

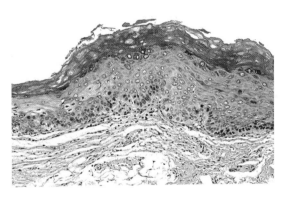

图 2-6　上皮中度异常增生
上皮结构紊乱和细胞非典型性延伸至上皮层中 1/3（HE，×200）

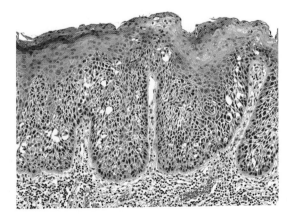

图 2-7　上皮重度异常增生
上皮结构紊乱超过上皮层 2/3，伴明显的细胞非典型性（HE，×200）

皮细胞尚未穿破基底膜侵犯结缔组织，即未发生浸润，则可诊断为原位癌（carcinoma in situ）。如果细胞的非典型性非常严重，即使未达全层，也可认为是原位癌。

六、基底细胞空泡变性及液化变性

1. 上皮基底层细胞被破坏而变性或死亡，较轻时细胞内水肿呈空泡状，称空泡变性（vacuolization）；严重时细胞溶解破碎，称基底细胞液化变性（basal cell liquefaction degeneration）（图 2-8）。

2. 正常口腔黏膜上皮的基底细胞是一层排列整齐的立方或矮

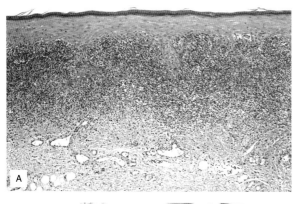

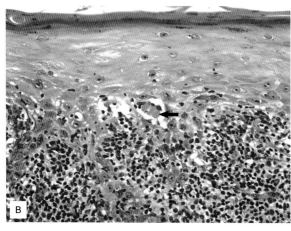

图 2-8　基底细胞液化变性（扁平苔藓病例）

（A）低倍镜下见基底细胞液化变性，导致基底层模糊不清（HE，×100）；（B）高倍镜下见基底细胞变性、消失，局部形成胶样小体（箭头所示）（HE，×400）

柱状细胞，与棘层细胞易于区分，与固有层结缔组织间有基底膜分隔，界限清楚；发生空泡变性及液化变性后，基底细胞和基底膜变得难于辨认，甚至消失，同时可继发某些组织学改变，如形成胶样小体、色素失禁、上皮下疱形成及淋巴细胞游走到上皮细胞间等。

3. 胶样小体（colloid body）或称 Civatte 小体，是变性后凋亡的基底细胞，其细胞核固缩或碎裂、消失，呈嗜酸性均质圆形小体（图 2-8B）。

4. 基底细胞破裂后，细胞质内的黑色素颗粒被释放出来，在固有层结缔组织内沉积或被巨噬细胞吞噬，称为色素失禁（melanin incontinence of pigment），吞噬黑色素的巨噬细胞称噬黑素细胞（melanophage）。

5. 严重的基底细胞液化变性可导致上皮与固有层结缔组织分离，形成上皮下疱。

6. 此种病变常见于扁平苔藓和红斑狼疮。

七、棘层松解

1. 上皮细胞间的桥粒连接被破坏，棘层细胞相互分开，称为棘层松解（acantholysis），严重时在上皮内形成裂隙或疱（图 2-9）。

2. 此种病变常见于天疱疮等。

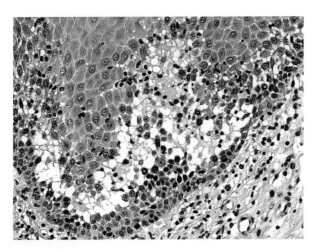

图 2-9　棘层松解
此病例为寻常型天疱疮，棘层松解后形成上皮内疱（HE，×400）

八、疱

1. 黏膜局部液体蓄积而形成疱（blister），口腔黏膜的疱易因摩擦而破裂，继而形成糜烂或溃疡。

2. 疱的内容物可为浆液（水疱）、血液（血疱）及脓液（脓疱）。

3. 临床上一般将直径超过 5 mm 者称为大疱（bulla），小于 5 mm 则称为小疱（vesicle），多个聚集成簇的小水疱称为疱疹（herpes）。

4. 根据疱形成的部位，在组织学上可分为上皮内疱和上皮下疱。

（1）上皮内疱（intraepithelial blister）也称为棘层内疱，位于上皮棘层内或基底层与棘层之间，多因棘层松解造成，见于天疱疮，也见于病毒性水疱（图 2-9）。

（2）上皮下疱（subepithelial blister）也称为基层下疱，位于基底层与固有层之间，多因基底膜区的蛋白质被破坏或基底细胞变性，使上皮全层与结缔组织分离，见于类天疱疮及疱性扁平苔藓等（图 2-10）。

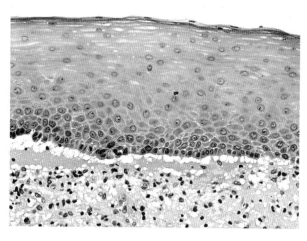

图 2-10　上皮下疱
此病例为黏膜类天疱疮，上皮全层与结缔组织分离（HE，×400）

九、糜烂和溃疡

1. 局部黏膜上皮破坏脱落，如仅为上皮浅层的丧失，未累及全层，称为糜烂（erosion）（图2-11A），临床表现为鲜红、湿润的糜烂面。

2. 如黏膜组织破坏较深，上皮全层坏死脱落而形成明显的缺损和凹陷，则为溃疡（ulcer）（图 2-11B）。较深的溃疡可波及固有层、黏膜下层，甚至肌层。

3. 由于口腔内的湿润环境，在溃疡和糜烂表面常有假膜（pseudomembrane）形成，也称伪膜，由坏死脱落的上皮细胞、炎症渗出的纤维蛋白和炎症细胞等聚集而成（图 2-11B）。

4. 唇红发生糜烂和溃疡时常在表面形成痂（crust），其成分与假膜相似，但因环境干燥，易于脱水凝固而结痂。

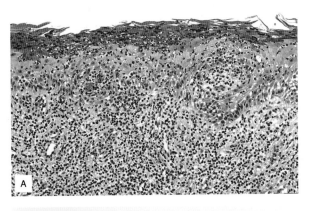

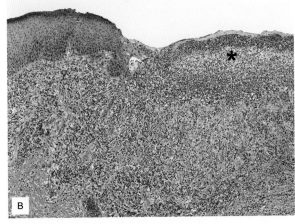

图 2-11 黏膜糜烂和溃疡

（A）黏膜糜烂，上皮浅层破坏（HE，×200）；（B）黏膜溃疡，上皮全层坏死脱落，坏死物与渗出的纤维蛋白和炎症细胞等形成假膜（＊所示）（HE，×100）

第二节 口腔黏膜白色和红色病变

口腔黏膜一般呈粉红色，其中非角化的被覆黏膜比咀嚼黏膜稍红。影响红色深浅的因素包括上皮的厚度、角化程度、固有层血管的密度和充血程度等。上皮过度角化、棘层增生、上皮细胞内或细胞间水肿等组织学改变都会阻碍深部血管的颜色透过，使黏膜局部变白。固有层纤维化和血管减少也能造成白色改变。有时上皮表面附着的细菌，特别是白念珠菌，会与上皮脱落物、炎症渗出物共同构成黄白色的假膜，类似白色病变，但是假膜可以拭去。导致黏膜变红的组织学改变与白色病变相反，主要是上皮萎缩变薄和固有层血管增生、扩张及充血等。本节所介绍的黏膜疾病，多为以上数种病理变化共存或交替发生，同一种疾病既可以表现为白色病变，也可为红色病变，甚至红白混杂的病变。

本节包含的部分疾病属于口腔潜在恶性病变（oral potentially malignant disorder）。这一概念由世界卫生组织（World Health Organization，WHO）于 2005 年提出，建议用以代替"癌前病变"（precancerous or premalignant lesion）及"癌前状态"（precancerous or premalignant condition），是指存在口腔癌患病危险的临床表征，既可以在明确的前驱病变基础上发生癌变，也可以发生于临床表现正常的口腔黏膜。WHO（2017 年）列举的口腔潜在恶性病变见表 2-3。

表 2-3　口腔潜在恶性病变（WHO，2017 年）

红斑（erythroplakia）
红白斑（erythroleukoplakia）
白斑（leukoplakia）
口腔黏膜下纤维性变（oral submucous fibrosis）
先天性角化不良（dyskeratosis congenita）
无烟烟草角化症（smokeless tobacco keratosis）
倒吸烟相关腭病变（palatal lesions associated with reverse smoking）

续表

慢性念珠菌病（chronic candidiasis）
扁平苔藓（lichen planus）
盘状红斑狼疮（discoid lupus erythematosus）
梅毒性舌炎（syphilitic glossitis）
唇日光性角化病［actinic keratosis（lip only）］

一、白斑

口腔白斑（oral leukoplakia）是指发生在口腔黏膜表面的白色斑块，不能在临床或病理上诊断为其他任何疾病者，其癌变危险性增加。白斑是一个临床名词，需排除其他疾病或明确原因造成的白色病变，即为特发性白斑。白斑是最常见的口腔潜在恶性病变。

【临床特点】

1. 病因不明，但与吸烟密切相关，在吸烟者中的发生率是非吸烟者的 6 倍。其他可能的发病因素包括饮酒、感染、营养不良及日晒等。

2. 人群中发病率为 2%～3%，男性多见。好发于 50 岁以上的中老年人，30 岁以下者少见。

3. 最常见的部位为舌和颊黏膜，其他部位如唇红、牙龈及口底等处均可发生。

4. 临床表现多样，可分为均质型白斑（homogeneous leukoplakia）和非均质型白斑（non-homogeneous leukoplakia）两类。前者一般界限清楚，整个病变均匀，较为平坦，表面可以光滑或者呈皱褶状、细颗粒状或浮石状。非均质型白斑表面不规则，呈疣状、结节状，或混杂有红斑、溃疡等。其中，表面呈粗糙的乳头状突起者称疣状白斑（verrucous leukoplakia），白色和红色病变混杂者称红白斑（erythroleukoplakia）。口腔白斑患者通常无明显症状。

5. 与临床正常的黏膜相比，白斑发展为鳞状细胞癌的危险性增加，属于潜在恶性病变，在所有口腔黏膜潜在恶性病变中占

60%~70%。不同研究中其恶变率不同，平均年恶变率<1%。最终发展为鳞状细胞癌者在全部白斑中占1%~10%，在发生上皮异常增生的白斑中占10%~15%。一般认为，随着上皮异常增生严重程度的增加，其癌变危险性也随之增加。虽然白斑的临床表现与最终是否发生恶变无确切的直接关系，但某些表现可能预示着癌变危险性的增加，值得警惕，如表面呈结节状、疣状，出现红斑、溃疡、变硬、浸润和出血等；发生于特殊部位如口底和舌腹等。

【病理要点】

1. 表面上皮过度角化，因而形成临床上白色的表现。可以为不全角化或正角化，正角化时可见明显的颗粒层。

2. 除过度角化外，白斑上皮层的组织学表现可以为上皮单纯增生或异常增生。在病理诊断中，应说明是否有异常增生及其严重程度。少数情况下，棘层可表现为萎缩。

上皮单纯增生主要为棘层增生，上皮钉突伸长、变粗，但从基底层到角化层的上皮细胞排列整齐，细胞形态无明显改变（图2-12）。

异常增生在白斑中的发生率为1%~30%，表现为上皮细胞的非典型性及复层鳞状上皮正常成熟过程和分层的紊乱，一般从基底层和副基底层开始，随严重程度的增加而逐渐向上波及整个上皮层（图2-13）。

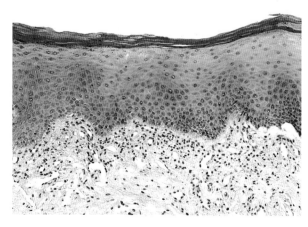

图2-12 白斑伴上皮单纯增生
上皮过度角化，棘层增生，上皮无明显结构紊乱和细胞非典型性（HE，×200）

3. 固有层可见不同程度的慢性炎症细胞浸润。

4. 疣状白斑的表面呈乳头状或指状突起,钉突宽而钝圆(图 2-14)。

【鉴别诊断】

1. 白色水肿　绝大多数发生于颊黏膜,双侧对称分布,呈弥漫的灰白或乳白色,比白斑显透明,也不似白斑界限清楚,触诊柔软。牵拉颊黏膜时,病变颜色变浅。患者无自觉症状,一般不需要

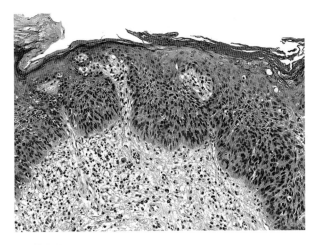

图 2-13　白斑伴上皮异常增生
此病例为上皮重度异常增生,可见过度角化,棘层增生,上皮结构层次紊乱,细胞呈明显的非典型性(HE,×200)

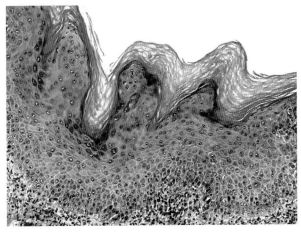

图 2-14　疣状白斑
上皮增生,表面呈多个指状突起,可见过度角化,此病例伴上皮异常增生(HE,×200)

治疗。组织学表现为上皮不全角化、棘层增生和棘层细胞内明显水肿，无上皮异常增生的表现。

2. 白色海绵状斑痣 为常染色体显性遗传病，常于儿童及少年期发现。发生于非角化的黏膜上皮，最典型的病变部位是双侧颊黏膜，其余口腔被覆黏膜、咽、肛门与生殖器黏膜等亦可受累。病变边界不清，呈质地柔软、表面皱褶状的白色斑块。组织学表现为过度不全角化、棘层显著增厚和细胞内水肿。最具特征性的表现是棘层细胞内见嗜酸性细胞质浓缩，聚集在细胞核周围。上皮无异常增生。

3. 扁平苔藓 有时病变呈白色斑块状，常见于舌背。但扁平苔藓常同时累及多处口腔黏膜，在其他部位常可发现典型的网纹状病损，部分患者还可能有皮肤病变。特征性的病理改变是基底细胞液化变性和淋巴细胞在紧邻上皮的固有层呈带状浸润。表面上皮在长期炎症的作用下可出现多种形态变化，但无异常增生。

4. 口腔黏膜下纤维性变 与嚼槟榔习惯高度相关，常累及双侧颊黏膜、软腭和唇黏膜。受损区因纤维化和血管减少而明显苍白，上皮萎缩，变得薄而光滑，可触及黏膜下硬条索，患者可有张口受限。主要病理表现是上皮萎缩和上皮下纤维化。部分病例中可见上皮异常增生。

二、红斑

口腔红斑（oral erythroplakia）是指口腔黏膜出现的鲜红色天鹅绒样斑块，在临床上及病理上不能诊断为其他疾病者。红斑是高危险性的潜在恶性病变，多数伴上皮异常增生，部分病变在初次活检时已发展为浸润癌。

【临床特点】

1. 病因不明，可能与口腔鳞状细胞癌的发病因素相似，包括吸烟、酗酒及不健康的饮食习惯等。

2. 口腔红斑比白斑少见得多，发病率为 0.02%～0.83%。

3. 50 岁以上的中老年人多见。

4. 发病部位常为软腭、口底和颊黏膜等，有时为多发病变。

5. 边界清楚，范围较局限，平坦或微凹陷，鲜红色，柔软，呈天鹅绒样。有时也可呈红色和白色混杂的红白斑。

6. 一般无明显症状。

7. 是高度危险的潜在恶性病变，必须尽早诊治，一般需活检确诊及排除其他疾病。

8. 患者的口腔黏膜可能存在区域癌化（field change canceration），即在致癌因素的长期作用下，暴露区域内大范围的上皮细胞已发生基因和分子水平上的癌前改变，可能在临床和组织学上尚不能查见异常，但进一步发展为癌的危险性很高。因此，即使红斑病变已经完全切除，也应建议患者定期检查口腔，以便及早发现多发和再发的病变。

【病理要点】

1. 上皮萎缩常见，表面常因细胞成熟过程异常而无角化或角化减少，又因固有层炎症造成血管增生和扩张，因此呈现临床所见的红色。

2. 多数红斑有上皮异常增生，40% 为重度异常增生，50% 表现为原位癌或浸润癌（图 2-15）。

【鉴别诊断】

1. 糜烂型扁平苔藓　为黏膜萎缩或糜烂而形成红色斑块。仔细检查，可见病变边缘伴有白纹，患者有灼痛感及进食刺激性食物时

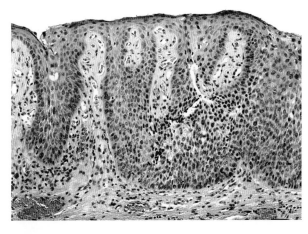

图 2-15　红斑
表面角化减少，钉突之间的上皮萎缩，固有层血管增生、扩张，导致临床所见为红色病变，此病例为上皮重度异常增生（HE，×200）

疼痛。病理检查可见黏膜炎症破坏较严重，上皮表面过度角化，局部萎缩、糜烂或溃疡，见基底细胞液化变性和固有层密集的淋巴细胞浸润带，无上皮异常增生。

2. 盘状红斑狼疮　口腔病变常见部位为颊黏膜、牙龈和唇红，呈萎缩或浅表糜烂的不规则红斑，其边缘可见放射状排列的白色纤细条纹，常伴面部和头皮的皮肤损害。组织学表现为上皮过度角化、基底层细胞液化变性和固有层淋巴细胞浸润，炎症浸润常波及黏膜下层。在长期慢性炎症的作用下，棘层萎缩及增生交替出现，低倍镜下上皮层显得极不规则。

3. 慢性红斑性念珠菌病　常发生于上颌总义齿下方的黏膜面，病变区上皮增生、水肿，上皮细胞间炎症细胞浸润，角化层与棘层交界处可见中性粒细胞形成的微小脓肿。PAS 染色可观察到念珠菌侵入角化层。

三、口腔黏膜下纤维性变

口腔黏膜下纤维性变（oral submucous fibrosis）是一种慢性炎症性疾病，导致口腔黏膜结缔组织的渐进性萎缩和纤维化，最终组织挛缩变硬，动度下降。病变常与嚼槟榔习惯有关，具有慢性进展性和不可复性，同时是潜在恶性病变。

【临床特点】

1. 本病与嚼槟榔习惯高度相关，多见于印度、东南亚国家、中国台湾和湖南等地。

2. 常发生于 20 ~ 40 岁的年轻成人。

3. 多累及双侧颊黏膜、软腭和唇黏膜。

4. 早期黏膜起疱、发红和脱皮，有灼痛感。

5. 随后受损区因纤维化和血管减少而明显苍白，表面斑驳，呈大理石样。

6. 纤维化起自上皮下方，向深层进展，组织失去弹性，可触及黏膜下硬条索，这时上皮萎缩，变得薄而光滑。

7. 最终咀嚼肌受累，张口受限，影响进食，严重时可累及咽和食管上部。

8. 检查时还可发现牙和黏膜被槟榔染成棕红色，伴牙周炎和牙根暴露，常接触槟榔的黏膜部位充血发红，有时出现红斑和白斑。

9. 本病为进展性和不可复性，即使停止嚼槟榔，纤维化病变也很难消退。同时有较高的癌变风险，不同报道中癌变率为4%~13%，因此需定期复查。

【病理要点】

1. 主要病理表现是上皮萎缩和上皮下纤维化（图2-16）。

2. 早期可见上皮下疱和过度角化，晚期则上皮明显萎缩变薄。

3. 在7%~26%的活检病例中可见上皮异常增生。

4. 结缔组织内胶原纤维玻璃样变，血管和成纤维细胞明显减少，有轻至中等程度的慢性炎症细胞浸润。

5. 深层的肌组织渐进性萎缩，被致密的纤维代替。

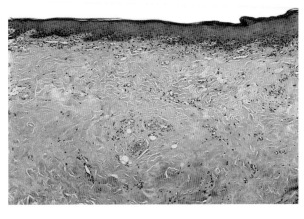

图2-16 口腔黏膜下纤维性变
上皮萎缩，固有层胶原纤维玻璃样变，小血管周围可见慢性炎症细胞浸润（HE，×100）

【鉴别诊断】

1. 白斑 无张口受限、黏膜下触及硬条索等临床表现。镜下可见过度角化和棘层增生，上皮可以为单纯增生或异常增生，固有层不发生大片胶原纤维玻璃样变。

2. 扁平苔藓 典型病变为口腔黏膜白色网纹状病损，也可有白色斑块和充血糜烂等多种表现，但患处柔软，无黏膜下硬条索，不造成张口受限。组织学表现为上皮过度角化、基底细胞液化变性和固有层密集的淋巴细胞浸润带。糜烂型扁平苔藓常有明显的上皮萎缩，但固有层无均质粉染的胶原纤维玻璃样变性表现。

四、口腔念珠菌病

口腔念珠菌病（oral candidiasis）是一种常见的口腔机会性感染，主要由白念珠菌（Candida albicans）引起。

【临床特点】

1. 白念珠菌为口腔常驻菌，致病性较弱，只有当全身或局部存在易感因素时，才会引起疾病。有三大类因素决定机体的感染情况，包括机体的免疫状态（如免疫功能不成熟的婴儿、虚弱的老人、获得性免疫缺陷、内分泌紊乱、糖尿病、激素治疗及恶性肿瘤等）、口腔黏膜环境引起的菌群失调（义齿、口干、吸烟及抗生素等）以及白念珠菌的菌株类型。

2. 念珠菌感染一般较表浅，累及口腔黏膜或皮肤表面，只有当机体免疫功能极度低下时，才可能扩散到食管、支气管、肺或其他器官，形成播散性和致命性念珠菌病。

3. 口腔念珠菌病临床表现多样，按病程可分为急性和慢性，按病变表现又可分为假膜性、红斑性（萎缩型）和增生性。

（1）急性假膜性念珠菌病（acute pseudomembranous candidiasis）：又称鹅口疮（thrush），常见于颊黏膜、腭部及舌背等处，黏膜表面见柔软、易碎的白色凝乳状斑片，可用纱布擦去，遗留充血糜烂且疼痛的基底部。

（2）急性红斑性念珠菌病（acute erythematous candidiasis）：可因假膜脱去转变而来，也可以一开始即为红斑性。舌背及腭部等处多见，有时整个口腔弥漫性充血发红，局部糜烂，有明显的灼痛等症状。

（3）慢性红斑性念珠菌病（chronic erythematous candidiasis）：常发生于上颌总义齿下方的黏膜面，呈天鹅绒状或增生呈卵石状。

（4）慢性增生性念珠菌病（chronic hyperplastic candidiasis）：又称念珠菌白斑（candidal leukoplakia），在充血的黏膜表面可见白色斑块，与普通白斑类似，常为非均质型，表面粗糙，呈乳头状、结节状或颗粒状。有时呈红色和白色间杂的混合病变。

（5）念珠菌性口角炎（candidal angular stomatitis）：口角区皮肤和黏膜充血、糜烂，伴疼痛，皮肤侧可见皲裂、结痂和脱屑。

（6）正中菱形舌炎（median rhomboid glossitis）：表现为舌背中部后方的慢性红色病变，曾被认为是舌发育过程中侧舌隆突和奇结节联合时的缺陷，目前多认为是念珠菌感染所致，病变区活检标本中约85%可查见念珠菌菌丝。

4. 由于部分口腔念珠菌病病例可见上皮异常增生，因此本病被认为是一种潜在恶性病变。念珠菌感染与上皮异常增生之间的关系还不明确。有人认为念珠菌可以产生亚硝胺类物质，引起上皮异常增生，也有人认为白斑是原发病变而继发了念珠菌感染。

【病理要点】

1. 病变区上皮增生、水肿，上皮细胞间见炎症细胞浸润，主要是中性粒细胞，尤其在角化层与棘层交界处见明显的炎症浸润及渗出，中性粒细胞聚集可形成微小脓肿（microabscess）。固有层主要为淋巴细胞和浆细胞浸润（图2-17A）。

2. 使用PAS染色，可使念珠菌的细胞壁着色，呈亮丽的洋红色。如能在组织中观察到念珠菌侵入，则可确诊念珠菌感染。此时可见菌丝（实际上主要为假菌丝，是变长的细胞）呈一定角度侵入上皮角化层，并终止于与棘层交界处。菌丝直径约2 μm，长短不一，可有分支（图2-17B）。

【鉴别诊断】

1. 白斑　慢性增生性念珠菌病的临床表现与白斑类似，组织学上也都可见过度角化、棘层增生和固有层慢性炎症，应注意观察有无上皮表层细胞间的水肿和炎症细胞浸润，特别是中性粒细胞形成的微小脓肿，PAS染色有助于发现侵入上皮的念珠菌。

2. 扁平苔藓　临床表现多样，可呈白色斑块、上皮萎缩、充血

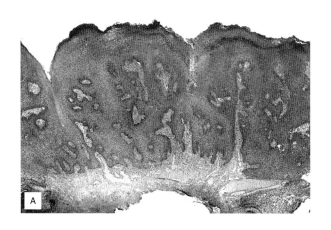

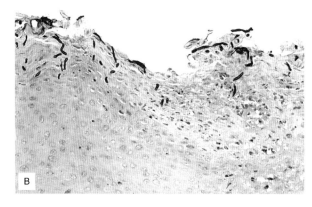

图 2-17　慢性增生性念珠菌病
（A）上皮明显增生（HE，×40）；（B）PAS染色见念珠菌侵入上皮表层（×400）

糜烂等，有时与口腔念珠菌病类似，应注意有无临床典型的白色网纹状病损，组织学鉴别要点为基底细胞液化变性和固有层密集的淋巴细胞浸润带。

五、白色海绵状斑痣

白色海绵状斑痣（white sponge nevus）是一种少见的常染色体显性遗传性发育异常，由编码角蛋白 4 和（或）13 的基因突变造成，具有高外显率，但表现度差异较大。角蛋白 4 和 13 主要在非角化的黏膜上皮棘层中表达，其编码基因发生点突变，导致口腔上皮的成熟过程出现异常，棘层细胞内角蛋白丝断裂，并聚集在细胞核周围。病变主要累及口腔黏膜，呈双侧对称分布的白色斑块，一般不需要治疗。

【临床特点】

1. 常于儿童及少年期发现，无性别差异。

2. 最典型的病变部位是双侧颊黏膜，舌腹、唇黏膜、口底、前庭沟及软腭等部位均可受累。其他黏膜如咽、喉、食管、鼻、肛门与生殖器黏膜等亦可发病，但相对少见，眼结膜和皮肤不受累。

3. 临床检查见口腔黏膜对称分布的白色斑块，其边界不清，与正常组织逐渐融合，表面皱褶状或绒状，呈不规则增厚，质地较软，如同海绵。

4. 与白色水肿不同的是，牵拉颊黏膜使组织张力增加，白色斑块仍不消失。

5. 病变从婴幼儿期即可出现，到青春期达到高峰，以后不再发展。患者无明显症状，属良性过程，一般不需要治疗。

【病理要点】

1. 表面过度不全角化。

2. 棘层增生，使上皮显著增厚。

3. 棘层细胞普遍水肿而变透明，细胞膜清晰，形成所谓编篮样形态。

4. 最具特征性的表现是棘层细胞内嗜酸性细胞质浓缩，聚集在细胞核周围，电镜下显示这些物质是缠绕成团的角蛋白丝。

5. 上皮无异常增生。

6. 固有层一般无明显炎症（图 2-18）。

【鉴别诊断】

1. 白色水肿　同样常见于双侧颊黏膜，但牵拉颊黏膜时，病变颜色会变浅。组织学亦可见上皮不全角化、棘层增生和细胞内水肿，但棘层增厚不如白色海绵状斑痣显著，也无核周嗜酸性细胞质浓缩的表现。

2. 摩擦性过度角化病　习惯性咬颊也可造成双侧颊黏膜白色病变，但去除诱因后一般在 1～3 周内自行消退。组织学表现为上皮

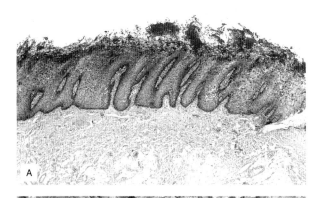

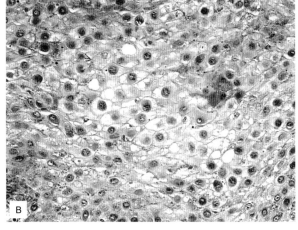

图 2-18 白色海绵状斑痣

（A）表面过度不全角化，棘层增生（HE，×40）；（B）棘层细胞水肿，嗜酸性细胞质浓缩，聚集在细胞核周围（HE，×400）

明显过度角化，通常是正角化，角化层表面常见菌团附着。棘层增生，浅层细胞内可有水肿，但没有核周嗜酸性细胞质浓缩的表现。

六、白色水肿

白色水肿（leukoedema）是口腔黏膜轻度发白、透明性下降的改变，主要发生于颊黏膜，在人群中很多见，一般认为属于正常变异。

【临床特点】

1. 原因不明，可能与吸烟、咀嚼烟草、饮酒、细菌感染及电化学反应等有关，但均无确切证据，可能与遗传也有一定关系。

2. 绝大多数发生在颊黏膜，有时可见于舌侧缘，患者无自觉症状。

3. 临床检查见颊黏膜呈弥漫性灰白色或乳白色，双侧对称分布，有时扩展到唇黏膜。

4. 牵拉颊黏膜时，不透明的改变会变弱消失。

5. 表现显著时，发白区域还可有质地改变，呈薄膜状或皱褶状，不能擦去。

6. 白色水肿无任何危害，也不会转化为恶性病变，确诊后不需要治疗。

【病理要点】

1. 上皮表面不全角化。

2. 棘层增生，钉突伸长、变宽。

3. 棘层细胞内水肿明显，细胞变大，细胞质变透明，其中见固缩的小细胞核（图 2-19）。

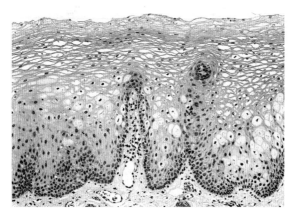

图 2-19 白色水肿
棘层细胞内水肿，细胞变大，细胞质变透明（HE，×200）

【鉴别诊断】

白色水肿在临床和病理上应注意与白色海绵状斑痣和白斑相鉴别。

七、摩擦性过度角化病

摩擦性过度角化病（frictional hyperkeratosis）是长期轻度机械摩擦引起口腔黏膜保护性过度角化而形成的白色斑块，属于良性病变，在人群中常见，又称局灶性过度角化病（focal hyperkeratosis）。

【临床特点】

1. 与尖锐牙尖、残根或修复体摩擦的黏膜部位可出现局限性白色斑块，长期使用无牙颌咀嚼也会使牙槽黏膜变白。

2. 习惯性咬颊（或咬舌、咬唇）可使黏膜明显粗糙，出现斑块状的白色和红色病变。

3. 咀嚼摩擦可导致双侧颊黏膜和舌侧缘出现线状白色病变，称咬合线（occlusal line）或白线（linea alba）。

4. 本病为良性病变，无恶变潜能，去除诱因后可在 1～3 周内自行消退，不需要其他治疗。

【病理要点】

1. 病变区黏膜上皮明显过度角化，通常为正角化。

2. 棘层增生，有时可见浅层细胞内水肿，上皮无异常增生。

3. 固有层轻度慢性炎症。

4. 咬颊习惯常造成上皮表面不平，角化层表面有细菌菌团附着为其特征性表现（图 2-20）。

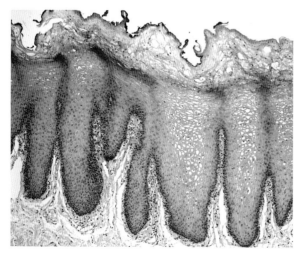

图 2-20　摩擦性过度角化病

咬颊习惯导致上皮过度角化，细胞内水肿，角化层表面有细菌菌团附着（HE，×100）

八、扁平苔藓

扁平苔藓（lichen planus）是常见的慢性黏膜皮肤病，属于免疫反应介导的炎症性疾病，常累及皮肤和口腔黏膜。其病因不明，但一般认为其炎症过程由 T 淋巴细胞介导，在组织学上类似于变态反应，可能是始动因素不同而临床和组织学表现相似的一组病变。始动因素可能包括牙科材料、精神压力、药物及感染等。

【临床特点】

1. 扁平苔藓相对多见，皮肤病变在人群中的发生率约为 1%，口腔病变为 0.1%～2.2%，也可见于咽部及生殖器黏膜。

2. 患者年龄多为 30～60 岁，女性多见，男女比例约为 2 : 3。

3. 口腔黏膜病变常为双侧对称分布，最常见于颊黏膜，特别是颊黏膜后部；其次是舌，主要是舌侧缘；也发生于唇和牙龈，腭部较少受累。

4. 本病在临床上表现多样，可呈白色或红色改变，同时伴黏膜质地上的不同变化，可大体上分为网状型和糜烂型。

（1）网状型最常见，呈交错的白色网纹，多见于双侧颊黏膜。网纹不明显时，则形成白色斑块，与白斑难以区别，常见于舌背。

（2）糜烂型相对少见，但患者常因疼痛而就诊。临床可见黏膜萎缩而形成红色斑块（又称红斑型或萎缩型），病变中心常发生糜烂或溃疡，仔细检查可见病变边缘伴有白纹。糜烂型病变可造成上皮与结缔组织分离，形成疱型扁平苔藓（bullous lichen planus），但较少见。扁平苔藓累及牙龈时，主要表现是萎缩和糜烂，牙龈鲜红、光亮，临床上称为剥脱性龈病损。

5. 患者的主观症状表现不一，网纹型常无症状，或仅有黏膜粗糙感和牵张感等。黏膜萎缩时患者有灼痛感及进食刺激性食物时疼痛，发生糜烂时疼痛较明显，甚至造成进食困难。

6. 15%～60% 的口腔扁平苔藓患者可见皮肤损害，常见于前臂屈侧和小腿前部，呈多角形紫蓝色小丘疹，直径 2～3 mm，顶部扁平，可见细小的白纹，常有瘙痒感。

7. 扁平苔藓为慢性病变，一旦发生，常持续存在。其范围和严重程度随时间波动，但属于良性病变，可长期处于无症状而不需要治疗的状态。口腔扁平苔藓是否属于潜在恶性病变，一直存在较多争议。目前多数学者认为其具有轻微的恶变危险性，年恶变率＜0.2%。

【病理要点】

1. 扁平苔藓的基本病变过程是 T 淋巴细胞聚集于上皮和结缔组织交界处，并引发基底层细胞的破坏。最具特征性的病理改变是基底细胞液化变性和淋巴细胞在紧邻上皮的固有层呈带状浸润（图2-21）。

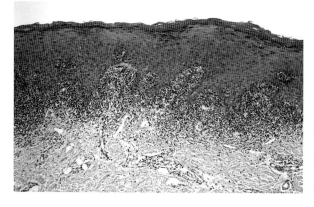

图 2-21　扁平苔藓
上皮过度角化，基底细胞液化变性，上皮下方见淋巴细胞浸润带（HE，×100）

2. 表面上皮在长期炎症的作用下可出现多种形态变化。一般炎症较轻时上皮增生、过度角化，炎症破坏较重时则出现上皮萎缩、糜烂和溃疡。镜下可见上皮表面过度角化，以不全角化多见；棘层可增生、萎缩或两者并存，以增生多见；上皮钉突可以消失，也可呈不规则延长，有时变尖，呈锯齿状（图2-22A）。

3. 基底层细胞空泡变性和液化变性，基底细胞层和基底膜模糊不清，有时甚至形成上皮下疱。

4. 在基底层和固有层交界区可见散在或成簇的嗜伊红胶样小体，是凋亡的基底层细胞（图2-22B）。

5. 固有层见密集的淋巴细胞浸润带，局限于上皮下方，一般不累及黏膜下层。

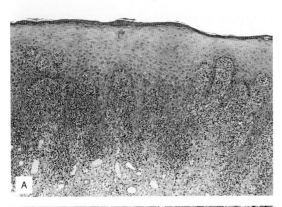

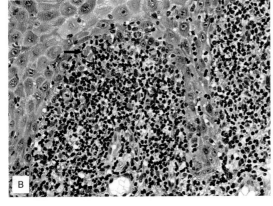

图 2-22　扁平苔藓的上皮形态变化
（A）锯齿状钉突（HE，×100）；
（B）胶样小体（箭头所示）（HE，×400）

6. 常可见淋巴细胞游走至上皮细胞间。

7. 基底细胞变性溶解后释放的黑色素颗粒在固有层结缔组织内沉积，有些被巨噬细胞吞噬，称为色素失禁。

8. 直接免疫荧光检查，90%～100% 的扁平苔藓病变可在基底膜区见血纤维蛋白原沉积，但免疫球蛋白和补体较少。

【鉴别诊断】

1. 盘状红斑狼疮　是一种慢性皮肤黏膜结缔组织病，主要累及头面部皮肤及口腔黏膜，下唇唇红为好发部位。黏膜病损的特点为中央微凹陷的盘状红斑，周围可见放射状排列的细白纹。扁平苔藓与盘状红斑狼疮有时在临床上较难鉴别，而两者在组织学上亦均为黏膜慢性炎症表现，被破坏的主要细胞是基底细胞，出现基底细胞空泡变性和液化变性及相应的胶样小体、色素失禁等表现。长期炎症导致上皮可表现多种形态变化，如增生、萎缩或两者并存，过度不全角化或正角化均可出现。一般来说，盘状红斑狼疮炎症浸润范围广，累及深层结缔组织，可达黏膜下层，并常见小血管周围炎。扁平苔藓中淋巴细胞在紧邻上皮下方的结缔组织乳头层带状浸润，较局限。盘状红斑狼疮以正角化和棘层萎缩多见，且上皮形态更不规则，扁平苔藓以不全角化和棘层增生常见。盘状红斑狼疮有明显的结缔组织炎症和变性改变，可见胶原纤维水肿、断裂、变性，有时嗜碱性变，毛细血管扩张，管腔不规则，血管周围见炎症细胞浸润；直接免疫荧光检查，盘状红斑狼疮在基底区可检测到免疫球蛋白、补体和血纤蛋白原，扁平苔藓多数可检测到血纤维蛋白原，但免疫球蛋白和补体较少。

2. 白斑　白斑伴上皮单纯增生时，无基底细胞液化变性表现，固有层可见慢性炎症，但不出现密集的淋巴细胞浸润带。上皮发生异常增生时，机体对非典型细胞的炎症反应可形成类似扁平苔藓的改变，但扁平苔藓病变中的上皮细胞没有明显的非典型性。对两者进行鉴别诊断时还应注意结合临床表现。

3. 苔藓样变　临床和病理表现均类似扁平苔藓，但其发病有明确的诱因，如服用某些药物或者病变部位的口腔黏膜接触某些牙科材料等。去除诱因后，病变可明显减轻或消失。组织学表现与扁平苔藓难以区别，可见上皮过度角化和基底细胞液化变性，固有层密集的慢性炎症细胞浸润，主要是淋巴细胞，可混杂散在的浆细胞和嗜酸性粒细胞，有时在更深层组织内也见淋巴细胞浸润，多在血管周围。诊断时必须结合临床表现，尤其是病史、病变的外观及分布特点等。

4. 黏膜类天疱疮　扁平苔藓累及牙龈时，临床常表现为剥脱性龈病损，组织学检查亦可见上皮全层剥脱和上皮下疱形成，此时与黏膜类天疱疮较难鉴别。临床检查可在扁平苔藓充血糜烂病损周围见白色网纹，患者可出现皮肤损害；而黏膜类天疱疮患者皮肤受累少见，黏膜病变初起时为水疱，临床检查时在糜烂区边缘常可见小片的疱壁上皮。组织学上，扁平苔藓形成上皮下疱后，上皮全层与结缔组织分离，基底细胞因液化变性而变得难以辨认，上皮常明显萎缩，暴露的固有层表面可见密集的淋巴细胞浸润；黏膜类天疱疮亦发生上皮全层剥脱，基底细胞位于上皮侧，但其形态及排列较为清晰可辨，固有层见多种炎症细胞弥漫浸润。

九、苔藓样变

扁平苔藓可能是不同诱因造成的超敏反应，虽然在病因上具有异质性，但其临床和病理表现难以区分。如果能确定病因，则应称为苔藓样变（lichenoid lesion）。可造成口腔黏膜苔藓样变的诱因多种多样，包括药物（非甾体类抗炎药或降压药等）、银汞充填材料（特别是旧的充填体，被腐蚀的银汞合金可释放出金属离子）、肉桂调味剂、移植物抗宿主病、HIV 感染或丙型肝炎等。如果去除可能诱因后病变消退，重新暴露后病变又出现，才能确定诱因与病变之间的因果关系，但临床上往往很难做到确诊。

【临床特点】

1. 临床表现经常与真正的扁平苔藓难以区分，提示可能为苔藓样变的表现包括：开始服用某种药物后发生；病变为单侧分布或发生于不常见的部位；明显的萎缩或溃疡、糜烂；伴广泛的皮肤病变；病变局限，并与充填体相邻；病变边界非常清楚；病变无游走性，位置长期不变等。

2. 病变发展过程与扁平苔藓类似，除应尽量消除可能的诱因外，两者的治疗方法基本相同，有时不需要区别。

【病理要点】

1. 组织学表现与扁平苔藓难以区别，可见上皮过度角化、萎缩或溃疡，基底细胞液化变性，固有层密集的慢性炎症细胞浸润，主要是淋巴细胞及散在的浆细胞，有时更深层组织内也见淋巴细胞浸润，多在血管周围。

2. 其诊断主要依靠临床表现，活检的作用在于排除其他病变如上皮异常增生。

十、盘状红斑狼疮

红斑狼疮是一种典型的由免疫反应介导的结缔组织病，或称胶原血管病，临床上主要有两型：系统性红斑狼疮（systemic lupus erythematosus，SLE）和盘状红斑狼疮（discoid lupus erythematosus，DLE），两型均可见口腔病变。系统性红斑狼疮好发于年轻女性，是严重的多器官、多系统疾病，其口腔病变的表现与盘状红斑狼疮的口腔损害相似。盘状红斑狼疮又称慢性红斑狼疮（chronic lupus erythematosus），主要累及皮肤和口腔黏膜，患者可能有关节疼痛表现，但内脏器官不会受累，预后较好。下文主要介绍盘状红斑狼疮。

【临床特点】

1. 盘状红斑狼疮主要见于中年人，女性居多。

2. 一般无全身症状，病变局限于皮肤及口腔黏膜。

3. 皮肤损害最常见的部位是面部和头皮，可在日晒后加重。典型病变呈圆形红斑，表面干燥粗糙，有较多鳞屑。病变常此起彼伏，愈合区的皮肤萎缩，形成瘢痕，可伴有色素沉着或色素减少，累及毛囊则造成永久性脱发。

4. 口腔黏膜的病变可见于 3%~25% 的患者，但口腔单独发病者少见。常见部位为颊黏膜、牙龈和唇红。

5. 口腔病变类似糜烂型扁平苔藓，形成表现多样的白色和红色病变。白色病变呈网状条纹，但常散乱分布，不对称，还可见于扁平苔藓一般不累及的腭穹窿区。红色病变呈萎缩或浅表糜烂的不规则红斑，其边缘可见放射状排列的白色纤细条纹，是盘状红斑狼疮的特征性表现。牙龈损害可表现为剥脱性龈病损。

6. 萎缩和糜烂的病变可造成患者疼痛，在进食刺激性食物时加重。

7. 盘状红斑狼疮的预后比系统性红斑狼疮好得多，病变呈慢性，局限于皮肤及黏膜，约 50% 的患者可在数年后痊愈，罕有进展为系统性红斑狼疮者。

8. 盘状红斑狼疮被认为是一种潜在恶性病变，有病变区上皮恶变为鳞状细胞癌的报道，常发生于唇、颊黏膜。

【病理要点】

1. 盘状红斑狼疮病变中，黏膜上皮基底层的角质细胞是自身免疫反应的主要抗原，基底层细胞液化变性是其特征性表现（图2-23）。

2. 上皮表面过度角化，过度正角化多见，颗粒层明显，可见角质栓塞。

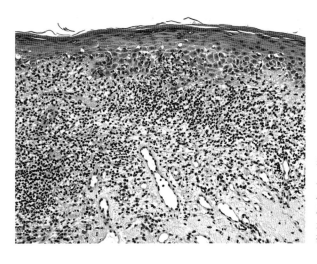

图 2-23 盘状红斑狼疮
上皮过度正角化，棘层明显萎缩，基底细胞液化变性，固有层炎症浸润，毛细血管扩张（HE，×200）

3. 棘层常有明显的萎缩，同一病变中萎缩及增生可交替出现，低倍镜下上皮层显得极不规则。

4. 基底细胞液化变性，基底膜不清晰，上皮下结缔组织内水肿明显，甚至形成上皮下疱。

5. 固有层淋巴细胞浸润，并可见胶样小体和色素失禁等。炎症浸润常波及黏膜下层，并常混杂其他炎症细胞。

6. 胶原纤维水肿、断裂、变性，有时呈弱嗜碱性均质状，称嗜碱性变（basophilic degeneration）。

7. 毛细血管扩张，管腔不规则，血管周围见炎症细胞浸润。

8. 由于抗原抗体复合物的沉积，PAS 染色可见上皮基底膜区和血管周围增厚。

9. 对皮肤和黏膜病变进行直接免疫荧光检查，见免疫球蛋白（IgG、IgM 和 IgA）、补体（C3）和血纤蛋白原在基底膜区呈颗粒状沉积，形成一条翠绿色的荧光带，又称为狼疮带（lupus band）。

【鉴别诊断】

1. 扁平苔藓 在常规病理检查中，盘状红斑狼疮有时不易与扁平苔藓鉴别，但前者上皮棘层的形态更不规则，且炎症浸润累及深层结缔组织，并常聚集在小血管周围，而没有扁平苔藓中淋巴细胞在结缔组织乳头层带状浸润的特点。有学者认为鉴别诊断应行直接免疫荧光检查或对皮肤病变做组织学检查。

2. 黏膜类天疱疮 病变初起时为水疱，疱破后遗留的红斑样糜烂区边缘常可见小片的疱壁上皮，无白色斑纹样病损。组织学特点为上皮全层剥脱和上皮下疱形成，上皮无明显萎缩和基底细胞液化变性表现。

十一、黏膜良性淋巴组织增生病

黏膜良性淋巴组织增生病（benign lymphoadenosis of mucosa）是一种反应性增生性病变，特点是黏膜固有层淋巴组织增生，形成淋巴滤泡。我国郑麟蕃教授于 1961 年首次正式命名该病。该病成为口腔领域中一种独立的疾病。该病多数病例为良性过程，部分病例中出现上皮异常增生并可发生癌变，因此在性质上应属于口腔黏膜的潜在恶性病变。

【临床特点】

1. 病因不清，可能是某种未知抗原刺激所产生的反应性淋巴组织增生。目前免疫病理学检查不支持本病与自身免疫有关。

2. 发病年龄以 21~40 岁多见。

3. 常见于下唇、颊、腭、舌等处黏膜。

4. 临床表现主要有两种，一种是糜烂性病变，糜烂区灰白或红白间杂，发生在下唇者容易干裂出血并结痂，在糜烂基础上局部可出现疣状增生；另一种为乳头状瘤样增生物，表面呈乳头、息肉或颗粒状。

5. 患者可有自发痛及局部痒感。

6. 有学者根据病例研究，发现此病伴上皮异常增生者约占16%，随访发现癌变者占10%，因此应将其视为潜在恶性病变。

【病理要点】

1. 最主要的特点是在黏膜的固有层内出现淋巴滤泡。

2. 淋巴滤泡周围的组织中见弥漫的、不同程度的炎症细胞浸润，主要为淋巴细胞，也可见浆细胞和嗜酸性粒细胞。

3. 可见胶原纤维及血管的炎症性改变。

4. 病变上皮可呈多种变化，增生、萎缩、糜烂及溃疡均可出现，有时混合存在。

5. 部分病例可出现上皮异常增生，甚至癌变。

第三节　口腔黏膜黑色病变

一、口腔黑斑

口腔黑斑（oral melanotic macule）是口腔黏膜表面小而平坦的棕色或黑色颜色改变，由局部黏膜黑色素沉积增加造成，是一种获得性的良性病变，一般不伴黑色素细胞的增生。

【临床特点】

1. 比较常见，可见于约0.1%的成人，比口腔黏膜中其他色素性病变（如色素痣、黑棘皮病和黑色素瘤等）都常见得多。

2. 可见于口腔黏膜任何部位，唇红、牙龈、颊黏膜和硬腭多见，多数为单发。

3. 一般平坦、界限清晰，呈圆形或椭圆形斑块，棕色或黑色，颜色均匀。

4. 直径通常为1~2 mm，很少有大于1 cm的。

5. 患者无明显症状，病变形态及颜色长期固定不变。

6. 无恶变潜能，确认后一般无须治疗。

【病理要点】

1. 鳞状上皮形态正常，但基底层的角质细胞内黑色素沉积，一般无黑色素细胞数量的增加（图 2-24）。

2. 固有层通常无明显炎症，浅层也可见色素沉积，称色素失禁，可位于细胞外或被巨噬细胞吞噬，这种细胞称噬色素细胞。

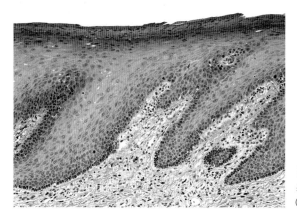

图 2-24　口腔黑斑
基底层细胞内黑色素沉积
（HE，×200）

【鉴别诊断】

1. 伴黑色素沉着异常的特定病变　除特发性黑斑外，某些病理状态可能伴有口腔黏膜黑斑样改变，应注意排除，如炎症后的色素沉着、药物相关性色素沉着，以及一些系统病和遗传病，特别是艾迪生病（Addison's disease）及波伊茨 – 耶格综合征（Peutz-Jeghers syndrome）等。

2. 黑色素瘤　好发于腭及牙龈，早期可表现为黑色斑块，在临床上与黑斑较难鉴别，因此对于新近出现、面积较大、色素不均匀、形状不规则、近期明显增大、出现时间不明确的口腔黑色病变，都建议切除并活检。组织学上，原位黑色素瘤可见上皮基底区黑色素细胞异常增生，可呈单排或大小不等的巢团，细胞有异型性，侵袭性黑色素瘤则见肿瘤细胞侵犯固有层结缔组织。

3. 色素痣 口腔黏膜色素痣的临床表现类似黑斑，但比黑斑少见。镜下见病变由痣细胞巢团构成，位于上皮基底层和（或）固有层，痣细胞呈圆形或椭圆形、梭形，常有细胞内色素。

4. 口腔黏膜外源性色素沉着 最常见的是银汞合金沉着，见于与充填体邻近的口腔黏膜。镜下见色素颗粒位于固有层内，沉积于细胞外，多沿胶原纤维排列，或围绕血管和神经束，使这些结构呈黑色或棕色，类似嗜银染色。

二、口腔黏膜外源性色素沉着

外界的有色物质种植进入口腔黏膜，引起临床可见的色素沉着，称外源性色素沉着（extrinsic pigmentation），最常见的是医源性的银汞合金沉着。

【临床特点】

1. 多种有色物质都有可能从外界种植进入口腔黏膜，但临床最常见的是银汞合金沉着。在拔牙和牙体预备等操作中，银汞颗粒通过软组织创伤进入黏膜，或黏膜在充填体表面长期摩擦而导致银汞颗粒的种植。偶见因机械外伤而使铅笔的铅芯植入黏膜，常发生于硬腭处。

2. 多见于与充填体邻近的黏膜组织，如牙龈、牙槽黏膜、颊、腭和舌等处。

3. 病变呈灰、黑、蓝等颜色，多为单个斑状，一般直径＜ 0.5 cm，也可以较弥漫。

4. 病变界限清晰，形状可不规则，周围不伴充血。

5. 患者无自觉症状，斑块的体积和颜色一般不随时间变化。少数情况下，如果机体的吞噬反应较强，则可因吞噬细胞向外周移除异物颗粒而表现为色素向周围扩散。

6. 无恶变潜能，但需注意排除黑色素瘤。

【病理要点】

1. 银汞颗粒位于上皮下固有层内，一般沉积于细胞外。多沿胶原纤维排列，与基底膜平行，或围绕血管和神经束，使这些结构呈黑色或棕色，类似嗜银染色（图 2-25）。

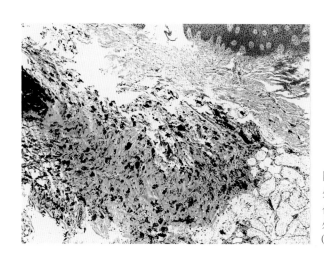

图 2-25　口腔黏膜外源性色素沉着
色素颗粒沉积于细胞外，沿胶原纤维排列（HE，×40）

2. 软组织对银汞较为耐受，一般炎症反应轻微。如有组织细胞和多核巨细胞形成肉芽肿，则称异物反应（foreign body reaction）。

三、口腔黑棘皮病

口腔黑棘皮病（oral melanoacanthosis）是一种少见的口腔黏膜获得性色素沉着，为良性反应性病变，部分与创伤有关。组织学特点是树突状黑色素细胞散布于局部黏膜上皮中，又称黑棘皮瘤（melanoacanthoma），但与皮肤的黑棘皮瘤是完全不同的病变，多数人认为后者是脂溢性角化病的一种变异型。

【临床特点】

1. 黑人多见，常发生于女性，发病年龄多为 20 ~ 40 岁。

2. 颊黏膜是最常见的部位，也可见于唇、腭、牙龈和牙槽黏膜。

3. 多为单一病变，少数双侧发生或多发。

4. 病变表面光滑，平坦或微突起于黏膜，呈深褐色至黑色。

5. 常迅速增大，有时在几周内达数厘米，患者无自觉症状。

6. 无恶变潜能，无须治疗。但其生长速度快，应行活检以排除黑色素瘤。

【病理要点】

1. 大量形态正常的树突状黑色素细胞散布于整个病变区上皮（正常时局限于基底层），基底层的黑色素细胞数量也增多。

2. 还可见棘层水肿和轻度的棘层增生。

3. 固有层嗜酸性粒细胞和轻度至中度的慢性炎症细胞浸润。

四、色素沉着肠道息肉综合征

色素沉着肠道息肉综合征（hereditary intestinal polyposis syndrome）是一种罕见的常染色体显性遗传病，突变基因 *STK11*（又名 *LKB1*）属于抑癌基因，位于第 19 号染色体，编码一种丝氨酸和苏氨酸蛋白激酶。其特征为多发性皮肤和黏膜黑斑、胃肠道错构瘤样息肉及对恶性肿瘤的易感性，又称波伊茨 – 耶格综合征（Peutz Jeghers syndrome）。

【临床特点】

1. 在新生儿中的发病率为 1/10 万 ~ 1/20 万，约 35% 的患者为新发原代突变。

2. 皮肤黏膜病变发生早，约 75% 的患者在 2 岁前出现。呈数量众多的棕色或蓝黑色斑点，类似雀斑，在口周区及其他体窍（眼、鼻、肛门和生殖器）周围尤其明显，下唇是最常见的部位，约见于 98% 的患者，也可出现于四肢，如手指、脚趾等处。口腔黏膜的黑斑也较多见，但其数量和范围有较大差异，多位于唇、颊黏膜等部位，直径 1 ~ 12 mm，比皮肤病变相对大些，互相不融合。皮肤黑斑在青春期有颜色变淡的倾向，这一特点有助于鉴别诊断。

3. 多发性肠道息肉可分布于所有产黏液的胃肠道黏膜区域，以空肠和回肠多见。肠道息肉为错构瘤样增生，属于良性病变。常见的并发症是肠套叠和肠梗阻，腹痛等症状一般在患者 20 岁以后变得明显，可能发生肠道缺血性坏死和腹膜炎，需密切随访。

4. 皮肤黏膜色素斑和肠道息肉本身都不是癌前病变，但相当多的患者发生胃肠道腺癌或胰腺、乳腺、生殖系统的恶性肿瘤，癌易感性是普通人群的 18 倍。约 50% 的患者因不同类型的恶性肿瘤而死亡。

【病理要点】

1. 皮肤及黏膜黑斑处可见基底层细胞内黑色素增加，无明显的黑色素细胞增多。

2. 电镜观察可发现黑色素细胞的突起伸长，黑色素颗粒滞留在黑色素细胞内，而不是转运到周围的角质细胞中。

第四节　口腔黏膜疱性病变

口腔黏膜的疱性病变可由免疫性或遗传性黏膜皮肤病、病毒感染或局部创伤等引起。上皮内或上皮下发生细胞破坏、分离，局部液体蓄积而形成疱。口腔内的疱很容易破裂，临床检查常见上皮脱落后形成的糜烂和溃疡。

一、天疱疮

天疱疮（pemphigus）是一组少见而严重的黏膜皮肤自身免疫性疾病，自身抗原为上皮细胞桥粒蛋白，细胞间连接结构被破坏，形成上皮内疱。如果不经治疗，常导致患者死亡。

临床上主要有四种类型，包括寻常型天疱疮（pemphigus vulgaris，PV）、落叶型天疱疮（pemphigus foliaceus）、副肿瘤性天疱疮（paraneoplastic pemphigus，PNP）及 IgA 天疱疮（IgA pemphigus）。其中，寻常型天疱疮最常见，多数病例有口腔黏膜受累，并常先于皮肤病变出现。较少见的增生型天疱疮（pemphigus vegetans）是寻常型天疱疮的一种亚型。落叶型天疱疮及其亚型红斑型天疱疮（pemphigus erythematosus）发生于皮肤，口腔黏膜受累少见。副肿瘤性天疱疮是由肿瘤诱发的自身免疫反应，机体针对桥粒蛋白和半桥粒蛋白产生多种自身抗体，具有复杂多样的临床、组织学和免疫学表现，将于后文介绍。IgA 天疱疮较罕见，主要为皮肤损害。下文将主要介绍寻常型天疱疮。

【临床特点】

1. 天疱疮为自身免疫性疾病。在寻常型天疱疮中，机体对构成上皮细胞桥粒的一种蛋白质，即桥粒黏蛋白 3（desmoglein 3，DSG3）产生自身抗体，导致细胞间连接被破坏，细胞与细胞间失去黏附而分离。约 40% 以上的患者在病变活动期都可检测出自身循环抗体，其抗体滴度常与病情的严重程度直接相关。

2. 患者年龄分布较广，但常见于 40～60 岁，女性稍多见。

3. 绝大多数病例有口腔表现，约 60% 的口腔黏膜病变先于皮肤病变出现，而口腔病变又是治疗过程中比较顽固难愈的，被称为"早来晚走"。

4. 口腔黏膜的天疱疮可广泛发生于任何部位，以颊、腭及牙龈黏膜最为多见。

5. 口腔病变初起时为薄壁水疱，但很快破裂，临床检查时常见多处浅表的红斑样糜烂和溃疡，伴明显疼痛。

6. 口腔糜烂区一般边界清楚，有时范围很大，呈不规则的地图样。轻轻推压糜烂区之间看似正常的黏膜，可造成上皮分离，形成新的水疱，称为尼氏征（Nikolsky's sign）。

7. 皮肤的松弛性大疱主要出现在胸部和背部，同样很快破裂，遗留裸露的红斑，以后结痂。

8. 生殖器、鼻等其他黏膜部位也可出现病变。偶尔有眼部受累，但不会形成瘢痕。

9. 寻常型天疱疮在全身形成广泛而难以自愈的疱性及溃疡性病变，发展迅速，在皮质类固醇治疗方法使用之前，患者常因疼痛、蛋白质及体液丧失、电解质失衡、继发感染而极其虚弱，最终死亡。

10. 目前寻常型天疱疮可治愈，但可能病情反复，于缓解后再恶化，病死率为 5%～10%，多数是因长期皮质类固醇治疗的并发症所致。

11. 增生型天疱疮表现为相对良性的过程，可自发缓解，有时可痊愈。

【病理要点】

1. 天疱疮最具特征性的病理表现是棘层松解和上皮内疱（图 2-26）。

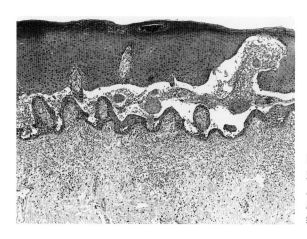

图 2-26 寻常型天疱疮
棘层松解，上皮内疱形
成，基底细胞附着于疱
底的结缔组织上方，呈
绒毛状（HE，×100）

2. 自身抗原桥粒黏蛋白 3 主要在表皮和口腔黏膜上皮的副基底层表达，因此，寻常型天疱疮形成的上皮内疱位于基底层与棘层之间，基底层细胞仍附着于基底膜上，与下方的结缔组织乳头相连。

3. 松解的棘层细胞单个或成簇地漂浮在疱液中，因为失去与周围细胞的连接，在内部张力丝的牵拉下呈圆形，细胞质聚集在核周，称为天疱疮细胞，又称 Tzanck 细胞（Tzanck cell）。

4. 有时因疱壁脱落，不能观察到棘层上皮，但仍可见一层基底细胞附着于疱底的结缔组织上方，呈绒毛状。

5. 固有层见轻度至中等程度的慢性炎症细胞浸润。

6. 增生型天疱疮也同样表现为棘层松解和上皮内疱形成，但其上皮明显增生，可呈疣状或假上皮瘤样增生，上皮层内炎症细胞浸润，其中见大量嗜酸性粒细胞，有时形成微小脓肿。

7. 使用直接免疫荧光染色技术，能检测到与组织内抗原结合的自身抗体，在上皮棘层呈网状荧光图形，为免疫球蛋白（主要为 IgG）及补体（C3）在棘细胞间的沉积。松解的天疱疮细胞膜周围亦可见翠绿色的荧光环。

8. 间接免疫荧光染色可检测患者血清中的抗桥粒黏蛋白 3 自身抗体（称为循环抗体）。

【鉴别诊断】

1. 黏膜类天疱疮　与寻常型天疱疮相比，本型更好发于老年人及女性。口腔黏膜常为首先发病的部位，最常见的表现是剥脱性龈病损。眼结膜和鼻腔黏膜等也可受累，皮肤病损少见且轻微。组织学上，可见上皮全层剥脱，形成上皮下疱，基底细胞位于上皮侧，无棘层松解表现。直接免疫荧光检查可见免疫球蛋白和补体沿基底膜沉积，呈线状荧光带。血清中自身循环抗体含量低，间接免疫荧光结果常为阴性。

2. 大疱性类天疱疮（bullous pemphigoid，BP）　好发于老年人。多见于易受摩擦的皮肤部位，表现为张力性大疱。口腔黏膜病变少见，与寻常型天疱疮相比，疱小，形成慢，数量少，疼痛较轻，易于愈合。组织学表现为上皮下疱，直接免疫荧光检查见基底膜区线状荧光，间接免疫荧光常可检出自身循环抗体。

3. 多形红斑　是一种急性黏膜皮肤病，年轻人多见，发病突然。临床表现为多发性皮肤靶形红斑和口腔溃疡，病变有自限性。镜下可见上皮棘层细胞间水肿，有炎症细胞浸润，上皮内疱形成。基底层和副基底层细胞常发生凋亡，可形成上皮下疱。固有层混合性炎症细胞浸润，有较多嗜酸性粒细胞。

4. 副肿瘤性天疱疮　患者一般有肿瘤史，以淋巴系统肿瘤最为多见。往往突然发病，皮肤损害呈多发性和多形性，唇及口腔黏膜多处糜烂与溃疡。如不治疗相关肿瘤，病变会持续并恶化，且对治疗抵抗。组织学改变多样，可见苔藓样改变、棘层松解和上皮内疱、上皮下疱、上皮内凋亡的角质细胞等。

二、黏膜类天疱疮

黏膜类天疱疮（mucous membrane pemphigoid，MMP）为自身免疫性疾病，机体针对基底膜区蛋白质产生自身抗体，免疫球蛋白及补体沉积于基底膜区，破坏上皮与结缔组织之间的连接而形成上皮下疱。目前发现其自身抗原包括构成基底膜的层黏连蛋白332（laminin 332）和半桥粒蛋白中的一种跨膜蛋白，即大疱性类天疱疮抗原 180（bullous pemphigoid antigen 180，BP180）等。患者血清中自身循环抗体水平较低，使用敏感性高的检测手段可在部分病例中检出。黏膜类天疱疮为慢性疱性疾病，好发于口腔和眼结膜等黏膜部位，很少累及皮肤，也被称为良性黏膜类天疱疮（benign mucous pemphigoid）、瘢痕性类天疱疮（cicatricial pemphigoid）和眼天疱疮（ocular pemphigus）。

【临床特点】

1. 黏膜类天疱疮虽然少见，但多数人认为其发病率至少是寻常型天疱疮的 2 倍。

2. 多见于 50 岁以上的成年人，儿童发病罕见。女性多见，男女比例约为 1∶2。

3. 绝大多数病例有口腔黏膜受累，且常为首先发病的部位，还有不少病例仅有口腔病变。口腔黏膜的任何部位均可发病，但最常见的部位是牙龈和软腭，其次为颊黏膜和唇黏膜，唇红病变少见。

4. 口腔病变初起为水疱，有时可形成血疱，疱壁较薄而易破裂。但与天疱疮不同的是，临床上偶尔可见完整的疱，可能由于类天疱疮形成上皮下疱，其疱壁比因棘层松解而形成的上皮内疱更厚，也更坚实。

5. 临床检查常见多处疱破裂后裸露的上皮下组织，形成较大的浅表糜烂和溃疡，呈红色斑块状，形状不规则，边界清楚，边缘常可见小片的疱壁上皮。

6. 病变发生于牙龈时，呈亮红色的斑块状或融合成溃疡，形成剥脱性龈病损的改变。

7. 其他黏膜部位，包括眼结膜、鼻腔、咽、喉和阴道等也可受累，病变区黏膜有明显的形成瘢痕倾向，其中眼部病变可能导致患者失明，是本病严重的并发症之一。

8. 皮肤受累少见而轻微，常见于头颈部。

9. 黏膜类天疱疮为慢性病变，一般进展缓慢，不发生全身蔓延和危及患者生命。但病变区疼痛，单个病变常持续数周方慢慢愈合。如不治疗，黏膜损害可此起彼伏，迁延不愈，造成患者病痛虚弱。近 25% 的口腔病变患者可出现眼部损害，需及早治疗。

【病理要点】

1. 病损部位的上皮全层在基底膜处与结缔组织分离，形成上皮下裂隙或上皮下疱，剥脱的上皮层完整，无棘层松解，基底层细胞与棘层相连（图 2-27）。

2. 疱底的结缔组织表面平滑，无上皮细胞附着。早期见固有层有少量淋巴细胞浸润，以后炎症加重，可见多种炎症细胞密集浸润。

3. 直接免疫荧光检查，90% 的病变区可见免疫球蛋白（主要是 IgG，有时 IgA 也可检出）和补体（C3）沿基底膜沉积，呈均匀、连续的线状荧光带。

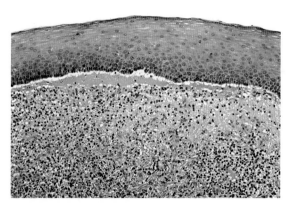

图 2-27　黏膜类天疱疮
上皮全层在基底膜处与结缔组织分离，形成上皮下裂隙（HE，×200）

【鉴别诊断】

1. 寻常型天疱疮　病理表现为棘层松解和上皮内疱。有时因疱壁脱落，不能观察到全层上皮，但仔细观察，可见一层基底细胞附着于固有层结缔组织表面，呈绒毛状。

2. 扁平苔藓　基底细胞发生严重的液化变性时，基底层被破坏、消失，可导致上皮全层与结缔组织分离，形成上皮下疱。组织学观察，可见上皮破坏较黏膜类天疱疮严重，棘层明显萎缩，基底细胞被破坏，基底层难以辨认，暴露的固有层表面可见密集的淋巴细胞浸润。

3. 大疱性类天疱疮 主要发生于皮肤，而黏膜类天疱疮好发于口腔和眼结膜等黏膜部位，很少累及皮肤。10% ~ 20% 的大疱性类天疱疮患者可出现口腔黏膜病变，亦常表现为剥脱性龈病损，但大疱性类天疱疮有自限性，病变常早期缓解。口腔病变的组织学表现类似于黏膜类天疱疮，可见上皮下疱和固有层炎症。直接免疫荧光检查见基底膜区线状荧光，间接免疫荧光约 80% 的病例可检出自身循环抗体。

三、副肿瘤性天疱疮

副肿瘤性天疱疮（paraneoplastic pemphigus，PNP）又称为肿瘤诱导的天疱疮（neoplasia-induced pemphigus）、副肿瘤性自身免疫多器官综合征（paraneoplastic autoimmune multiorgan syndrome），是一种罕见的疱性疾病，常与肿瘤伴发。由于自身免疫反应引起严重的黏膜糜烂和多形性皮肤损害，甚至多器官受累。具体的发病机制尚不明确，但现已发现多种途径的免疫损伤使副肿瘤性天疱疮具有一系列复杂多样的临床、组织学和免疫学表现。

【临床特点】

1. 患者一般有肿瘤史，以淋巴系统肿瘤最为多见，如淋巴瘤、慢性淋巴细胞白血病和胸腺瘤等，或为淋巴组织增生性病变，如 Castleman 病（Castleman's disease）。有 1/3 的病例在症状出现时尚未查见相关的肿瘤。

2. 往往突然发病，唇及口腔黏膜的糜烂与溃疡是主要表现。口腔内多处充血发红，见弥漫的不规则溃疡。唇红糜烂、出血和结痂，类似多形红斑。部分患者仅有口腔黏膜表现，无皮肤受累。

3. 皮肤损害呈多发性和多形性，可见类似寻常型天疱疮的大疱，与后者不同的是大疱会出现在手掌和足底；有时表现为丘疹伴瘙痒，类似扁平苔藓；还可见多形红斑样皮损。

4. 累及眼结膜时，可出现类似黏膜类天疱疮的瘢痕性结膜炎。

5. 本病无自愈倾向，如不治疗相关肿瘤，病变会持续并恶化。肿瘤切除或治愈后，病变一般会痊愈，但有时也顽固难治。值得注意的是，肿瘤诱导的自身免疫损伤有可能扩展到其他组织器官，如心脏、膀胱和肝等。

【病理要点】

1. 同临床表现相对应，可见多种形式的组织学改变。常见病理变化包括：基底细胞液化变性和固有层浅层密集的淋巴细胞浸润（苔藓样改变）；基底上层棘层松解及上皮内裂隙形成（天疱疮样）；上皮下裂隙（类天疱疮样）；上皮内散在坏死的角质细胞（多形红斑样）。

2. 直接免疫荧光检查，上皮细胞间见较弱的免疫反应物沉积（IgG 和补体），基底膜区有线状沉积。间接免疫荧光检查较为敏感而特异，但需使用移行上皮（如大鼠膀胱组织）作为底物，可见上皮细胞间网状荧光。

四、多形红斑

多形红斑（erythema multiforme，EM）是一种急性黏膜皮肤病，其特征为多发性皮肤靶形红斑和口腔溃疡。不同患者的临床表现和严重程度有很大差异，可分为轻型（EM minor）和重型（EM major），但均有自限性。一般认为病变由免疫介导，可能属于超敏反应。免疫介导的组织破坏机制尚不明确，可见细胞毒性 T 淋巴细胞浸润，引起上皮细胞凋亡；还有抗原抗体复合物沉积于固有层小血管周围。病变晚期可出现血管炎，导致组织坏死。

【临床特点】

1. 可能是对某些病原体、药物或不明因素的超敏反应。约 50% 的病例有明确的诱因，可分为感染和药物两大类。前者多见于轻型，后者多见于重型。常见的变应原包括单纯疱疹病毒、支原体、巴比妥类药物和磺胺类药物等。其余病例无确定诱因，可能病因包括恶性肿瘤、免疫接种、自身免疫病和放射治疗等。

2. 10~30 岁的年轻人多见，男性多于女性。

3. 发病突然，有时病变呈暴发性出现。

4. 临床可分为两个亚型，约 80% 为轻型，仅为轻微的皮疹或黏膜溃疡，局限于单一部位。

5. 重型可累及皮肤及多处黏膜，损害范围广泛。一般认为史－约综合征（Stevens-Johnson syndrome）即重型多形红斑，严重时全身皮肤和黏膜发生广泛的表皮松解和红斑糜烂，呈烫伤样，称中毒性表皮坏死松解症（toxic epidermal necrolysis），可危及生命。但也有人认为后两者与多形红斑是表现类似的不同疾病，如中毒性表皮坏死松解症在老年人及女性多见，与多形红斑的发病情况不同。

6. 约70% 的患者有口腔表现，初起时为红色斑，以后中心上皮坏死，形成疱和溃疡。临床检查常见口腔内广泛的浅表糜烂，形状不规则，表面有纤维蛋白渗出物覆盖，其外周环绕着明显的红晕。常见部位是口腔前部黏膜，如唇、颊、软腭和口底。除舌背黏膜外，角化上皮多不受累。最具特征性的病变是唇红肿胀、开裂、出血和结痂，疼痛明显。

7. 多形红斑的名称来自其多发和多变的皮肤病损，表现为斑、丘疹和疱等，典型表现是靶形或虹膜样环状红斑，直径为1 cm左右，中心呈青紫色或有水疱及破溃，常在四肢对称性分布。

8. 病变还可出现于眼、咽、喉、生殖器等其他部位的黏膜，眼部损害可能影响视力甚至失明。

9. 多形红斑有自限性，可于数周后自愈，不遗留瘢痕。但约20% 的患者可能复发，尤其是口腔病变，常于春秋两季复发。

【病理要点】

1. 多形红斑一般由临床表现确诊，无须活检，但有时需排除自身免疫性疱性疾病。其病理改变有一定特点，但并非其特有。

2. 可见上皮棘层细胞间水肿，上皮内有炎症细胞浸润，上皮内疱形成。上皮表层常见纤维蛋白沉积，形成圆而大的嗜酸性胶样物。

3. 基底层和副基底层常见凋亡的角质细胞。基底细胞破坏后，上皮和结缔组织交界处形成上皮下疱。

4. 固有层乳头内混合性炎症细胞浸润，可见淋巴细胞和中性粒细胞，值得注意的是有较多嗜酸性粒细胞。

5. 深层结缔组织内可见淋巴细胞和巨噬细胞在血管周围聚集。病变晚期可发生血管炎，造成上皮广泛坏死。

6. 直接免疫荧光检查见上皮基底膜区有纤维蛋白和补体（C3）沉积，小血管周围则见免疫球蛋白 IgM、C3 和纤维蛋白。但这些表现均无特异性，只能用于排除其他自身免疫性疱性疾病。

五、单纯疱疹

单纯疱疹（herpes simplex）是最常见的黏膜皮肤疱性病变，由单纯疱疹病毒（herpes simplex virus，HSV）感染引起。单纯疱疹病毒广泛存在，至 60 岁时人群中 90% 的人都感染过。单纯疱疹病毒可分为 1 型（HSV-1）和 2 型（HSV-2），口腔及面部疱疹多由 1 型病毒引起。原发性感染常发生于儿童期，愈合后病毒潜伏于三叉神经节，在日晒、寒冷、创伤、精神压力和免疫低下等诱因的作用下，病毒被再次激活，沿三叉神经回到初次感染的表面上皮进行复制，引起复发性局部疱疹。原发性和复发性感染均有自限性。

【临床特点】

1. 原发性单纯疱疹（primary herpes simplex） 发生于未感染过单纯疱疹病毒的个体，多见于儿童。多数原发感染无明显的临床症状，有症状的原发感染则主要表现为急性疱疹性龈口炎（acute herpetic gingivostomatitis），口腔黏膜和口周皮肤发生广泛的疱疹及溃疡，并伴发热、不适和淋巴结肿大等全身症状。口腔黏膜的疱疹可发生于任何部位，包括硬腭、牙龈和舌背等处。开始为成簇的 2~3 mm 小疱，很快破裂，形成圆形、边界清楚的浅表溃疡，边缘充血，以后融合为形状不规则的大溃疡。牙龈则红肿、糜烂。溃疡区疼痛明显，一般 7~10 天后自愈。

2. 复发性单纯疱疹（recurrent herpes simplex） 临床表现类似原发病变，主要发生于原发部位或病毒潜伏的神经节所支配的上皮区域，但常为单侧且局限。最常见的部位是唇红缘及唇周皮肤，即唇疱疹（herpes labialis）。口腔内病变少见，局限于角化黏膜，如硬腭、牙龈和舌背等处。患者可有刺痛和刺痒等前驱症状，然后在红斑的基础上出现成簇小疱，小疱融合，以后破裂、渗出，出现溃疡及结痂，伴有疼痛。7~10 天后自愈，很少继发感染，也不遗留瘢痕。

【病理要点】

1. 主要依据临床表现确诊，有时可将疱液涂片染色以辅助诊断。

2. 组织学上可见上皮浅层细胞间水肿，棘层内液体积聚而形成上皮内疱，疱内含炎性渗出物及炎症细胞。

3. 在疱底可见上皮细胞呈气球样变性（ballooning degeneration），即细胞内明显水肿，细胞增大变圆，细胞质染色变浅而呈透明样，常见于病毒感染的上皮细胞。细胞核呈毛玻璃样，有时可见核内病毒包涵体，还可见被病毒感染而不完全分裂的上皮多核巨细胞。

4. 溃疡形成后，则可见上皮全层被破坏。

六、带状疱疹

带状疱疹（herpes zoster）是由水痘 – 带状疱疹病毒（varicella zoster virus，VZV）感染引起的皮肤或黏膜的疱性溃疡性病变，局限于受感染的神经所分布的区域，一般疼痛明显。未经免疫的个体（主要为儿童）感染水痘 – 带状疱疹病毒后，原发感染表现为水痘（varicella）。以后个体对水痘有终身免疫，但病毒潜伏于感觉神经节，主要是脊髓背根神经节，再活化的病毒沿感觉神经到达其所支配的皮肤及黏膜区域，破坏上皮细胞，引起带状疱疹。

【临床特点】

1. 人群中 10%～20% 的个体可患病，多见于中年人和老人，随年龄增大及免疫功能下降，患病的可能性逐渐增加。

2. 病变局限于一个感觉神经分支所支配的区域，但有时也可累及 2 个或更多的神经分支，以躯干和头颈部多见。20%～30% 累及三叉神经。当三叉神经第二支或第三支受累时，可同时发生口内黏膜和口外皮肤的病变。

3. 病毒最初的激活和复制引起神经节炎，导致神经坏死和严重的神经痛，因此 90% 的患者在疱疹出现前有剧烈疼痛，有时可表现为牙痛。

4. 随后出现皮肤及黏膜病变，其分布区域界限清楚，局限于单侧，终止于中线。开始为发红的斑丘疹，然后很快发展为成簇的水疱，以后形成脓疱、溃疡和结痂。口腔内角化黏膜和非角化黏膜均可受累，与皮肤病变同时出现。水疱直径 1 ~ 4 mm，呈白色不透明状，破溃后形成浅表溃疡。

5. 患者可有区域淋巴结肿大、乏力和发热等全身症状，患区疼痛明显，继发感染后可导致化脓和遗留瘢痕。

6. 病变经 2 ~ 4 周后愈合，有时遗留瘢痕，局部色素沉着或色素脱失也不少见。与复发性单纯疱疹不同的是，带状疱疹罕见复发。疱疹后神经痛（post-herpetic neuralgia）有时顽固难治，是较严重的并发症。

【病理要点】

1. 组织学表现与单纯疱疹极其相似，病毒引起上皮细胞内和细胞间水肿，导致棘层松解和上皮内疱形成。

2. 感染的上皮细胞核呈均质透明状，由病毒复制的产物构成，细胞的染色质被破坏，在外周靠近核膜处浓集，也可见多核巨细胞。

第五节 口腔黏膜溃疡性病变

溃疡是口腔黏膜最常见的临床损害，除继发于疱性病变者外，还可作为多种感染性、免疫性、创伤性或肿瘤性疾病的临床表现。

一、复发性阿弗他溃疡

复发性阿弗他溃疡（recurrent aphthous ulcer，RAU），也称为复发性阿弗他口炎（recurrent aphthous stomatitis，RAS）或复发性口腔溃疡（recurrent oral ulcer，ROU），以反复发作的口腔溃疡及疼痛为主要症状。

【临床特点】

1. 是非常常见的口腔黏膜病，在不同人群中的发病率为 5% ~ 66%，平均 20% 左右。

2. 常于青少年期发病，反复发作，但随年龄增长可逐渐好转。

3. 病因尚不清楚，有证据显示可能与局部免疫功能异常有关。在不同的患者群中似乎有不同的诱因，可归纳为原发性免疫失调、抗原暴露增加和黏膜屏障功能下降三大类，包括遗传易感性、内分泌紊乱、精神压力、免疫失常、对创伤的过激反应、感染、过敏、胃肠道疾病、贫血、营养缺乏及戒烟等多种复杂诱因。

4. 临床可分为四型——轻型（minor）、重型（major）、疱疹样型（herpetiform）和复杂型（complex）。

（1）轻型最为常见，发生于非角化黏膜，常为单个溃疡，每次发作不超过 6 个。最典型的表现为圆形或椭圆形溃疡，直径＜1 cm，表面覆盖黄白色假膜，周围有清楚的红晕。初起 3 天较疼痛，7 ~ 14 天愈合，无瘢痕形成。

（2）重型的单个溃疡直径＞1 cm，破坏深，疼痛明显，持续时间长，数周甚至数月才愈合，常遗留瘢痕，曾被称为复发性坏死性黏膜腺周围炎（periadenitis mucosa nccrotica recurrens，PMNR）。

（3）疱疹样型表现为数量众多的成簇的小溃疡，开始时针尖大小，逐渐变大并融合成不规则溃疡。疱疹样型主要发生于非角化黏膜，但腭和牙龈也可受累。

（4）复杂型也称严重型（severe），单个溃疡与轻型表现类似，但患者口腔的多发溃疡此起彼伏，迁延不愈，长期疼痛不适可导致患者营养不良和身体虚弱。

【病理要点】

1. 复发性阿弗他溃疡具有特征性的临床表现，需要排除其他疾病时才进行活检。

2. 组织学表现为非特异性溃疡，表面见纤维蛋白渗出及中性粒细胞浸润，下方为炎性肉芽组织，表现为毛细血管和成纤维细胞增生，组织水肿，密集的急性和慢性炎症细胞浸润。

二、白塞综合征

白塞综合征（Behçet's syndrome），又称白塞病（Behçet's disease），

是一种罕见的多系统炎症性疾病。土耳其皮肤病学专家 Behçet 于 1937 年首先报道了该病经典的三联征，即口腔与生殖器溃疡及眼葡萄膜炎。目前已知该病可以累及胃肠道、心血管、眼、中枢神经系统、关节、肺和皮肤等多个器官和系统，其中复发性口腔溃疡是其必有的表征。其病因不明，一般认为遗传背景造成免疫功能异常，在环境抗原（如细菌、病毒、农药和重金属等）或自身抗原的刺激下，机体免疫应答反应异常，最终引发广泛的血管炎，造成多种组织的损伤。

【临床特点】

1. 患者主要分布于土耳其、中东、中亚、中国及日本等古丝绸之路沿线国家和地区。

2. 主要发生于年轻成人，男性多于女性。

3. 口腔黏膜病变见于所有患者，并常为首发症状。临床表现与复发性阿弗他溃疡类似，三种临床类型皆可出现，以轻型多见。口腔溃疡的某些特殊表现可能提示白塞综合征，如同时发生的溃疡达到 6 个以上、软腭或口咽部的溃疡、溃疡大小不等且边缘不整齐，以及溃疡边缘的红晕较宽。

4. 眼部病变见于 70%～85% 的患者，在男性患者更多见，表现也更重，通常为葡萄膜炎、结膜炎或视网膜炎等，可能引发失明。

5. 生殖器溃疡发生率为 60%～75%，其复发频率低于口腔溃疡，但破坏更深，易形成瘢痕。

6. 其他系统受累可表现为关节炎、头痛、神经障碍、脑炎和脑膜炎等。

7. 口腔病变一般不会造成严重损害，但其他部位如眼和中枢神经系统的损害较严重，可能造成失明甚至危及生命。本病反复发作，严重损害及死亡均集中在发病后的最初几年，以后随时间推移逐渐缓解。

【病理要点】

1. 本病主要依据临床表现确诊，无须活检。

2. 口腔病变的组织学表现无特异性，与复发性阿弗他溃疡类似。表面上皮被破坏后，见坏死及纤维蛋白、中性粒细胞渗出，下方结缔组织内密集的炎症细胞浸润，血管增生明显，血管内皮细胞水肿。溃疡边缘的上皮细胞可呈新生表现，淋巴细胞和浆细胞浸润至上皮棘层。有时可见血管炎表现，小血管壁内有中性粒细胞浸润，其细胞核碎裂，血管壁纤维素样坏死，红细胞外溢。直接免疫荧光检查见免疫球蛋白和补体沉积于血管壁上。

三、创伤性溃疡

机械损伤、热、电及化学等创伤均可导致口腔黏膜的急性或慢性损伤，造成表面溃疡，称创伤性溃疡（traumatic ulcer），通常可自愈。

嗜酸性溃疡（eosinophilic ulcer）是慢性创伤性溃疡的一种特殊类型，愈合缓慢，伴疼痛，深层因炎症反应而似呈浸润性，临床上常疑为恶性肿瘤，也称为创伤性肉芽肿（traumatic granuloma）、创伤性溃疡性肉芽肿（traumatic ulcerative granuloma，TUG）、创伤性嗜酸性肉芽肿（traumatic cosinophilic granuloma）、伴间质嗜酸性粒细胞增多的创伤性溃疡性肉芽肿（traumatic ulcerative granuloma with stromal eosinophilia，TUGSE）。

【临床特点】

1. 致伤原因多种多样，常见为意外咬伤、修复体或残冠、残根锐缘损伤、牙科操作损伤、精神性自伤、局部应用腐蚀性药物及放射治疗等。婴儿舌腹（偶尔舌背）前部因乳前牙导致的慢性创伤性溃疡称里加病（Riga-Fede disease）。嗜酸性溃疡可能与创伤有关，但50%以上的患者无确切创伤史，也有人认为与药物反应及过敏反应有关。

2. 创伤性溃疡最常见的部位是下唇、舌和颊黏膜。

3. 急性溃疡为急性炎症表现，局部红肿、疼痛，溃疡表面见黄白色假膜，周围见红晕。

4. 慢性溃疡疼痛不明显，表面亦见黄色假膜，其周围组织高起、卷曲，有过度角化；基底较硬，似有浸润，实际是慢性炎症和瘢痕造成的。

5. 硬腭创伤可引起小唾液腺缺血性坏死，造成大而深的慢性溃疡，称坏死性唾液腺化生（necrotizing sialometaplasia）。

6. 嗜酸性溃疡最常见的部位是舌后部侧方，可有明显疼痛，直径从 0.5 cm 至数厘米，较深，边缘组织因修复反应而增厚，可见白色条纹，触诊基底较硬，有浸润感。

7. 去除病因并保持口腔清洁，创伤性溃疡通常几天后愈合。坏死性唾液腺化生一般在几周内自愈。嗜酸性溃疡愈合缓慢，甚至长达几个月，很少能在 3～10 周内自愈，多需治疗干预，如病变内激素注射或外科切除。

【病理要点】

1. 急性溃疡可见明显的假膜，由纤维蛋白渗出及中性粒细胞浸润构成，其边缘上皮轻度增生。溃疡底部为肉芽组织，见毛细血管增生和扩张，混合性炎症细胞浸润。当溃疡开始愈合时，可见边缘上皮开始再生，在纤维蛋白凝固物的下方爬行并逐渐覆盖肉芽组织。

2. 慢性溃疡的底部也为炎症肉芽组织，在更深层有明显的纤维增生，形成瘢痕。由于持续的创伤或局部细胞因子表达不足，可能不发生上皮再生。

3. 嗜酸性溃疡在组织学上类似慢性创伤性溃疡，炎症细胞浸润深而广泛，可达肌层，造成肌组织变性；炎症区成纤维细胞增生，血管内皮细胞肥大，浸润的炎症细胞包括嗜酸性粒细胞、组织细胞和淋巴细胞等，其中嗜酸性粒细胞浸润是其特征性表现（图 2-28）。

4. 坏死性唾液腺化生的组织学表现较为多样，典型病变可见黏膜溃疡，深部小唾液腺组织坏死，但仍保存腺小叶结构，周围形成炎性肉芽组织，组织水肿，各种类型的炎症细胞混合浸润，局部可见黏液溢出。在后期的病变中，坏死灶可能不明显，腺体导管上皮发生鳞状化生，黏膜上皮呈假上皮瘤样增生，增生活跃的上皮团中可见核分裂，但细胞形态良性，无侵袭性生长表现。

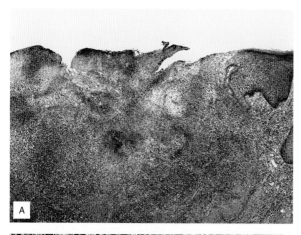

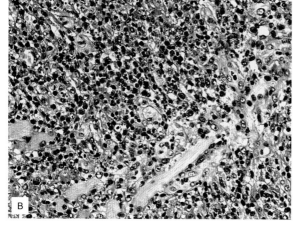

图 2-28 嗜酸性溃疡
（A）黏膜溃疡，固有层
重度炎症（HE，×40）；
（B）炎症细胞浸润深达
肌层，可见大量嗜酸性
粒细胞（HE，×400）

【鉴别诊断】

1. 慢性创伤性溃疡在临床上可能类似鳞状细胞癌或口腔结核导致的黏膜溃疡。如果口腔溃疡超过2周仍不愈合或溃疡变大，应进行活检。组织学上，慢性创伤性溃疡表现为非特异性溃疡和慢性炎症，其中嗜酸性溃疡的炎症浸润深而广泛，可见大量嗜酸性粒细胞。鳞状细胞癌可见有细胞异型性、浸润性生长的癌巢；结核性溃疡可见上皮样细胞肉芽肿结节，伴干酪样坏死。

2. 坏死性唾液腺化生在腭部形成不易愈合的深大溃疡，临床上可能疑为恶性肿瘤，但坏死性唾液腺化生有自限性，预后良好。组织学上，病变中的假上皮瘤样增生和鳞状化生可误诊为鳞状细胞癌，但坏死性唾液腺化生中鳞状细胞团较小，细胞大小一致，无明显的非典型性，无病理性核分裂，更重要的是无浸润性生长，仍保持腺小叶的轮廓，这些特点与鳞状细胞癌不同。如上皮团中有残余的腺体黏液细胞或局部黏液外溢，也可能误诊为黏液表皮样癌，但黏液表皮样癌中可见中间细胞，黏液细胞常衬于囊腔样结构表面，有浸润性生长，坏死性唾液腺化生中残存的黏液细胞较少而分散，有小叶状结构，无中间细胞，无浸润性生长。

四、放射性口炎

放射性口炎（radiation stomatitis）多见于因头颈部恶性肿瘤而行区域放射治疗的患者，是常见的恶性肿瘤治疗并发症之一。

【临床特点】

1. 发生于放射区内的口腔黏膜，可在治疗开始后的第 2 周出现。

2. 最初表现为角化层脱落延迟而导致的白色病变，随后很快因角化层消失和上皮萎缩而出现黏膜水肿、充血，黏膜薄弱而易发生溃疡，见黄色假膜，疼痛和灼烧感明显。

3. 常在治疗结束 2～3 周后消退。

【病理要点】

1. 放射性损伤的早期反应为黏膜水肿，可见棘层细胞内和细胞间水肿，上皮下结缔组织内毛细血管增生、扩张、充血，并见大量炎症细胞浸润。

2. 随后上皮的连续性破坏，形成糜烂及溃疡。深层结缔组织及小唾液腺萎缩，慢性炎症细胞浸润。

第六节 口腔肉芽肿性病变

肉芽肿（granuloma）是由巨噬细胞及其衍生的细胞局限性浸润和增生所形成的结节状病灶，其本质是迟发型超敏反应介导的特殊类型的慢性炎症。按病因可以分为感染性和免疫性两大类，前者如结核，后者包括结节病和口面部肉芽肿病等。

一、口腔结核

结核为慢性感染性疾病，由结核分枝杆菌（mycobacterium tuberculosis）引起，以肉芽肿性炎症为主要表现。头颈部最常见的结核感染部位是颈淋巴结、喉和中耳，口腔和腮腺等部位相对少见。口腔结核（oral tuberculosis）常继发于肺结核，由含致病菌的痰种植感染引起。原发性口腔结核罕见，可见于儿童和青少年的牙龈和龈颊沟等部位。

【临床特点】

1. 口腔结核多见于中年人，常发生于舌、腭、唇等部位，形成结核性溃疡。

2. 溃疡形状不规整，有棱角或呈星形，边缘悬突状，底部苍白且凹凸不平。溃疡基底呈浸润性的硬结，长期不愈合，患者一般无痛。

【病理要点】

1. 典型的肉芽肿性炎症常见于溃疡底部的组织，由巨噬细胞聚集成结节状，其中心干酪样坏死，周围围绕着淋巴细胞和成纤维细胞。巨噬细胞有丰富的嗜酸性细胞质，类似上皮细胞，因此被称为上皮样细胞（epithelioid cell）。多个融合的上皮样细胞形成多核巨细胞，其细胞核沿细胞的外周排列，称朗汉斯巨细胞（Langhans giant cell）（图 2-29）。

2. 采用齐 – 内染色法（Ziehl-Neelsen stain）或其他抗酸染色方法可在病变组织中检出结核分枝杆菌，但组织中的致病菌相对较少，阳性率为 27% ~ 60%。

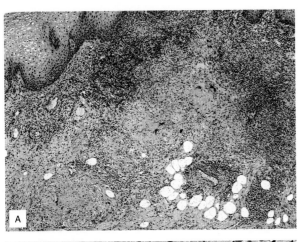

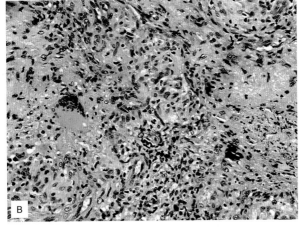

图 2-29　口腔结核
（A）黏膜固有层见
慢性炎症及肉芽肿
结节（HE，×200）；
（B）结节内见上皮
样细胞及散在的多核
巨细胞，局部干酪样
坏死（HE，×400）

二、口腔梅毒

　　梅毒（syphilis）是由苍白密螺旋体（Treponema pallidum）引起的慢性感染性疾病，主要通过性接触、血液或母婴传播。临床上疾病的进展可分为 3 期，其中一期和二期有高度传染性。口腔梅毒并不常见，但各期梅毒均可见于口腔黏膜。

　　【临床特点】

　　1. 梅毒感染经历 3 个临床阶段，一期（primary phase）病变出现于螺旋体进入人体的部位，在口腔常见于唇。开始为丘疹样，以后形成单个深溃疡，称硬下疳（chancre），基底硬，底部呈棕红色或青紫色，干燥无渗出，边缘不规则，卷曲高起。患者同时可有区域淋巴结肿大，坚实无痛，不化脓。3～8周后原发部位的溃疡不经治疗而自愈。

2. 经过数周无症状的潜伏期后，螺旋体的血行播散引起二期（secondary phase）梅毒，出现发热、流感样症状、淋巴结肿大及多发的皮肤黏膜棕红色斑丘疹。此期口腔黏膜的唇、舌、颊和腭等部位常出现病变。由于口腔黏膜上皮内密集的炎症细胞浸润及棘层松解，表面糜烂、溃疡、触痛，有黏液样渗出物覆盖，称黏膜斑（mucous patches），有时相邻的病变融合成迂曲爬行状，堆挤于口角皱褶处时见线性溃疡，称裂隙丘疹（split papule）。皮肤和黏膜表面常见宽基底的乳头状突起，类似乳头状瘤，称扁平湿疣（condylomata lata）。二期病变经3～12周后自愈，进入下一个潜伏期。部分患者可复发二期梅毒。

3. 经历数年、甚至长达30年的潜伏期，约1/3未经治疗的患者进入三期（tertiary phase），造成严重的中枢神经系统及心血管损伤，局灶性的坏死性肉芽肿性炎症可发生于任何器官，称树胶肿（gumma）。口腔内腭部、舌常见，表现为硬结或深溃疡，病变虽无传染性，但造成广泛的组织破坏，可发生腭部穿孔，舌增大变形呈分叶状。

4. 梅毒螺旋体经母婴传播可引起先天性梅毒（congenital syphilis），典型的哈钦森三联征（Hutchinson's triad）为眼基质性角膜炎、神经性耳聋和畸形牙（有凹口的切牙和桑葚状磨牙），患者还可出现鞍鼻、腭部高拱及额部隆起等畸形。

5. 梅毒曾为不治之症，20世纪40年代青霉素的发明使梅毒得到控制，危及生命的三期梅毒已不常见。在三期梅毒中，舌背可见广泛的黏膜萎缩，乳头消失，并出现白斑，称梅毒性舌炎（syphilitic glossitis）。由于上皮屏障功能下降以及长期慢性炎症使机体免疫监视能力受损，发展为口腔鳞状细胞癌的危险性增加，属于口腔潜在恶性病变。但近年来也有不少反对意见，认为早期的恶变病例是由砷剂等药物的致癌作用引起的。

【病理要点】

1. 受感染组织的基本病理表现是增生性动脉炎和浆细胞浸润。小动脉内皮细胞增生，呈成层的同心圆状，管腔缩窄。

2. 在口腔黏膜活检组织中表现往往不特异，一期病变上皮主要为溃疡，二期可为溃疡或增生。固有层血管增多，血管周见密集的慢性炎症细胞浸润，主要是浆细胞和淋巴细胞。皮肤病变中的大量浆细胞浸润可提示梅毒，但浆细胞在口腔黏膜非特异性溃疡中常见而无特异性。如果上皮内见中性粒细胞浸润及棘层松解，同时见深层密集的血管周浆细胞浸润，则考虑梅毒的可能性，并进行病原体检测。

3. 采用银染方法如 Warthin-Starry 染色或免疫组化染色可查见螺旋体，在上皮浅层较多见，也可使用直接免疫荧光检测。

4. 三期出现树胶肿的口腔病变组织可见溃疡，周围上皮呈假上皮瘤样增生，溃疡底部结缔组织中炎症细胞浸润，常见肉芽肿结节，其界限清楚，由上皮样细胞和多核巨细胞组成，中心坏死，与结核中的肉芽肿类似。病变中很少能查见螺旋体。有人认为该期病变的本质为免疫反应，而不是由病原体直接引起。

三、结节病

结节病（sarcoidosis）是一种多系统肉芽肿性疾病，特征为非干酪样肉芽肿，主要累及肺和淋巴组织，口腔黏膜偶尔受累。病因不明，可能是在遗传易感性的基础上，对环境中不明抗原的异常免疫反应。可能的抗原包括微生物（分枝杆菌、EB 病毒等）和自然环境中的木屑、花粉、泥土等。由于抗原刺激过重、过久或免疫失调，导致细胞免疫功能低下，引发慢性肉芽肿性改变。

【临床特点】

1. 常见于 40 岁以下的成年人，女性多见。

2. 任何器官均可受累，但以淋巴结、肺、皮肤、眼及唾液腺最为常见。

3. 约 90% 的患者可通过胸部 X 线检查发现异常，通常为双侧肺门淋巴结肿大。

4. 60%～75% 的患者血清中血管紧张素 I 转化酶（angiotensin I-converting enzyme，ACE）水平升高。

5. 头颈部的主要表现是颈淋巴结肿大、唾液腺特别是腮腺肿大及口干。

6. 口腔黏膜偶尔受累，可以表现为无痛性黏膜下肿物、孤立性丘疹或颗粒状增生，常见于颊黏膜。

7. 患者可伴有发热、胸痛、干咳和虚弱等症状。

8. 约 60% 的病变在 2 年内不经治疗而自发消退。部分病变比较顽固难治，4%～10% 的患者可因肺、心脏或中枢神经系统并发症而死亡。

【病理要点】

1. 镜下可见典型的肉芽肿结节，由排列紧密的上皮样组织细胞构成，还可见混杂其中的多核巨细胞，形态类似朗汉斯巨细胞或异物巨细胞，结节边缘围绕着淋巴细胞（图 2-30）。

2. 病变晚期上皮样细胞变性，结节缩小，周围可发生纤维化。

【鉴别诊断】

1. 结核　与结节病的组织象类似，主要区别是结节病的结节

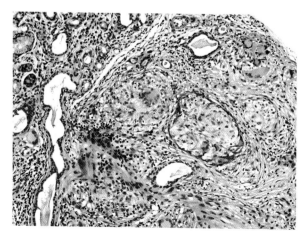

图 2-30　结节病
肉芽肿结节由排列紧密的上皮样组织细胞构成，多核巨细胞混杂其中，此例病变累及小唾液腺（HE，×200）

内有大量上皮样细胞，淋巴细胞较少，还可见血管，一般无干酪样坏死。结核病的结节中央为上皮样细胞，周围有明显的淋巴细胞浸润，而且结节内一般无血管，因而常可见明显的干酪样坏死。明确鉴别两者必须结合临床表现及相关实验室检查，特别是结核分枝杆菌的病原体检测。

2. 口面部肉芽肿病　临床表现为反复发作或持续的口面部软组织肿胀，最常见的发病部位是唇。组织学表现为上皮样细胞肉芽肿，并且与结节病一样，不发生干酪样坏死。但是，其中的肉芽肿结节往往不如结节病中的典型，由淋巴细胞和少量上皮样细胞组成，偶尔可见多核巨细胞。肉芽肿多围绕小血管散在分布，边缘不清，没有密集的淋巴细胞和纤维围绕。特发性口面部肉芽肿病确诊之前必须先排除结核、结节病及克罗恩病等其他肉芽肿性疾病。

3. 克罗恩病　为病因不明的慢性肉芽肿性炎症，主要发生于回肠，但消化道任何部位均可受累，包括口腔。口腔黏膜病变常形成线状溃疡，亦可见增生的结节或皱褶。病理改变为小的非坏死性肉芽肿。患者常有反复发作的腹痛及腹泻等症状，应注意询问病史，必要时建议患者进行肠道检查。

四、口面部肉芽肿病

口面部肉芽肿病（orofacial granulomatosis，OFG）是比较少见的炎症性疾病，病变为非干酪样肉芽肿，引起口腔和面部软组织的慢性复发性无痛性肿胀，唇部为最常见的发病部位。这一疾病名称由 Wiesenfeld 于 1985 年提出，现已被广泛接受。它涵盖了以往被称为肉芽肿性唇炎（cheilitis granulomatosa）和梅 – 罗综合征（Melkersson-Rosenthal syndrome）等临床表现有所不同、组织学均为非特异性肉芽肿性炎症的几种病变。病因不明，一般认为由免疫介导，可能为超敏反应，其起因多种多样，如某些食物或食品添加剂，但最终都引起异常的免疫反应。

【临床特点】

1. 可发生于任何年龄，但多为年轻成人。

2. 口腔和面部任何部位均可受累，以口周组织、尤其是唇最常见。只累及唇时称肉芽肿性唇炎，口面部肉芽肿病伴沟纹舌和面神经麻痹时称梅-罗综合征。口内病变常发生于颊、牙龈、舌和腭部。

3. 病变的特征为无痛性的反复或持续肿胀，呈弥漫性或结节状。因下方的肿胀和增生，黏膜表面可呈铺路石样、皱褶或沟裂样等改变，有时可伴溃疡。龈颊沟处常见增生的皱褶，呈薄片状，其底部为线状溃疡。牙龈病变表现为肿胀、充血和糜烂。

4. 预后在不同患者有很大差别，有些自发缓解，也有些持续进展。

【病理要点】

1. 主要改变是结缔组织水肿、血管周围炎症细胞浸润和不典型的肉芽肿（图 2-31）。

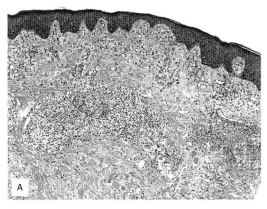

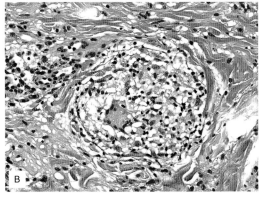

图 2-31　肉芽肿性唇炎
（A）固有层结缔组织水肿，肉芽肿结节散在分布（HE，×100）；（B）肉芽肿结节由淋巴细胞和上皮样细胞组成，偶尔可见多核巨细胞（HE，×400）

2. 最显著的变化是固有层结缔组织水肿，淋巴管扩张，有些区域有纤维蛋白渗出。淋巴细胞散在分布或在血管周围呈灶性浸润，也可见浆细胞和肥大细胞。这些改变多在固有层浅层，有时可波及肌层。

3. 早期阶段只有水肿和血管周围的淋巴细胞浸润，有些病例可长期不发生其他改变，有些则随后出现肉芽肿结节，长期病变还可发生纤维化。

4. 病变中形成的肉芽肿结节散在分布，多围绕血管。肉芽肿的形态不似结节病中典型，由淋巴细胞和上皮样组织细胞组成，偶尔可见多核巨细胞；肉芽肿边缘不清，没有密集的淋巴细胞和纤维围绕。有时可见肉芽肿突向淋巴管管腔，造成淋巴管堵塞，这可能是肿胀发生的主要原因。

【鉴别诊断】

口面部肉芽肿性疾病由组织学确诊后，应进一步排除克罗恩病、溃疡性结肠炎、结核、结节病和异物反应等病变，才能临床确诊为特发性口面部肉芽肿病。其中尤其应注意克罗恩病，有时会较隐匿，可能在口腔病变发生几个月或几年后才出现肠道症状，所以应对患者定期随访。

五、克罗恩病

克罗恩病（Crohn disease）为慢性肉芽肿性炎症，主要发生于回肠，但消化道任何部位均可受累，包括口腔。病因尚不明确，患者具有遗传易感性，可能对常驻细菌（如副结核分枝杆菌）发生异常的免疫反应，主要炎症反应由 T 淋巴细胞及肿瘤坏死因子 α 介导。

【临床特点】

1. 儿童期即可发病，但主要为 20 岁左右的青少年，50 岁以上的老年人构成另一个发病高峰。男性多于女性。

2. 肠道炎症造成患者腹痛、长期腹泻及脓血便，引发贫血、体重减轻及乏力等全身反应。

3. 口腔表现较为多样。颊黏膜表面可增厚呈铺路石样，由许多增生的小结节构成；线状的深沟及溃疡则常见于龈颊沟；牙龈表面呈斑驳的红色斑片；口腔及口周组织弥漫性或结节样肿胀，可波及唇，其表现与特发性口面部肉芽肿病相似；有时还可表现为阿弗他溃疡。

4. 在肠道病变得到治疗和控制后，口腔病变常常随之消失，偶尔有顽固的口腔溃疡，则需进行局部治疗。

【病理要点】

病理表现为非特异性肉芽肿性炎症，与特发性口面部肉芽肿病相似，为小的非坏死性肉芽肿。

六、韦氏肉芽肿病

韦氏肉芽肿病（Wegener's granulomatosis），或称韦格纳肉芽肿，是一种少见而严重的多器官、多系统疾病，以坏死性肉芽肿性小血管炎为主要表现，常累及上呼吸道、肺和肾。2011 年，美国风湿病学会、美国肾脏病学会及欧洲风湿病学会联合提出将其更名为肉芽肿性多血管炎（granulomatosis with polyangiitis，GPA）。

【临床特点】

1. 韦氏肉芽肿病与免疫反应有关，但确切病因不明，可能是继发于非特异性感染的异常免疫反应，或是对某些吸入性抗原的超敏反应。目前发现抗中性粒细胞胞质抗体（antineutrophil cytoplasmic antibody，ANCA）与本病有较强的相关性，该自身抗体的血清检测可作为一项有用的诊断指标，但并非本病所特有。

2. 从儿童到老人均可患病，平均年龄 40 岁，以白种人多见，无明显性别差异。

3. 主要损伤上呼吸道、肺和肾，为经典的三联征，但几乎所有器官系统都可受累。一般先出现呼吸道症状，如不治疗，则很快出现肾损害。鼻炎和鼻窦炎常为首发症状，鼻腔和上颌窦黏膜溃疡，深层组织破坏后可造成鼻中隔和腭部穿孔，出现鞍鼻畸形。肺受累可引发呼吸衰竭。肾病变出现较晚，表现为局灶性坏死性肾小球肾炎，最终肾衰竭，是患者死亡的主要原因。

4. 口腔受累没有鼻和鼻窦病变常见，也很少作为首发症状，最常见的表现是黏膜结节状增生和溃疡疼痛，常发生于牙龈和腭黏膜。牙龈病变较具特征性，也是早期表现之一，大多数在肾受累前出现，可见牙龈明显增生，表面呈鲜红色颗粒状突起，质地脆，易出血，称"草莓样龈炎"（strawberry gingivitis）。口腔溃疡无明显特征性表现，可发生于口腔黏膜任何部位，腭部多见，一般发生较晚，约60%的患者此时已有肾受累。晚期深层牙槽骨可被破坏，出现牙松动。

5. 韦氏肉芽肿病曾为致死性疾病，初始时病变局限，如不治疗会全身播散。大多数患者治疗效果良好，因此早期诊断和正确治疗非常重要。

【病理要点】

1. 主要病理表现是血管炎、坏死和肉芽肿。

2. 血管炎的特征是累及小动脉、小静脉和毛细血管，破坏较重，炎症细胞浸润至血管壁内，可以呈纤维蛋白样、肉芽肿性、化脓性或瘢痕性血管炎，常见红细胞外溢。

3. 结缔组织坏死表现为胶原水肿和纤维蛋白样坏死、散在的坏死化脓灶，也可融合成大的不规则地图样坏死区。

4. 坏死区周边有时围绕着上皮样组织细胞和多核巨细胞，构成特征性的肉芽肿性脓肿。病变中可见中性粒细胞、淋巴细胞、组织细胞、浆细胞及嗜酸性粒细胞等炎症细胞混杂浸润。

5. 很多口腔黏膜活检标本中，由于位置表浅，小血管炎不易发现，可见上皮样组织细胞及多种炎症细胞，上皮可有假上皮瘤样增生，上皮下见脓肿形成。

6. 取自"草莓样龈炎"的标本可见明显的血管增生，大量红细胞外溢。

第七节　其他唇舌疾病

本节主要介绍几种好发于唇舌部位而其他章节分类中未能包括的疾病，包括腺性唇炎、光线性唇炎、舌淀粉样变性和游走性舌炎。

一、腺性唇炎

腺性唇炎（cheilitis glandularis）是发生于小唾液腺及其导管的慢性炎症性病变，较少见，主要累及下唇，引起唇部肿胀和唾液分泌异常。其病因尚不明确，有人认为是一种常染色体显性遗传病，紫外线照射、口腔卫生不良、风吹日晒、吸烟及免疫抑制等因素可能诱发病变。

【临床特点】

1. 好发于中老年男性。

2. 主要发生于下唇，偶见上唇或腭部受累的病例。

3. 下唇肥厚肿胀，甚至外翻，常有黏稠的唾液从扩张的导管口分泌到黏膜表面，黏附在唇红部，引起患者不适。临床检查可扪及唇部大小不等的小结节，加压后见唇黏膜表面多个针尖大小的小唾液腺导管开口处溢出黏液性分泌物。

4. 病变继发感染后可形成浅表化脓型腺性唇炎。唇红及黏膜溃疡、结脓痂，导管口处排出脓性液体。唇部形成瘢痕，逐渐变硬。深部组织感染则形成深部化脓型腺性唇炎，可出现脓肿和瘘管。

【病理要点】

1. 组织学表现无特异性，主要为唇部小唾液腺的慢性炎症和导管扩张、变形，管腔内黏液潴留。继发感染后，可见化脓和溃疡等改变。

2. 部分病例表面上皮有异常增生，还有病变区黏膜上皮发生鳞状细胞癌的病例报道，但目前腺性唇炎与鳞状细胞癌的关系尚不明确。由于多数病例伴有日光损伤，且下唇外翻使黏膜的日光暴露加重，因而癌变的危险性增加，应对患者密切随访。

二、光线性唇炎

光线性唇炎（actinic cheilitis）又称日光性唇炎（solar cheilitis），患者受长期日晒，其中的紫外线照射引起唇红黏膜损伤和变性。其发病机制与皮肤的日光性角化病相似，受损伤的组织包括唇红上皮和固有层浅层的结缔组织，是一种潜在恶性病变。

【临床特点】

1. 多见于户外工作者，50 岁以上男性多发，主要见于下唇。

2. 唇红黏膜萎缩，呈苍白或银灰色，常形成垂直的皱褶和皲裂，表面还可见鳞屑、色素沉着、过度角化、糜烂、溃疡及结痂等多种改变。长期病变可使唇红皮肤交界变得模糊不清，唇红发生表皮化，唇部组织肿胀变硬。

【病理要点】

1. 典型表现是唇红黏膜上皮萎缩和过度角化。

2. 上皮下见嗜碱性变，称日光性弹性组织变性（solar elastosis），即正常的胶原纤维被异常的弹性纤维取代。

3. 固有层毛细血管扩张，周围可见炎症细胞浸润。

4. 部分病例伴黏膜上皮异常增生。

三、舌淀粉样变性

淀粉样变性（amyloidosis）不是单一疾病，而是多种不同病变导致的蛋白质类物质在组织中异常沉积。这些物质称淀粉样物（amyloid），其对碘的化学反应与淀粉相似。在不同疾病中，淀粉样物的蛋白质类型是不同的，但在组织学上具有相似的染色特点。当淀粉样物沉积于口腔，特别是舌，可导致巨舌或舌的局限性肿大。

【临床特点】

1. 舌淀粉样变性大多数是全身性病变的一部分，应注意排查。目前已确定了可形成淀粉样物的 20 多种蛋白质，其中 3 种较常见。占第一位的是由单克隆浆细胞产生的免疫球蛋白轻链，其过量沉积导致原发性淀粉样变性，在多发性骨髓瘤患者中较常见。第二种属于急性期反应蛋白，由肝产生并释放入血，在风湿性关节炎及炎症性肠病等慢性炎症状态下释放增加，引起继发性淀粉样变性。第三种是引起阿尔茨海默病的主要物质，称 β 淀粉样蛋白。另外，长期进行血液透析的患者发生淀粉样变性是因为 β_2 微球蛋白（β_2 microglobulin）在体内累积。遗传性淀粉样变性则涉及多种发生突变的蛋白质。

2. 患者多为老年人，平均年龄 65 岁，男性稍多。

3. 初期可有虚弱、体重减轻、麻木及水肿等非特异性全身症状，随后因淀粉样物沉积出现肝大、皮肤斑块及腕管综合征等。

4. 头颈部主要累及眼睑、耳后区、颈部、唇、牙龈和舌。

5. 舌受累表现为弥漫性或结节状肿大，可引起语言不清，甚至影响进食。

6. 淀粉样变性的预后因原发病变、所沉积的器官和程度的不同而有很大差别。局限性的轻度沉积不影响患者生存，甚至不易察觉；而全身性的严重淀粉样变性可导致心脏衰竭、肾衰竭甚至患者死亡。

【病理要点】

1. 淀粉样变性需根据组织学表现确诊，然后再进一步查明淀粉样物的类型及来源。

2. 光镜下 HE 染色的淀粉样物为嗜酸性、均质的团块状物，沉积于黏膜固有层结缔组织及血管周围，在舌部还可波及肌层。沉积物的边缘一般着色模糊、淡染，其内部则着色深浅不一（图 2-32A）。

3. 为区分淀粉样物和玻璃样变性的胶原和纤维蛋白等物质，需采用特殊染色方法。最常用的是刚果红染色，在普通光镜下呈砖红色（图 2-32B）；在偏光显微镜下观察，则为苹果绿色的双折射物质。电镜下观察，淀粉样物由连续无分支的原纤维构成，直径为 7.5～10 nm。

【鉴别诊断】

黏膜结缔组织内均质粉染的淀粉样物在镜下类似胶原纤维玻璃样变性，需与口腔黏膜下纤维性变、硬皮病及瘢痕组织等病变鉴别，应结合临床表现及刚果红染色结果以确诊。

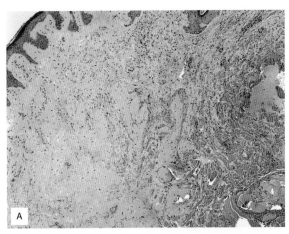

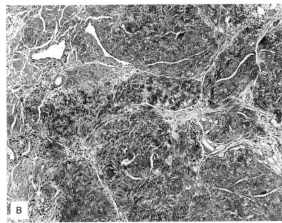

图 2-32　舌淀粉样变性
（A）固有层大片均质的
嗜酸性团块状物（HE，
×100）；（B）刚果红染
色见淀粉样物呈砖红色
（×200）

四、游走性舌炎

游走性舌炎（migratory glossitis）是发生于舌的良性炎症性病变，表现为舌表面反复出现又自发消失的地图样红斑，其大小、形状及部位都不固定，又称地图舌（geographical tongue）。

【临床特点】

1. 病因不明，可能属于发育异常，部分患者有家族史。

2. 在人群中占 1%～3%，为常见病变。女性多于男性，在年轻人、非吸烟者和过敏体质者中多见。

3. 常见部位为舌背前 2/3 及舌侧缘，其他部位偶尔发生，如唇黏膜、颊黏膜和口底等。常为多发，单个出现的病变少见。

4. 病变中央区丝状乳头萎缩，呈光滑的红斑样，由于黏膜变薄及炎症改变而有轻微触痛及刺激痛。红色萎缩区的界限清楚，边缘增厚隆起，呈黄白色。相邻的病变相互融合，其外形迂曲，呈地图状。

5. 病变发展几天后愈合，然后无明显诱因地又在其他部位出现，似乎在舌背上移动。

6. 游走性舌炎无严重危害及并发症，可对症治疗。单个病变可自发消退，但又会在其他部位出现。

【病理要点】

1. 游走性舌炎主要根据临床表现确诊，无须活检。

2. 病理学改变类似银屑病，中央红斑萎缩区可见丝状乳头萎缩，表面无角化，上皮变薄，上皮内中性粒细胞和淋巴细胞浸润，中性粒细胞常在近表层处形成微小脓肿，可能与上皮表层破坏有关。

3. 增厚的边缘区见上皮过度角化，棘层增生及水肿，上皮钉突伸长。

4. 固有层慢性炎症。

第八节　艾滋病的口腔表征

获得性免疫缺陷综合征（acquired immunodeficiency syndrome，AIDS），简称艾滋病，由人类免疫缺陷病毒（human immunodeficiency virus，HIV）感染所致。HIV 是一种逆转录病毒，分为 1 型和 2 型，目前世界范围内主要流行 HIV-1。HIV 主要感染具有 CD4 受体的细胞（辅助性 T 淋巴细胞和脑胶质细胞），导致这些细胞的功能障碍和死亡。HIV 感染后，机体免疫功能进行性下降，当外周血中 $CD4^+$ T 细胞计数少于 500 个 /μl 时，机体进入免疫抑制状态；少于 200 个 /μl 时，则免疫系统崩溃，随时可能发生各种机会感染和肿瘤，即艾滋病，死亡率极高，目前尚无治愈的方法。与 HIV 感染相关的口腔表现多种多样，目前广泛接受的是 1992 年 WHO 公布的分类及诊断标准，将其分为三大类：第一类为与 HIV 感染密切相关的口腔病变，第二类为与 HIV 感染有关的口腔病变，第三类为可见于 HIV 感染的口腔病变。其中第一类病变包括口腔念珠菌病、口腔毛状白斑、口腔卡波西肉瘤、口腔非霍奇金淋巴瘤及 HIV 相关牙周病。本节主要介绍比较特殊的口腔毛状白斑和卡波西肉瘤。

一、口腔毛状白斑

口腔毛状白斑（oral hairy leukoplakia，OHL）为良性病变，由 EB 病毒的机会感染引起，一般发生于双侧舌侧缘。本病的出现与患者外周血中 CD4$^+$ T 细胞的减少呈正相关，是 HIV 感染或免疫抑制的重要表现，预示着艾滋病将要发生。免疫功能正常者发生本病非常罕见。

【临床特点】

1. 绝大多数发生于舌侧缘，有时可见于舌背和颊黏膜，多为双侧发生。

2. 呈界限清楚的白色病变，较厚，不能擦去。可以是平坦的斑块状，但一般为波浪状或绒毛状，经常呈垂直的栅栏状皱褶。

3. 质地较软，无疼痛。

4. 为良性自限性病变，常随患者的免疫状态变化而缓解或复发，无恶变潜能。

【病理要点】

1. 显著的上皮增生和过度角化。

2. 可见非常厚的不全角化层，表面不平，呈尖嵴状。

3. 下方的棘层细胞空泡变性或称气球样变，在角化层下方出现气球样细胞带。其中可见典型的凹空细胞（koilocyte），为 EB 病毒侵入上皮细胞的表现。由于病毒 DNA 大量复制，细胞核变透明，并将固缩的染色质挤压到核膜边缘，核周可见空晕，细胞质内水肿。

4. 上皮表层常见念珠菌侵入，但固有层很少有炎症表现。

5. 上皮无异常增生表现（图 2-33）。

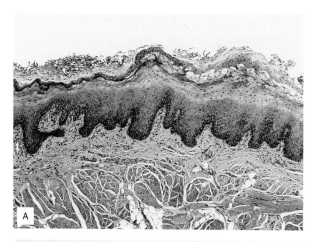

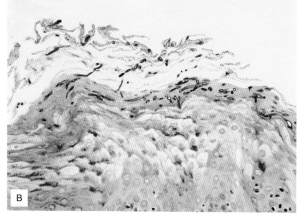

图 2-33　口腔毛状白斑
（A）上皮增生，表面过度角化，角化层下方见气球样细胞带，固有层无明显炎症（HE，×40）；（B）PAS染色见念珠菌侵入上皮表层（×400）

二、口腔卡波西肉瘤

卡波西肉瘤（Kaposi's sarcoma）是最常见的与艾滋病相关的肿瘤，来自血管内皮细胞的肿瘤性增生。经典的卡波西肉瘤及流行于非洲的卡波西肉瘤均主要发生于皮肤，累及口腔者罕见，且临床进展缓慢。与 HIV 感染相关的卡波西肉瘤进展快，具有侵袭性和全身播散性，口腔及淋巴结多见，内脏也可受累，其预后差，是艾滋病进展的标志。从卡波西肉瘤病变中可检出人疱疹病毒 8（human herpes virus

8，HHV-8）或称卡波西肉瘤疱疹病毒（Kaposi sarcoma herpes virus，KSHV），可能在卡波西肉瘤的发生及发展中起重要作用。

【临床特点】

1. 约 1/3 的艾滋病患者发生卡波西肉瘤，但儿童患者罕见。随目前治疗方法的进展，发病率有所下降。

2. 多为全身泛发，可见于皮肤、肺及胃肠道等部位。

3. 口腔可能是首先发生的部位，最常见于腭和牙龈，也可发生于舌和颊黏膜等处，可为单个病变或多发。

4. 早期病变不易察觉，较平坦；以后变大，呈外生性和结节状，可为红、蓝、紫、黑、棕等多种颜色，加压后不退色。

5. 表面常发生溃疡、出血和坏死，伴疼痛。

6. 病变破坏深层组织，可导致骨吸收和牙松动。

7. 与 HIV 感染相关的卡波西肉瘤进展快，预后差，可造成患者死亡。如果机体的免疫抑制状态得到改善，有些卡波西肉瘤可能消退，但复发常见。

【病理要点】

1. 早期病变类似肉芽组织，不易诊断，可见血管扩张，局部内皮细胞和成纤维细胞灶性增生，其中的梭形细胞形态较为正常，血管腔隙不甚清晰，可见红细胞外溢。

2. 其后病变逐渐发展，出现更多的梭形细胞和裂隙样血管腔，类似化脓性肉芽肿，见外溢的红细胞、含铁血黄素和炎症细胞（图2-34）。

3. 病变晚期可见分裂象及异型细胞增多。

4. 免疫组化染色有助于诊断，内皮细胞标记 CD31、CD34 和 Ⅷ因子及 HHV-8 呈阳性。

参考文献

1. 陈谦明. 口腔黏膜病学 [M]. 4 版. 北京：人民卫生出版社，2012.

2. 李秉琦. 李秉琦实用口腔黏膜病学 [M]. 北京：科学技术文献出版社，2011.

3. Bruch JM, Treister NS. Clinical oral medicine and pathology[M]. 2nd ed. Berlin: Springer International Publishing, 2016.

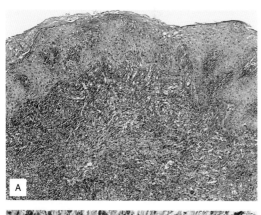

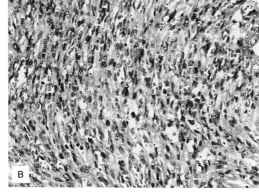

图 2-34　卡波西肉瘤
（A）血管增生扩张，红细胞外溢
（HE，×100）；（B）梭形细胞增
生（HE，×400）

4. El-Naggar AK, Chan JK, Grandis JR, et al. WHO classification of head and neck tumours[M]. 4th ed. Lyon: IARC Press, 2017.

5. Glick M. Burket's oral medicine[M]. 12th ed. New York: PMPH-USA Limited, 2015.

6. Neville BW, Damm DD, Allen CM, et al. Oral and maxillofacial pathology[M]. 4th ed. Philadelphia: Saunders, 2015.

7. Odell E W. Cawson's essentials of oral pathology and oral medicine[M]. 9th ed. Sigpore: Elsevier, 2017.

8. Regezi JA, Sciubba JJ, Jordan RCK. Oral pathology: clinical pathologic correlations[M]. 7th ed. Singapore: Elsevier, 2016.

9. Thomson P. Oral precancer diagnosis and management of potentially malignant disorders[M]. Manhattan: Wiley-Blackwell, 2012.

（罗海燕）

第三章

口腔黏膜上皮性肿瘤与黑色素细胞肿瘤

口腔黏膜覆盖于口腔表面，前借唇红与唇部皮肤相连，后与咽部黏膜相延续。口腔黏膜上皮为复层鳞状上皮，主要由角质细胞构成，此外还有少数非角质细胞，包括黑色素细胞、朗格汉斯细胞和梅克尔细胞。本章主要介绍角质细胞和黑色素细胞来源的常见良恶性肿瘤（表 3-1）。

表 3-1　口腔黏膜上皮性肿瘤与黑色素细胞肿瘤

一、乳头状瘤
1. 鳞状细胞乳头状瘤
2. 寻常疣
3. 尖锐湿疣
4. 多灶性上皮增生
二、口腔鳞状细胞癌及其亚型
1. 经典鳞状细胞癌
2. 疣状癌
3. 乳头状鳞状细胞癌
4. 穿掘性癌
5. 基底样鳞状细胞癌
6. 梭形细胞鳞状细胞癌
7. 棘层松解性鳞状细胞癌
8. 腺鳞癌

续表

　　9. 淋巴上皮癌

三、人类乳头瘤病毒相关口咽鳞状细胞癌

四、口腔黏膜黑色素细胞肿瘤

　　1. 口腔黏膜色素痣

　　2. 口腔黏膜黑色素瘤

第一节　乳头状瘤

　　口腔乳头状瘤（papilloma）是包括鳞状细胞乳头状瘤、寻常疣、尖锐湿疣和多灶性上皮增生的一组病变，其共同特点为局部上皮呈外生性息肉样增生，形成疣状或菜花状肿物。

一、鳞状细胞乳头状瘤

　　鳞状细胞乳头状瘤（squamous cell papilloma）是鳞状上皮局限性、外生性、良性增生性病变，其外观呈疣状或菜花状。部分病例与人乳头状瘤病毒（human papilloma virus，HPV）感染有关，最常检出的是 HPV6 和 HPV11 亚型，但病变无传染性。

　　【临床特点】

　　1. 是口腔黏膜常见病变，任何年龄均可发病，常见于 20～50 岁患者，男女发病比例相当。

　　2. 口腔黏膜任何部位均可发生，最常见的部位是腭、舌、唇和牙龈。

　　3. 病变一般柔软，无痛，由成簇的指状突起构成外生性肿物，有蒂与底部黏膜相连；或者为无蒂的圆形隆起，表面呈结节状、乳头状或疣状。因上皮表层角化程度不同，病变可呈白色、轻微发红或正常黏膜颜色。

　　4. 通常为单发，早期生长迅速，然后大小保持恒定，一般直径 < 0.5 cm。多发的病例可见于 HIV 感染或器官移植的患者。

5. 手术切除一般可治愈，复发少见。尚未有恶变、持续长大或播散至口腔其他部位的病例报道。

【病理要点】

1. 复层鳞状上皮增生，形成多个指状突起，呈外生性乳头状，每个乳头都具有血管结缔组织构成的轴心（图3-1）。

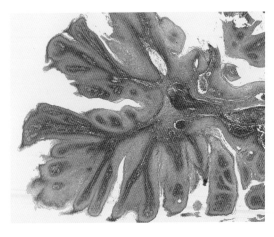

图 3-1　鳞状细胞乳头状瘤
复层鳞状上皮增生，形成多个外生性乳头状突起，每个乳头都具有血管结缔组织构成的轴心（HE，×40）

2. 上皮表面为厚度不等的不全角化或正角化层，也可无角化。

3. 有时在浅棘层可见凹空细胞，但并不常见。凹空细胞的出现常与上皮细胞受病毒感染有关，表现为细胞核小而深染，呈皱缩状，核周有空晕。

4. 鳞状上皮增厚，但分化成熟过程正常，无结构层次的紊乱。受创伤或炎症等刺激时，基底层可增生活跃，核分裂增多。

5. 结缔组织轴心常见扩张的毛细血管，可有不同程度的慢性炎症表现、间质水肿或玻璃样变。

【鉴别诊断】

1. 疣状黄瘤　是一种良性增生性病变，好发于硬腭和牙龈。病变区鳞状上皮增生，表面呈乳头状，有较厚的不全角化层，并可在乳头间形成角质栓，上皮钉突均匀一致地伸长，上皮下方的固有层结缔组织乳头内见特征性的黄瘤细胞聚集，即含丰富泡沫样细胞质的巨噬细胞，免疫组化染色呈 CD68 阳性。

2. 尖锐湿疣　为 HPV 感染引起的性传播疾病。病变较鳞状细胞乳头状瘤大，平均直径为 1~1.5 cm，呈扁平的粉红色肿物，无蒂，表面分布着短而圆钝的小突起。组织学上，与鳞状细胞乳头状瘤相比，其乳头更宽、更圆钝；上皮钉突短而直；棘层更常见凹空细胞。

3. 疣状癌　是一种高分化鳞状细胞癌亚型，特征为外生性缓慢生长和边缘推进式破坏。好发于老年男性，下唇多见。镜下见上皮明显增生，表面呈乳头状突起，可见角质栓塞。深层呈推进式侵犯间质，常见密集的淋巴细胞和浆细胞浸润。

4. 乳头状鳞状细胞癌　为以显著的乳头状生长为特点的鳞状细胞癌亚型，好发于牙龈。乳头有纤维血管轴心，表面覆以肿瘤性鳞状上皮，结构层次紊乱，细胞有异型性，可见癌巢浸润间质结缔组织。如肿瘤分化较好，活检标本又未能观察到明显的侵袭性生长表现，会造成鉴别诊断困难。与鳞状细胞乳头状瘤相比，其乳头更拥挤、紊乱，排列不规则，上皮内可见角化珠。

二、寻常疣

寻常疣（verruca vulgaris）是一种由 HPV 引起的鳞状上皮局灶性良性增生，呈疣状或菜花状。多与 HPV 亚型 2、4、40、57 型相关，有传染性，可自体接种而导致患者其他部位的皮肤和黏膜病变。

【临床特点】

1. 寻常疣是最常见的 HPV 相关皮肤病变，少数可发生于口腔黏膜，可能是自体接种造成的。常见部位是唇、硬腭、舌前部和牙龈。

2. 好发年龄为 20~40 岁，男性稍多于女性。多数患者无明显症状。

3. 病变表现为无痛的结节或丘疹，表面有乳头状突起，或呈粗糙的砾石状，色白，基底有蒂或无蒂。

4. 初期生长迅速，此后大小保持不变，一般最大直径 ＜ 5 mm。

5. 常为单发，少数为多发或簇状。

6. 治疗方法主要为手术切除，少数病例可能复发，无恶变的报道。不治疗的病例可能在 2 年内自发消退，多见于儿童患者。

【病理要点】

1. 复层鳞状上皮呈乳头状增生，形成多个有结缔组织轴心的指状突起，顶端尖锐，被覆厚的过度角化层。

2. 颗粒层明显，细胞内见粗大的透明角质颗粒。有时细胞核内可见嗜酸性病毒包涵体。

3. 浅棘层可见大量凹空细胞，是 HPV 感染导致的上皮细胞形态改变，可见皱缩的细胞核及核周空晕。

4. 上皮钉突延长，边缘的上皮钉突向中心弯曲呈抱球状。

5. 结缔组织乳头内常见慢性炎症。

【鉴别诊断】

1. 鳞状细胞乳头状瘤　与鳞状细胞乳头状瘤相比，寻常疣有显著的过度角化，透明角质颗粒明显，基底宽，上皮钉突细长，边缘的上皮钉突向中心弯曲呈抱球状，上皮浅层常见大量凹空细胞。

2. 尖锐湿疣　外观比寻常疣扁平，无蒂，一般比寻常疣大，平均直径 1～1.5 cm。组织学上，形成的乳头更宽、更圆钝，表面无明显的过度角化。棘层增生明显，钉突宽而直，不呈抱球状。

三、尖锐湿疣

口腔尖锐湿疣（condyloma acuminatum）与生殖器和肛门部位的尖锐湿疣相似，由 HPV 感染引起，一般通过性接触传播。病变中最常检出的 HPV 亚型为 6 型和 11 型。

【临床特点】

1. 常见于年轻成人，男性多见。儿童发病提示患者可能遭受性侵犯。多发病变提示患者可能有免疫缺陷。

2. 好发于唇黏膜、舌系带及软腭。患者无疼痛。

3. 临床表现为单个或成簇的外生性肿物，但较寻常疣扁平。无蒂，粉红色，界限清楚，表面有顶端圆钝的短突起。

4. 一般比鳞状细胞乳头状瘤和寻常疣更大，平均直径 1～1.5 cm。

5. 小的孤立性病变多采取手术切除，但常有复发。无恶变报道。

【病理要点】

1. 鳞状上皮增生，形成宽而圆钝的外生乳头状突起，基底宽，无蒂。乳头具有纤细的结缔组织轴心。

2. 乳头间常形成充满角化物的隐窝，但表面上皮一般无寻常疣那样明显的过度角化。

3. 棘层显著增生，钉突变宽，顶端圆钝呈球根样。与鳞状细胞乳头状瘤相比，其钉突短而直，也不似寻常疣样向内弯曲。棘层常见凹空细胞。

4. 有时可见基底细胞核增大，核分裂增多，但角质细胞的成熟分化正常，无异常增生表现。

四、多灶性上皮增生

多灶性上皮增生（multifocal epithelial hyperplasia）是由 HPV 感染引起的鳞状上皮良性增生，特发于口腔黏膜，又称为局灶性上皮增生（focal epithelial hyperplasia）和赫克病（Heck's disease）。检出的 HPV 亚型多为 13 型和 32 型。

【临床特点】

1. 好发于儿童和青少年，女性多见，男女发病比例约为 1 : 5。

2. 可同时累及多个家庭成员，在兄弟姐妹间通过日常接触传播。本病有遗传易感性，其他发病因素包括社会经济地位低下、营养不良、居住环境拥挤、卫生状况差和 HIV 感染等。

3. 最常见的部位是唇、颊和舌缘等。下唇比上唇更多见。发生在颊黏膜的病变多沿咬合线分布。硬腭和牙龈受累罕见。一般无明显症状。

4. 临床表现为多发的丘疹。单个病变呈圆形或椭圆形，突起于黏膜表面，直径为 5～10 mm，界限清晰，光滑柔软，表面扁平，颜色一般与周围黏膜相近。多个类似的病变聚集成簇，形成宽基底的丘疹结节，表面呈卵石状或裂隙状，偶呈乳头状。

5. 治疗方法以手术切除为主。发生于儿童的病例多数在青春期或生活条件改善后自发消退，但治疗后或自发消退的病变均有可能复发。

【病理要点】

1. 病变区棘层明显增生，伴轻度过角化，但上皮细胞成熟分化过程正常。增厚的上皮向上突起，上皮钉突虽然变长，但其顶端深度与邻近正常的上皮钉突保持一致。变宽的钉突常彼此相连，有些钉突顶端向一侧增生，呈"斧头"状，有些圆钝呈球棒状。

2. 本病特征性的表现为有丝分裂样细胞（mitosoid cell），即上皮细胞核碎裂后，染色质呈粗颗粒状，类似核分裂。有丝分裂样细胞可出现于病变区上皮各层，是细胞核被病毒损伤的表现，但一般不见于其他 HPV 相关性病变。浅棘层亦常见凹空细胞。

第二节　口腔鳞状细胞癌及其亚型

一、经典鳞状细胞癌

口腔鳞状细胞癌（squamous cell carcinoma）是一种来源于口腔黏膜上皮的侵袭性恶性肿瘤，具有不同程度的鳞状分化，其分化特征是形成角化珠和（或）出现细胞间桥。

【临床特点】

1. 鳞状细胞癌是最常见的口腔恶性肿瘤，约占所有口腔恶性肿瘤的 90%。

2. 发病的高峰年龄为 50～70 岁，男性多见。

3. 最主要的危险因素是吸烟，还包括饮酒和嚼槟榔等，唇红发生的鳞状细胞癌与日晒有关。

4. 可发生于口腔黏膜任何部位，其中发生于舌、口底和牙龈的病例约占一半以上。

5. 临床表现多样。早期常无症状，临床可见非均质性白斑、红斑、结节、糜烂或溃疡等。对长期不愈合的溃疡应警惕为恶性肿物，需行活检确诊。肿瘤增大后，可呈外生性的结节状、蕈状、乳头状或疣状，内生性生长常形成形状不规则的溃疡，边缘卷曲隆起，触诊为边界不清的硬结。因角化程度和血管丰富程度不同，病变外观可呈白色、红色或红白间杂。肿瘤侵犯周围组织可导致患者疼痛、麻木或功能受限等症状。颌骨受肿瘤侵犯后，X 线表现为边界不清、边缘粗糙的"虫蚀状"透射影。

6. 口腔鳞状细胞癌侵犯局部组织，并常早期发生淋巴结转移，治疗方法主要为手术切除，常辅以颈部淋巴结清扫术和放疗、化疗。

【病理要点】

1. 大体观，肿瘤切面灰白色、实性、界限不清，有时可见坏死（图 3-2）。

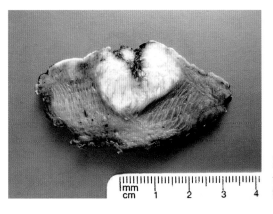

图 3-2　鳞状细胞癌大体观 切面灰白色、实性、界限不清，侵犯肌组织

2. 镜下观，浸润的巢状和条索状肿瘤细胞团有不同程度的鳞状分化（粉红胞质、细胞间桥及角化珠形成）。

3. 浸润性生长是鳞状细胞癌的首要特征，表现为有异型性的鳞状分化细胞巢团突破基底膜，在上皮下结缔组织内生长，可深达黏膜下层、肌层或骨组织，并可能侵袭破坏血管、淋巴管或侵犯神经束。

4. 常伴有间质纤维化及慢性炎症反应。

5. 为了预测鳞状细胞癌的侵袭性，估计其预后和选择有效的治疗方法，常常对鳞状细胞癌进行分级。分级是一种主观评价法，世界卫生组织（WHO，2017）根据肿瘤的分化程度、细胞和细胞核的多形性以及细胞分裂活性等，将口腔鳞状细胞癌分为高、中、低分化三级。

（1）一级：高分化鳞状细胞癌，组织学和细胞学特点较接近于正常口腔黏膜鳞状上皮，排列呈巢状、岛状和条索状，细胞较大，细胞质粉染，核圆，细胞间桥明显，错角化和角化珠多见。细胞核和细胞多形性不明显，核分裂象少，异常核分裂和瘤巨细胞极少（图3-3）。

（2）二级：中分化鳞状细胞癌，形态学表现介于高分化与低分化之间。与高分化鳞状细胞癌相比，角化较少，细胞及核的多形性较明显，核分裂象较多，可见异常核分裂，细胞间桥不显著（图3-4）。

（3）三级：低分化鳞状细胞癌，鳞状分化（角化和细胞间桥）的特征极少，甚至不能查见，常需免疫组化染色以确认。细胞异型性明显，核分裂象多见，异常核分裂和瘤巨细胞易见（图3-5）。

组织学分级作为单一因素时，与临床预后的相关性不显著。影响预后最重要的因素包括肿瘤的大小、有无淋巴结转移和远处转移等。与不良预后相关的组织学表现包括：明显浸润性、非黏附性（non-cohesive）的生长方式（即少量癌细胞组成的小巢或条索散在侵入周围组织中）；侵犯神经；侵犯血管和淋巴管；侵犯骨；肿瘤深度＞4 mm。

6. 口腔鳞状细胞癌组织学存在异质性，即同一肿瘤的不同区域癌细胞的分化程度、异型性、增殖活性和浸润能力等有差异。

7. 免疫组织化学　口腔鳞状细胞癌表达细胞角蛋白，包括AE1/AE3、34βE12、CK5/6、CK18和CK19等，不表达CK7和CK20。还表达EMA、P63和P40。低分化的鳞状细胞癌可呈vimentin阳性。

【鉴别诊断】

鳞状细胞癌的诊断通常很明确。有时高分化鳞状细胞癌需与某些非肿瘤性病变相鉴别，如假上皮瘤样增生和坏死性涎腺化生等；低分化鳞状细胞癌需与其他组织来源的恶性肿瘤相鉴别，如腺源性癌、黑色素瘤、淋巴瘤及神经内分泌癌等，常需辅以免疫组化染色。

1. 假上皮瘤样增生　鳞状上皮反应性良性增生，上皮钉突伸长，在深层结缔组织中可见上皮团或条索。表面黏膜上皮和向下延伸的上皮均无明显的异型性，无间质纤维化反应，无侵犯横纹肌、

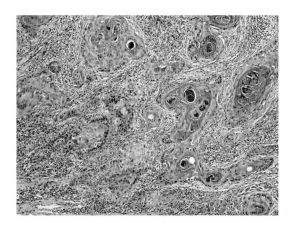

图 3-3　高分化鳞状细胞癌
（HE，×100）

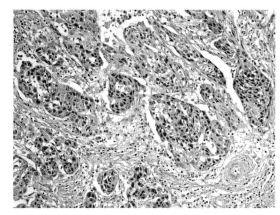

图 3-4　中分化鳞状细胞癌
（HE，×200）

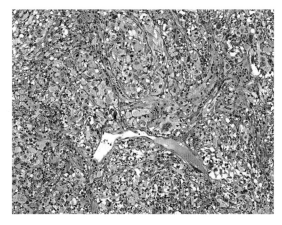

图 3-5　低分化鳞状细胞癌
（HE，×200）

神经和血管等表现。

2. 坏死性唾液腺化生　是一种累及小唾液腺的良性自限性病变。典型临床表现为腭部形成不易愈合的深大溃疡,病变中的假上皮瘤样增生和鳞状化生可误诊为鳞状细胞癌,但坏死性唾液腺化生中鳞状细胞团较小,外形规则,多呈圆形;细胞大小一致,无明显的非典型性;无病理性核分裂;最重要的是无浸润性生长,仍保持腺小叶的轮廓。鳞状上皮团周边常有残留的肌上皮细胞,可通过免疫组化染色进行标记。

二、疣状癌

疣状癌(verrucous carcinoma)是一种高分化鳞状细胞癌亚型,特征为外生性疣状外观、生长缓慢和边缘推进式局部破坏,无转移潜能。

【临床特点】

1. 主要发生于 55 岁以上成人,平均年龄 65~70 岁;男女发病比例约为 3:2。

2. 下唇多见,牙龈、颊、舌和牙槽黏膜均可发生。

3. 通常表现为黏膜表面蔓延的白色厚斑块,界限清楚,表面粗糙,布满乳头状或疣状突起;肿瘤增大后,形成菜花样外生性肿物。因角化程度和炎症反应的不同,病变也可充血发红,但一般不出现溃疡和出血。患者通常无明显疼痛。

4. 疣状癌以缓慢的局部生长破坏为特征,如不治疗,可累及邻近的肌组织、骨和唾液腺等,最终造成广泛的组织结构破坏。不发生淋巴结转移和远处转移。

5. 治疗方法为手术切除,预后好于经典的鳞状细胞癌。术后5 年无瘤生存率约为 90%。

【病理要点】

1. 大体检查见外生性肿物,基底宽,表面呈疣状,质较硬,切面实性,灰白色,界限清楚(图 3-6)。

2. 镜下见鳞状上皮高度增生,伴明显角化,通常为不全角化。表面呈多个乳头状突起,乳头间的陷窝内充满角化物,形成角质栓

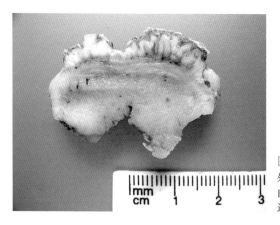

图 3-6　疣状癌大体观
外生性肿物的切面呈实性、灰白色，基底部形成宽大的推进缘

塞，乳头中央可见少量纤细的结缔组织轴心。上皮钉突向深部增生，粗大呈球根样，排列拥挤，在基底部组成一个宽大的推进缘，呈推进式侵犯深层结缔组织。推进缘逐渐向深层组织进展，其水平低于邻近正常上皮的基底层（图 3-7）。

3. 增生的鳞状上皮分化良好，层次结构接近正常，细胞非典型性不明显。核分裂象少见，且局限于基底层，无病理性核分裂。

4. 肿瘤邻近的间质内常见密集的淋巴细胞和浆细胞浸润，间质纤维化不明显。

5. 近 20% 的疣状癌局部表现为经典型浸润性鳞状细胞癌，即

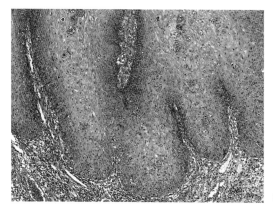

图 3-7　疣状癌镜下观
增生的鳞状上皮分化良好，呈推进式侵犯深层结缔组织（HE，×100）

可见与主瘤体分离的癌巢。这种杂交瘤更易局部复发，并有转移潜能，应按经典的鳞状细胞癌治疗。如发现浸润性癌巢，应对标本广泛取材、全面观察。

【鉴别诊断】

1. 鳞状细胞乳头状瘤　是鳞状上皮良性增生性病变，呈外生性乳头状，每个乳头都具有血管结缔组织构成的轴心。乳头通常较细，表面角化不如疣状癌明显，上皮钉突不似疣状癌中呈宽大拥挤的球根状，也不向深层结缔组织推进性生长破坏。

2. 经典的鳞状细胞癌　有时表面亦呈疣状，并以外生性生长为主，但深层可见浸润性生长，即形成不规则的肿瘤上皮巢或条索，彼此分离，侵犯周围组织；细胞异型性较疣状癌明显；间质发生纤维化。

3. 乳头状鳞状细胞癌　是一种少见的鳞状细胞癌亚型，特点为外生性乳头状生长，好发于牙龈。乳头细长，有纤细的纤维血管轴心，表面覆以肿瘤性鳞状上皮，呈重度异常增生或原位癌的表现，有时可见癌巢浸润间质结缔组织。

4. 穿掘性癌　是高分化鳞状细胞癌的一种罕见亚型，病理表现为复层鳞状上皮增生，具有宽大的钉突，中央含角质，或形成含角质的隐窝，穿掘至深部组织中，细胞无明显恶性表现。

三、乳头状鳞状细胞癌

乳头状鳞状细胞癌（papillary squamous cell carcinoma）是一种少见的鳞状细胞癌亚型，特点为外生性乳头状生长，预后好于经典的鳞状细胞癌。

【临床特点】

1. 好发于 60~70 岁的男性患者。

2. 口腔黏膜较常见的发病部位是牙龈、牙槽黏膜和颊黏膜。

3. 临床检查见外生性肿物，呈卵石状或菜花样，表面有丝状、指状或乳头状突起，灰粉色或红色，柔软，质脆，可伴表面溃疡。

4. 治疗方法首选手术切除，预后较经典的鳞状细胞癌好，可发生区域淋巴结转移，远处转移少见。

【病理要点】

1. 肿瘤主要由细长的外生性乳头状突起构成，乳头表面衬覆肿瘤性鳞状上皮，中央为纤细的纤维血管轴心。

2. 肿瘤上皮可见累及全层的异常增生，类似原位癌的表现。表层仅见零星的角化或无角化，全层细胞呈明显的非典型性，排列紊乱，核深染，核分裂象多见，并可见病理性核分裂。肿瘤上皮可分为两种类型，非角化型上皮中的大部分细胞呈幼稚的基底细胞样，角化型上皮中可见鳞状分化特征，如角化珠和细胞间桥。

3. 肿瘤基底部有时可见向间质内浸润性生长的表现，但一般较难观察到。如未见间质侵袭，病变可称为乳头状异常增生、原位乳头状鳞状细胞癌或非浸润性乳头状鳞状细胞癌。

4. 在肿瘤和间质交界区常有致密的淋巴细胞和浆细胞浸润，而乳头内炎症细胞很少。

四、穿掘性癌

穿掘性癌（carcinoma cuniculatum）又称为楔形癌（carcinoma cuneiform）、内翻性疣状癌（inverted verrucous carcinoma），是一种高分化鳞状细胞癌亚型，特点是向深部生长，造成穿掘式局部破坏。

【临床特点】

1. 口腔病变常发生于具有黏骨膜的牙龈和腭部。

2. 临床检查见内生性肿物，形成火山口样溃疡；也可呈外生性肿物，表面呈乳头状。

3. 肿瘤可复发，但淋巴结转移和远处转移罕见。

【病理要点】

1. 复层鳞状上皮增生，形成含大量角化物的隐窝和囊腔样结构，彼此通连，呈复杂的隧道样。肿瘤呈穿掘状生长，破坏局部组织，可侵犯深部骨组织（图3-8）。

2. 增生的肿瘤性鳞状上皮分化良好，没有明显的细胞学恶性表现，因此活检的病理诊断非常困难，需要综合考虑临床和影像学特点。

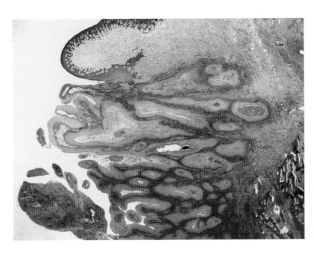

图 3-8　穿掘性癌
鳞状上皮增生，呈复杂的隧道样，穿掘状生长，侵犯深部骨组织（右下）（HE，×12.5）

五、基底样鳞状细胞癌

基底样鳞状细胞癌（basaloid squamous cell carcinoma）是一种侵袭性的高级别鳞状细胞癌亚型，主要由基底样细胞构成，并伴有鳞状上皮分化。

【临床特点】

1. 发病年龄多为 40～85 岁，男性多见。重度吸烟、饮酒是主要的危险因素。

2. 主要发生于上呼吸消化道，常见部位包括喉、下咽、舌根及口底等。

3. 临床表现为蕈状或溃疡型肿物，黏膜下触及硬结，可有疼痛，影响吞咽。

4. 肿瘤一般生长较快，早期发生淋巴结转移和远处转移。

5. 以手术治疗为主，术后应辅以放、化疗。一般认为是高度恶性的侵袭性肿瘤，预后较经典鳞状细胞癌差，平均生存时间为 23 个月，但也有学者认为不良预后主要与临床分期和解剖部位有关。

【病理要点】

1. 大体观，多呈扁平或轻微隆起的肿物，中央溃疡；也可表现为息肉样肿物。切面实性，灰白色，界限不清。

2. 镜下观，肿瘤位于黏膜下，主要由基底样肿瘤细胞构成，伴局部鳞状上皮分化（图3-9）。

（1）基底样细胞构成的实性巢是肿瘤的主要形态。基底样细胞呈小圆形，细胞质少，核深染，核仁一般不明显，细胞核多形性程度不一，但分裂象、细胞凋亡和坏死常见。基底样细胞团多为类圆形，排列密集，相邻的巢团彼此镶嵌，似拼图样，之间有少量玻璃样变的纤维间质。细胞团周边细胞排列成整齐的栅栏状，中央常见粉刺样坏死。

（2）基底样细胞可产生嗜碱性黏液样基质或均质粉染的基底膜样物，有时位于细胞之间，形成微囊和筛状等假腺样结构，类似腺样囊性癌，也可呈带状围绕细胞团。

（3）肿瘤的鳞状上皮分化可有几种表现形式，包括：基底样细胞巢内出现少量角化珠或单个细胞的角化；肿瘤以基底样细胞团为主，但局部见经典鳞状细胞癌成分，两者常过渡突然，界限明显；肿瘤表面鳞状上皮呈异常增生或原位癌的表现。

3. 免疫组化特点　肿瘤细胞呈CK5/6、34βE12、p63及p40弥漫性强阳性，不表达CK7，少部分病例可局灶表达vimentin。

【鉴别诊断】

1. 小细胞神经内分泌癌　细胞形态类似基底样细胞，但肿瘤缺

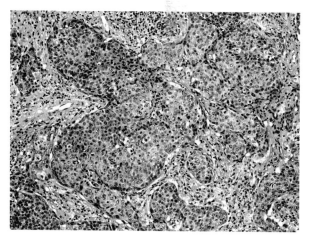

图 3-9　基底样鳞状细胞癌

基底样细胞呈小圆形，细胞质少，排列成类圆形巢团（HE，×200）

乏鳞状上皮分化，不产生细胞外基底膜样物及形成假腺样结构。免疫组化染色神经内分泌标志物如 chromogranin A 和 synaptophysin 等阳性，角蛋白常呈核周点状阳性，高分子量角蛋白如 34βE12 阴性，CK5/6、p63、p40 阴性或弱阳性。

2. 腺样囊性癌　肿瘤细胞细胞质少，核深染，可类似基底样细胞，实性型者亦可见粉刺样坏死，而基底样鳞状细胞癌也可出现假腺样结构。但腺样囊性癌无局部鳞状分化表现，p63 常呈瘤巢周边细胞阳性或散在阳性，而非弥漫阳性；细胞形态较温和，细胞异型性、核分裂象和细胞凋亡都不显著；有肌上皮细胞分化，SMA 及 S-100 等肌上皮标志物阳性。

3. HPV 相关口咽部鳞状细胞癌　同样好发于舌根，肿瘤细胞类似基底样细胞，但其预后较好，对放疗敏感，有必要鉴别两者。免疫组化显示 HPV 相关口咽部鳞状细胞癌呈 p16 弥漫强阳性，原位杂交或 PCR 检测高危型 HPV 病毒（HPV16/18）或 E6 /E7 癌基因阳性。

六、梭形细胞鳞状细胞癌

梭形细胞鳞状细胞癌（spindle cell squamous cell carcinoma）是一种罕见的鳞状细胞癌变异型，主要由恶性梭形细胞和（或）多形性细胞构成，局部见鳞状上皮分化，也称为肉瘤样癌（sarcomatoid carcinoma）和癌肉瘤（carcinosarcoma）。目前研究认为，其组织来源为鳞状上皮，通过上皮 – 间充质转化（epithelial- mesenchymal transition）而表现出趋异性分化（divergent differentiation）。

【临床特点】

1. 好发于 50 ~ 70 岁，男女发病比例约为 2∶1 ~ 3∶1。发病危险因素为烟酒嗜好，部分病例与放疗有关。

2. 头颈部最常见的部位是喉，其次为口腔黏膜，包括舌、牙龈、磨牙后区、颊和下唇等部位。

3. 约半数口腔梭形细胞鳞状细胞癌临床表现为外生性息肉样肿物，有时有蒂，也可为宽基底的结节状或蕈状，表面黏膜常形成大面积溃疡。主要症状为持续不愈合的溃疡、疼痛和感觉异常。发生于下唇的肿瘤易通过颏孔沿神经进入下颌管。

4. 治疗方法以外科手术切除为主。肿瘤生长迅速，易早期转移，较多病例诊断时处于临床晚期。口腔梭形细胞鳞状细胞癌的预后类似高级别的经典鳞状细胞癌，5 年无瘤生存率约为 30%，患者死亡多发生于诊断后 1 年内。

【病理要点】

1. 大体观，多为带蒂的息肉样肿物，表面黏膜溃疡；也可为无蒂的结节样或菜花样，或呈内生性浸润性生长。

2. 镜下观，恶性梭形细胞和多形性细胞构成肿瘤主体，局部可见鳞状上皮分化（图 3-10A）。

（1）梭形细胞多排列散乱，也可能出现束状、丛状、席纹状或花边样等排列形式。有时梭形细胞呈肥胖的梭形、椭圆形或圆形，含丰富的粉染胞质，还能辨识出某些上皮细胞的特点；有时则呈长梭形，核明显变长，核深染，核质比高，呈束或席纹状排列，与间叶来源的细胞无法区分。

（2）梭形细胞常具有明显的恶性特征，如细胞密集、核深染、核异型性、病理性核分裂和坏死等。少数病例仅见轻度异型性，可能误诊为良性肿瘤或瘤样病变；有时梭形肿瘤细胞分散于炎症水肿的间质中，类似肉芽组织；有时伴间质玻璃样变性，类似反应性增生。

（3）7%～15% 的病例中出现多少不等的间叶组织分化，常见的是形成骨样和软骨样基质，横纹肌分化则较罕见。

（4）65%～80% 的病例中梭形细胞至少表达一种上皮标志物，如角蛋白（图 3-10B）、EMA、p63 和 p40 等。通常呈 vimentin 弥漫性强阳性，有时还表达 SMA 和 MSA 等间叶细胞标志物。

（5）肿瘤的鳞状上皮分化可表现为经典的鳞状细胞癌浸润灶，或表面黏膜上皮的异常增生和原位癌，局部可见异常增生的鳞状上皮移行为梭形或多形性肿瘤细胞。浸润的鳞状细胞癌成分可能比较局限，而表面黏膜常形成溃疡，残留的异常增生上皮较少，需多切片才能显示出来。如未能观察到鳞状分化，梭形细胞表达上述上皮标志物亦可作为诊断依据。

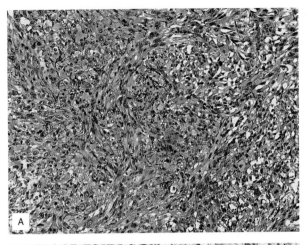

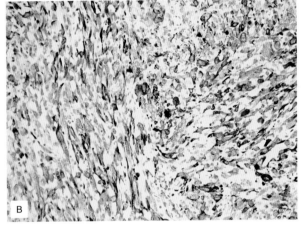

图 3-10 梭形细胞
鳞状细胞癌
（A）梭形细胞异型性
明 显（HE，×200）；
（B）广谱角蛋白呈阳
性（×200）

3. 肿瘤的分级主要依据细胞丰富程度、核异型性、分裂活性和有无坏死。

【鉴别诊断】

梭形细胞鳞状细胞癌的诊断具有挑战性，直接观察到恶性鳞状上皮成分可明确诊断。如未能找到鳞状分化的证据，则鉴别诊断包括任何梭形细胞病变。

1. 当梭形细胞异型性不明显、较散在、伴炎症水肿或玻璃样变等间质改变时，需要与结节性筋膜炎、炎症性成肌纤维细胞瘤及炎性肉芽组织等良性病变鉴别，应仔细观察细胞形态，辨别其恶性特点，如核深染、核异型性和病理性核分裂等，免疫组化表达上皮标志物可明确诊断。但不同病例中梭形细胞的抗原表达情况不同，应联合运用多种上皮标志物。

2. 黏膜黑色素瘤　黑色素瘤细胞可呈上皮细胞样和梭形细胞形态，有时细胞内缺乏色素沉着，查见原位成分和适当的免疫组化染色有助于诊断。黑色素瘤表达 S-100、HMB45、melan-A 和 SOX10 等。

3. 梭形细胞肌上皮癌　肌上皮癌有时主要由梭形细胞构成，但常可见少量其他形态的肿瘤性肌上皮细胞，如透明细胞、上皮样细胞和浆细胞样细胞。肿瘤细胞呈巢状或片状排列，常见黏液样基质或基底膜样物质。肿瘤细胞表达角蛋白及肌上皮标志物。

4. 具有梭形细胞形态的肉瘤　头颈部黏膜发生的肉瘤非常少见，对梭形细胞恶性肿瘤应首先考虑梭形细胞鳞状细胞癌，并联合应用多种上皮标志物进行免疫组化染色。还应注意，血管肉瘤、上皮样肉瘤和滑膜肉瘤也可呈角蛋白阳性，但血管肉瘤还表达内皮细胞标志物 CD31 和 CD34；上皮样肉瘤呈 CK5/6 和 p63 阴性，细胞核完全不表达 INI1，有 50% 的病例还呈 CD34 阳性；滑膜肉瘤呈 TLE1 弥漫性强阳性，绝大多数病例具有特征性的染色体易位 t（X；18）（p11；q11），可应用分子诊断方法进行鉴别。

七、棘层松解性鳞状细胞癌

棘层松解性鳞状细胞癌（acantholytic squamous cell carcinoma）又称腺样鳞状细胞癌（adenoid squamous cell carcinoma），是一种少见的鳞状细胞癌组织亚型，特征是肿瘤细胞间因棘层松解而形成假腺样腔隙。

【临床特点】

1. 常见于男性，发病年龄多为 40～70 岁。

2. 最好发于头颈部易受日晒的皮肤部位，包括唇红缘。口腔内黏膜发病罕见，可见于舌、牙龈和口底等处。

3. 其症状、治疗和预后与临床分期相同的经典鳞状细胞癌相似。

【病理要点】

1. 大体观，肿瘤可呈外生性的结节状，或呈浸润性的硬结，表面常见溃疡或因角化而发白，超过 4 cm 者罕见。

2. 镜下观，鳞状细胞癌巢内细胞间黏附下降，发生棘层松解，形成腺管样腔隙，由一层或多层鳞状细胞围绕，腔隙内可含有松解的棘层细胞、错角化细胞和细胞残屑等，也可形成空腔。肿瘤细胞间和假腺样腔隙内无黏液成分，无黏液细胞分化（图 3-11）。

3. 有时细胞松解形成的腔隙相互交通，吻合成类似血管肉瘤的管道样，称为假血管性（pseudovascular）棘层松解性鳞状细胞癌。

4. 肿瘤细胞常有明显的异型性，核分裂象和病理性核分裂象易见。仔细观察，一般能发现鳞状分化的特点，如细胞质红染的角化细胞、角化珠和细胞间桥，表面鳞状上皮可见异常增生或原位癌。

5. 间质结缔组织常发生纤维增生，伴慢性炎症反应。

6. 免疫组化特征　上皮细胞标志物如广谱 CK、EMA、p63 和 p40 等阳性，可表达 vimentin。血管内皮标志物呈阴性，不表达 CK7。

【鉴别诊断】

1. 腺鳞癌、腺样囊性癌和黏液表皮样癌　与这三种肿瘤相比，棘层松解性鳞状细胞癌没有真的腺管形成，黏液染色阴性，不表达 CK7。

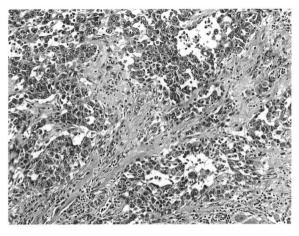

图 3-11　棘层松解性鳞状细胞癌

鳞状细胞癌巢内发生棘层松解，形成假腺样结构（HE，×100）

2. 血管肉瘤　表达 CD34、CD31 和 F Ⅷ 等血管内皮标志物，无鳞状上皮分化特点，不表达 CK5/6、p63 和 p40。需要注意的是，单独的广谱角蛋白阳性并不能排除血管肉瘤，因为部分血管肉瘤病例表达角蛋白。

八、腺鳞癌

腺鳞癌（adenosquamous carcinoma）是罕见的鳞状细胞癌组织学亚型，特征是双相分化，由鳞状细胞癌和真性腺癌两种成分构成。

【临床特点】

1. 多发生于 50~70 岁患者，男性多见。

2. 头颈部好发于喉，也可发生于舌和口底等口腔黏膜部位。

3. 临床表现与经典鳞状细胞癌类似，治疗方法也以手术切除为主，常需辅以放、化疗。腺鳞癌比经典鳞状细胞癌更具有侵袭性，易复发和转移，预后较差，5 年生存率为 15%~25%。

【病理要点】

1. 大体观，一般呈宽基底的结节状肿物，可触及边界不清的黏膜下硬结，表面常有溃疡形成。

2. 镜下观，含鳞状细胞癌和真性腺癌两种成分，两者可能紧邻，但倾向于相对独立，分界清楚（图 3-12）。

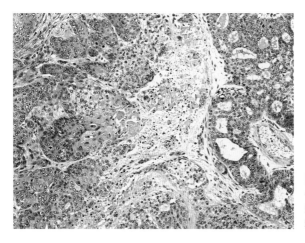

图 3-12　腺鳞癌
含鳞状细胞癌（左侧）和真性腺癌（右侧）两种成分（HE，×200）

（1）鳞状细胞癌一般构成肿瘤的主体，位置相对表浅，常可见黏膜鳞状上皮从异常增生发展为浸润性癌的移行关系。

（2）腺癌成分多见于肿瘤的深部，可呈腺管状或筛状等结构，见散在的黏液细胞，PAS、阿辛蓝和黏液卡红等黏液染色方法可显示腺腔内和细胞内黏液。

（3）两种癌成分均表现高级别恶性肿瘤的形态特点，包括侵袭性生长、神经周侵犯、坏死、显著的分裂活性和细胞异型性。

3. 免疫组化特征　鳞状细胞癌表达 CK5/6（图 3-13A）、p63 和 p40，腺癌区表达 CK7（图 3-13B）、CEA 和低分子量角蛋白（CAM 5.2）。两种癌成分都表达高分子量角蛋白（34BE12），CK20 则为阴性。

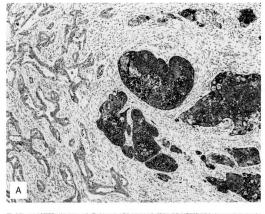

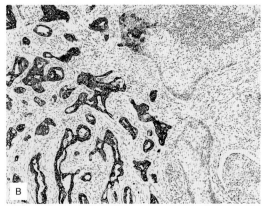

图 3-13　腺鳞癌免疫组化染色

（A）CK5/6 主要在鳞状细胞癌成分中表达（×100）；
（B）CK7 主要在腺癌成分中表达（×100）

【鉴别诊断】

由于肿瘤呈双相分化，往往需要全面的取材和镜下观察才能确诊。

1. 黏液表皮样癌　发生于黏膜下层的腺体，黏膜表面上皮一般无异常增生；腺样结构与表皮样细胞团混杂分布，而不似腺鳞癌中腺癌成分主要位于浸润深层，与鳞状细胞癌成分分界清楚；肿瘤中有中间细胞，无角化细胞和角化珠；部分病例使用分子诊断方法可检测到 *MAML2* 基因易位。

2. 棘层松解性鳞状细胞癌　没有真性腺管形成，鳞状细胞围成的假腺样腔隙一般外形不规整，其内常含有细胞残屑或错角化细胞；黏液染色呈阴性；免疫组化染色不表达 CEA 和 CK7。

3. 基底样鳞状细胞癌　可产生嗜碱性黏液样基质或均质粉染的基底膜样物，形成微囊和筛状等假腺样结构，但主要形态为实性类圆形基底样细胞团，中央常见粉刺样坏死，这一典型表现不出现于腺鳞癌中；而且腺样结构混杂于基底样细胞团中，而非腺鳞癌中那样两种成分彼此独立。

4. 经典鳞状细胞癌侵犯腺体　被侵犯的正常腺体可见残留的腺小叶结构，腺体细胞无明显异型性。

5. 坏死性唾液腺化生　病变中的假上皮瘤样增生和导管鳞状化生可误诊为鳞状细胞癌，残留的腺体组织可误诊为腺癌成分，但病变中可见腺泡缺血性坏死，周围呈慢性炎症，腺小叶轮廓尚存，鳞状化生的导管上皮和假上皮瘤样增生的细胞均无明显异型性，无侵袭性生长表现。

九、淋巴上皮癌

淋巴上皮癌（lymphoepithelial carcinoma）是一种罕见的鳞状细胞癌组织学亚型，特点为合胞体样癌细胞巢和密集的非肿瘤性淋巴样细胞浸润，形态上类似非角化性鼻咽癌的未分化亚型，又称为淋巴上皮瘤样癌（lymphoepithelioma-like carcinoma）和伴淋巴样间质的未分化癌（undifferentiated carcinoma with lymphoid stroma）。

【临床特点】

1. 好发于中老年患者，男性多见。发病与烟酒嗜好和 EB 病毒感染相关。

2. 多发生于腮腺，口腔黏膜发生者罕见。

3. 常表现为溃疡性肿块，易早期出现颈淋巴结转移，远处转移亦相对多见。

4. 治疗方法以手术切除为主，肿瘤对放疗敏感，可辅助放疗。预后较好，5 年生存率为 70% ~ 80%。

【病理要点】

1. 大体观，肿瘤呈不规则结节状肿物，切面呈灰白灰褐色，可有出血及坏死。

2. 镜下见肿瘤细胞团呈不规则的巢状、片状或条索状，细胞间界限不清，细胞核重叠，呈合胞体状，也可见单个分离的肿瘤细胞（图 3-14A）。

3. 肿瘤细胞体积大，呈多边形，含较丰富的嗜酸性胞质。细胞核大，一般呈圆形，染色质空泡状，常常有一个至多个明显的核仁。核分裂活跃，常见坏死。

4. 密集的淋巴样间质是特征性表现，常见淋巴滤泡形成。淋巴细胞和浆细胞常浸润至肿瘤细胞团中，使其边界不清晰。淋巴样细胞特别显著时，可能掩盖较分散的肿瘤细胞团，使其不易识别（图 3-13B）。

5. 肿瘤中可偶见鳞状分化或角化细胞、梭形细胞和基底样细胞等形态变化。

6. 免疫组化特点　肿瘤细胞呈广谱角蛋白、EMA、CK5/6、p63、p40 阳性，CK7、CK20 和肌上皮标志物阴性。原位杂交检测 EB 病毒编码的 RNA（EBV encoded RNA，EBER）常呈阳性。

【鉴别诊断】

1. 淋巴上皮性唾液腺炎和非皮脂淋巴腺瘤　上皮细胞均无明显非典型性。

2. 转移性未分化鼻咽癌　组织学、免疫组织化学和 EBER 检测

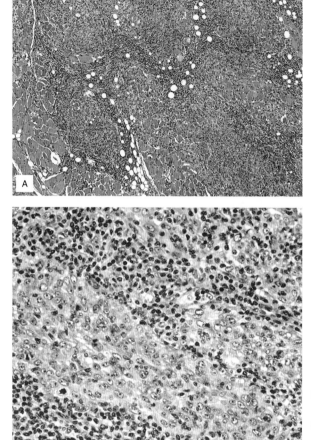

图 3-14　淋巴上皮癌
（A）肿瘤细胞团侵犯肌组织（HE，×100）；（B）肿瘤细胞间界限不清，呈合胞体状，间质密集的淋巴细胞浸润（HE，×400）

均不能区分，需结合临床表现。因鼻咽癌更常见，在确诊口腔原发淋巴上皮癌前，应彻底检查鼻咽部，必要时做多部位活检。

3. 淋巴瘤、肉瘤和黑色素瘤　肿瘤无明显分化特征、组织形态易于混淆时，应行必要的免疫组织化学染色，淋巴上皮癌呈上皮标志物阳性。

第三节　人乳头瘤病毒相关口咽癌

近年来，人乳头瘤病毒相关口咽癌（HPV-associated oropharyngeal carcinoma）的发病率升高。这种具有独特的流行病学、病理学和临床特点的肿瘤被视为一种独立疾病，其治疗方法和预后与经典口腔鳞状细胞癌也有所不同。口咽与口腔的解剖分界上为软硬腭交界处，下为舌背轮廓乳头所处的界沟，两侧为腭舌弓，主要包括腭扁桃体、舌根及舌扁桃体、软腭和悬雍垂、咽壁等区域。口咽部黏膜上皮与淋巴组织关系密切，是 HPV 阳性鳞状细胞癌（squamous cell carcinoma, HPV-positive）的高发部位，与高危型人乳头瘤病毒（high-risk human papillomavirus）感染密切相关，90% 以上的病例感染的病毒亚型为 HPV16。病毒产生的癌蛋白 E6 和 E7 导致抑癌基因 p53 和 Rb 失活，间接造成 p16 蛋白过表达。

【临床特点】

1. 好发于男性白种人，一般具有良好的社会经济状况。发病与高危性行为如多个性伴侣及口交频率有较强的相关性。平均发病年龄为 50～56 岁，男女发病比例约为 4∶1。

2. 好发部位是舌根和腭扁桃体，这些部位发生的鳞状细胞癌中近 80% 为 HPV 阳性。

3. 最常见的早期症状是咽部疼痛。随肿瘤增大，可出现吞咽困难、张口受限和异物感等。较多患者就诊时已是临床晚期，因肿瘤淋巴结转移出现颈部包块而首次就诊。原发灶通常体积较小，部位较深，临床检查较难发现，有时可见表面黏膜红斑样或颗粒样。

4. 治疗方法以手术、放疗、化疗三者联合的综合治疗为主。与 HPV 阴性的口咽部鳞状细胞癌相比，HPV 阳性口咽鳞状细胞癌预后较好，复发率低，5 生存率为 70%～80%。

【病理要点】

1. 大体观，原发部位肿瘤位于扁桃体隐窝，通常较小而不明显。与原发灶形成鲜明对比的是，颈部淋巴结转移灶常体积很大，并伴明显囊性变。

2. 镜下观，肿瘤来源于扁桃体隐窝的上皮，在上皮下生长，呈边缘清晰的巢状、结节分叶状、团片或条索，癌巢中心常有粉刺样坏死，有时可见外周细胞呈栅栏状排列。

3. 肿瘤表现为非角化鳞状细胞癌的特点（图 3-15A），细胞形态较一致，呈椭圆形或梭形，细胞质少，核质比高，细胞边界模糊。细胞核大，至少是淋巴细胞核的 4 倍，呈圆形或椭圆形，染色深，染色质粗颗粒状，核仁不明显。可见活跃的核分裂象、细胞凋亡及坏死。明显间变的肿瘤细胞和多核瘤巨细胞多见。

4. 多数病例无角化或角化不明显，有时高倍镜下可见某些鳞状分化的特点，如单个细胞的成熟和角化。局部区域可见反向成熟分化现象，即经典鳞状细胞癌的肿瘤团外周为增殖活跃的基底样细胞，中心为趋向成熟的角化细胞，但 HPV 阳性鳞状细胞癌的部分癌巢中心为密集的基底样细胞，外周围绕着变扁的较成熟的鳞状细胞。肿瘤表面的黏膜上皮罕见异常增生和原位癌。

5. 肿瘤具有淋巴样间质，常有淋巴细胞和浆细胞浸润至癌巢内。间质无明显的纤维增生反应。

6. 可出现一些少见的组织变异型，包括乳头状鳞状细胞癌、腺鳞癌、淋巴上皮癌、梭形细胞癌和基底样鳞状细胞癌等。

7. 免疫组化特点　鳞状细胞癌标志物 CK5/6、p63 及 p40 呈阳性，至少 70% 的病例呈 p16 蛋白弥漫性强阳性（图 3-15B）。应用原位杂交和各种 PCR 技术检测高危型 HPV 病毒（HPV16 和 HPV 18 等）是确诊 HPV 阳性口咽鳞状细胞癌的重要诊断依据，但不如免疫组化方法简便。目前认为，≥ 75% 的肿瘤细胞核呈 p16 阳性可作为口咽癌中存在高危险性 HPV 的可靠指标。与经典鳞状细胞癌不同的是，肿瘤呈 p53 蛋白阴性或局灶弱阳性，Ki-67 增殖指数则明显高于前者。

8. 淋巴结转移灶常出现大片坏死，进而呈囊性变，衬覆囊腔的肿瘤上皮常异型性不明显，形态趋向成熟和良性，可能误诊为鳃裂囊肿或鳃裂囊肿恶变。当临床以淋巴结转移灶为唯一表现而原发灶不明确时，明显囊性变和免疫组化 p16 强阳性的特点提示原发肿瘤

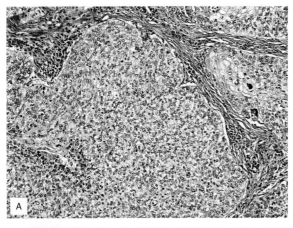

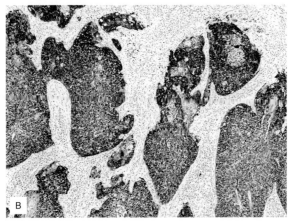

图 3-15　人类乳头瘤病毒相关口咽癌

（A）肿瘤大部分表现非角化鳞状细胞癌的特点，偶见少量鳞状分化（右侧）（HE，×200）；（B）免疫组化染色呈 p16 强阳性（×100）

高度可疑为 HPV 阳性鳞状细胞癌，应仔细检查口咽部。

【鉴别诊断】

1. 正常扁桃体隐窝上皮　呈网状衬于扁桃体隐窝表面，其厚度局限，不形成巢或团片，不浸润性生长。其中的鳞状细胞可有较高的核质比，核圆形或椭圆形，核仁大，但核分裂和细胞凋亡罕见，无病理性核分裂，无坏死，免疫组化染色 p16 仅局灶阳性。

2. 经典鳞状细胞癌　表面黏膜上皮常呈异常增生或原位癌，肿瘤细胞有明显的鳞状分化特点，细胞多角形，具有较丰富的粉染胞

质，见角化细胞和角化珠，间质有明显的纤维化，免疫组化染色 p16
常为阴性。

3. HPV 阳性口咽部小细胞癌　该型肿瘤预后差，多数患者出现
肿瘤复发和肺转移，死亡率高。肿瘤由细胞质极少、几乎呈裸核的
圆形或短梭形细胞构成，不出现角化。细胞均匀一致，常有明显挤
压。免疫组化染色呈 p16 阳性，神经内分泌标志物如 chromogranin
A、synaptophysin 和 CD56 等阳性，广谱角蛋白呈核周点状阳性，
CK5/6、p63 和 p40 阴性。

第四节　口腔黏膜黑色素细胞肿瘤

一、口腔黏膜色素痣

皮肤色素痣（pigmented nevus）非常常见，而口腔黏膜的色素
痣相对少见。病变由能产生色素的痣细胞（nevus cell）局灶性增
生而形成，病理上按痣细胞巢在发展成熟过程中与上皮和结缔组织
的位置关系而分为交界痣（junctional nevus）、混合痣（compound
nevus）和黏膜内痣（intramucosal nevus）或皮内痣（intradermal
nevus），还有较为特殊的类型如蓝痣（blue nevus）和先天性色素痣
（congenital melanocytic nevus），其临床和组织学表现各有特点。

【临床特点】

1. 色素痣在头颈部皮肤常见。最早为交界痣，呈棕色或黑色
斑，界限清晰。多数交界痣在出现后几年内增生形成轻微高起的丘
疹，表面光滑，颜色变浅，呈淡棕色（混合痣）。随着时间推移，痣
失去颜色，表面变粗糙呈乳头状，中心长出毛发（皮内痣）。在此发
展过程中，痣的大小少有变化，一般 < 6 mm。除非处于经常受摩擦
的部位，很少发生溃疡或其他不适。发展成熟后，痣的形态特点会
长年保持不变。

2. 口腔黏膜痣与皮肤痣的发展过程类似，但成熟的病变表面一
般不会有乳头状改变。其发生率比皮肤痣少见得多，约见于 0.5‰ 的

成人。最常见的部位是腭，其次为颊，也可见于唇、牙龈和牙槽嵴等处。一般 < 6 mm，与黑斑相似，平坦或略高起，呈棕色或蓝色，约 20% 的病变无色素。其中最常见的是黏膜内痣，其次为蓝痣，交界痣和混合痣少见。蓝痣也多见于腭部，呈蓝色或蓝黑色，界限清楚，一般 < 1 cm。

3. 先天性色素痣约 15% 发生于头颈部皮肤，但在口腔黏膜很罕见。其临床表现与获得性色素痣相似，但面积很大，可达 20 cm 以上，呈棕色或黑色斑，表面粗糙或有多结节区。其临床表现随年龄增长而改变，早期较平坦，浅棕色，以后逐渐隆起，表面变粗糙，颜色变黑，并长出较多毛发。

4. 口腔黏膜色素痣为良性病变，可以说没有恶变的可能性。以往曾认为交界痣有恶变危险，但目前无证据支持。另一方面，由于口腔色素痣少见，在临床上与早期黑色素瘤相似，因此，所有可疑的、特别是隆起或结节状的病变均应行切除活检。

5. 皮肤痣可以表现不典型性。以每个痣来说，恶变为黑色素瘤的概率约为 100 万分之一。蓝痣恶变也很罕见。面部皮肤痣一般无须治疗，但对于易于受到摩擦刺激或大小及颜色短期内发生变化的痣应予以切除。另外，很多皮肤痣在中老年后会逐渐消退。

6. 3% ~ 15% 大于 20 cm 的先天性色素痣恶变为黑色素瘤，所以应尽量彻底切除，如不切除，也应密切随诊。另外，还应注意多发性先天性色素痣是神经皮肤黑色素痣序列征（neurocutaneous melanosis sequence）的表征之一，患者可能发生中枢神经系统黑色素性肿瘤。

【病理要点】

1. 交界痣局限于上皮基底层，未波及固有层；如成团的痣细胞增生并下降至固有层，则为混合痣；黏膜内痣（发生于皮肤者称皮内痣）的痣细胞则完全位于固有层（或真皮）内。

2. 痣细胞较小，呈圆形或椭圆形，没有黑色素细胞的突起。细胞膜清晰，含嗜酸性胞质，黑色素含量不等，细胞核小。

3. 均匀一致的痣细胞密集排列，但无包膜。病变从接近上皮的表层到深层呈现出不同分化区。浅层细胞较大，细胞质多，类似上皮细胞，倾向于成巢排列，常有细胞内色素；中层的细胞胞质少，很少有色素，类似淋巴细胞；深层细胞则变长，呈梭形，像施万细胞（Schwann cell）或成纤维细胞（图3-16）。

4. 蓝痣的特点是痣细胞呈梭形，且位于结缔组织深层。病理上可分为普通蓝痣（common blue nevus）和细胞性蓝痣（cellular blue nevus）。前者多见，痣细胞细长，为有分枝的树突状，内见较多色素颗粒（图3-17）。细胞性蓝痣少见，病变中痣细胞非常丰富，梭形的

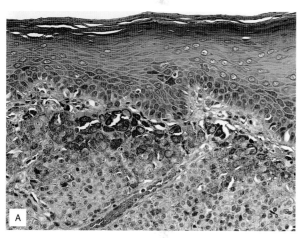

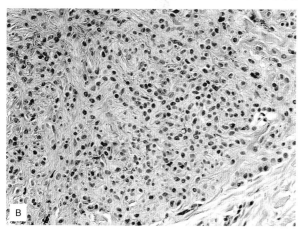

图3-16 黏膜内痣
（A）接近上皮的表层痣细胞类似上皮细胞，常见细胞内色素（HE，×400）；（B）深层痣细胞类似淋巴细胞和成纤维细胞，细胞内色素少（HE，×400）

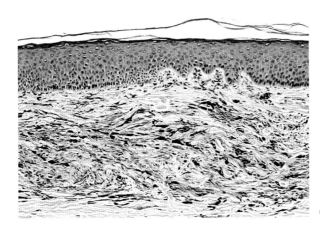

图 3-17　蓝痣
痣细胞呈梭形，细胞内见较多色素颗粒（HE，×200）

产色素细胞较为圆胖，可在病变边缘见到典型的树突状梭形细胞。

5. 先天性色素痣的组织学表现与获得性色素痣相似，都由痣细胞构成，可表现为交界痣、混合痣和皮内痣三种形式。不同的是，痣细胞可增生至真皮深层，"浸润"于胶原纤维间，甚至长入皮下脂肪层。另外，在真皮网状层常与神经血管束混杂排列，并围绕皮肤附属器结构。

6. 免疫组化特点　多数呈 S-100、HMB45、melan-A、SOX10 和 p16 阳性，Ki-67 阳性细胞少。HMB45 在普通色素痣中的阳性表达有一定的分布特点，靠近上皮的浅层较大细胞染色强，而深层的淋巴细胞样小细胞及梭形细胞染色减弱，甚至为阴性。在蓝痣中 HMB45 呈弥漫阳性。

【鉴别诊断】

1. 口腔黑斑　黏膜上皮的基底层及副基底层的角质细胞内黑色素沉积，一般无黑色素细胞数量的增加，固有层内可见噬色素细胞。

2. 口腔黑棘皮病　是一种少见的口腔黏膜获得性色素沉着，可见大量形态正常的树突状黑色素细胞散布于整个病变区上皮，而不似正常时仅局限于基底层，基底层的黑色素细胞数量也增多。

3. 外源性色素沉着　外源性色素颗粒一般沉积于黏膜固有层，位于细胞外，多沿胶原纤维排列，与基底膜平行，或围绕血管和神经束。

4. 黑色素瘤　色素痣一般病变较小而局限，形态对称，痣细胞核小，核仁不明显，细胞无明显异型性。而黑色素瘤常见侵袭性生长，细胞异型性明显，可见大的嗜酸性核仁，核分裂及不典型核分裂、坏死易见。普通色素痣从接近上皮的表层到深层呈现不同的细胞分化区，HMB45 免疫组化染色也从强到弱，而黑色素瘤细胞无此分布特点，HMB45 常为无规律的局灶阳性。蓝痣中细胞分布亦无分区特点，HMB45 弥漫阳性，但核分裂少见，Ki-67 显示增殖活性低。另外，色素痣多呈 p16 阳性，黑色素瘤多不表达 p16。

二、口腔黏膜黑色素瘤

黑色素瘤（melanoma）是来源于神经嵴细胞并呈黑色素细胞分化的恶性肿瘤，又称为恶性黑色素瘤（malignant melanoma）。黑色素瘤一般发生于皮肤，黏膜黑色素瘤所占比例不到 1%。

【临床特点】

1. 口腔黏膜黑色素瘤罕见，在全部口腔恶性肿瘤中所占比例不到 0.5%。

2. 一般发生于 20～80 岁的成人，平均 50～70 岁，诊断时的中位年龄为 55～66 岁，儿童患者罕见。男性稍多于女性。

3. 好发于直接附着于骨的口腔黏膜，如硬腭、牙龈和牙槽嵴黏膜。约 80% 的口腔黑色素瘤位于硬腭和上颌牙龈，其他部位包括下颌牙龈、颊、口底和舌等。

4. 约 1/3 的患者有病变区查见黏膜黑色病变的病史，病程数月至数年。提示为黑色素瘤或其前期病变的临床表现包括：黑色病变的形状不对称；边缘不规整；颜色不均匀，即棕、黑、灰、蓝、红、紫等各种颜色混杂；表面不均质，出现结节或溃疡等；观察到病变的改变，如变大，形状、颜色及表面形态变化，出现卫星灶等。

5. 肿瘤可呈扁平斑块状、结节分叶状或两者的混合，直径一般为 1.5～4 cm。表面黑色或灰色，但是约 15% 的病变可为无色素型，呈正常黏膜色或充血发红。肿瘤通常触诊较软，无痛，约 1/3 的病例可见溃疡形成。

6. 病变进展后，患者可出现疼痛和牙松动等症状。近 50% 的病例就诊时已有淋巴结转移，约 1/3 见肿瘤侵犯骨，影像学表现为不规则的虫蚀状骨破坏。

7. 本病属于高度恶性肿瘤，应手术彻底切除，并辅以化疗或免疫治疗等。口腔黑色素瘤的预后比皮肤黑色素瘤差，可能由于多数病例发现晚，诊断时肿瘤深度超过 4 mm。另外，口腔局部解剖复杂，有时难以达到距肿瘤外缘足够宽的手术切缘。口腔黑色素瘤患者平均存活时间为 2 年，5 年生存率 5%～10%。超过半数的患者发生肿瘤复发，淋巴结转移率约为 60%，远处转移也较多见。与不良预后相关的因素包括肿瘤深度 > 5 mm、血管侵犯、坏死、细胞异型性明显、患者年龄大及临床分期晚等。

【病理要点】

1. 大体观，可呈黏膜表面多发或广泛的黑色斑片和斑点，伴突出于表面的结节。结节质软，切面常为黑色，用纱布擦拭，可将纱布染黑（图 3-18）。

2. 镜下观，黑色素瘤可处于不同的生长时期。一般早期为水平扩散，即黑色素瘤细胞沿上皮 – 结缔组织交界向侧方扩展。以后发展为垂直浸润，即肿瘤细胞向下浸润固有层结缔组织。据此可将口腔黑色素瘤分为原位黑色素瘤（in situ melanoma）和侵袭性黑色素瘤（invasive melanoma）两大类型。多数病例就诊时表现为侵袭性

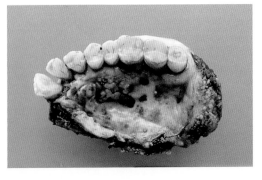

图 3-18　黑色素瘤大体观
黏膜表面广泛的黑色斑片及结节，
界限不清

或具有混合性特点，完全属于原位病变者不超过 20%。

（1）原位黑色素瘤：这一类型的肿瘤一般有较长的水平生长期，达数月至数年，然后才进入垂直生长期。早期，非典型黑色素细胞可单个散在于基底层的上皮细胞间，或数个在基底层聚成巢状。非典型黑色素细胞较大，有不同程度的核异型性和核深染，有的肿瘤细胞可有明显的树突状胞质。这些细胞沿基底层向侧方增殖，可与相邻的瘤巢融合成片。肿瘤细胞还可呈佩吉特样扩散（Pagetoid spread），即单个肿瘤细胞浸润至上皮表层。病变区鳞状上皮可发生假上皮瘤样增生，间质内还可有较明显的炎症反应。这些表现有时可能掩盖肿瘤的表现，造成误诊。

（2）侵袭性黑色素瘤：这一类型的肿瘤以垂直浸润性生长为主，水平生长期很短，甚至没有水平生长期，肿瘤两侧的表面上皮常不能查见处于水平扩散期的病变。肿瘤形态多样，可排列成松散的团片、巢状、小梁状、束状、器官样或假腺样，也可呈单个细胞浸润。肿瘤细胞有明显的多形性，主要为上皮样细胞和梭形细胞，有时呈浆细胞样、透明细胞或小圆细胞。胞质染色浅，部分含细小的黑色素颗粒。核大，具有特征性的嗜酸性大核仁，有时可见核内假包涵体。核分裂象丰富，可见病理性核分裂（图 3-19A）。少数肿瘤以梭形细胞为主，可称为梭形细胞黑色素瘤（spindle cell melanoma）。

3. 间质中常有多少不等的炎症细胞浸润，间质纤维化程度不一。少数病例间质反应明显，可称为促结缔组织增生性黑色素瘤（desmoplastic melanoma），主要由梭形细胞构成，常无细胞内色素，多见神经侵犯。

4. 免疫组化特点　通常表达黑色素细胞标志物如 S-100、HMB45（图 3-19B）、melan-A、SOX10、酪氨酸酶和 MITF 等，但不同肿瘤的阳性反应有一定差异，应多个指标联合应用。vimentin 几乎 100% 为阳性，角蛋白及 EMA 常阴性，罕见表达 SMA、GFAP、desmin 及神经内分泌标志物等。

【鉴别诊断】

1. 非典型性黑色素细胞增生（atypical melanocytic proliferation）　在

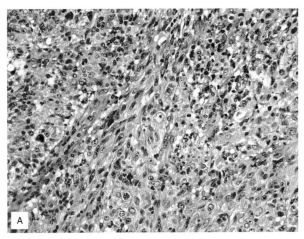

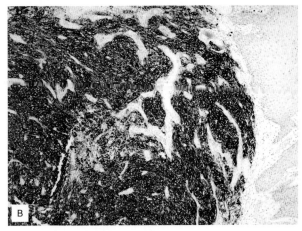

图 3-19 黑色素瘤
（A）肿瘤由上皮样细胞和梭形细胞构成，部分含黑色素颗粒（HE，×400）；（B）免疫组化染色呈 HMB45 阳性（×100）

上皮和结缔组织交界区出现数量和形态都不正常的黑色素细胞，但还未严重到诊断黑色素瘤的标准。应视为高危险性病变，必要时重取活检，或密切随诊。

2. 色素痣　病变较小而局限，形态对称，无浸润性生长。痣细胞核小，核仁不明显，无明显异型性，核分裂象少见。病变从表层到深层细胞分化形态不同，HMB45 免疫组化染色也从强到弱。

3. 低分化癌或肉瘤　黑色素瘤以上皮样细胞及巢状排列为主，

且细胞内无色素颗粒时易误诊为癌；以梭形细胞为主时易误诊为肉瘤。组织形态易于混淆时，应行必要的免疫组织化学染色。

参考文献

1. Barnes L. Surgical pathology of the head and neck[M]. 3rd ed. Informa, 2009.

2. Brandwein-Weber MS. Textbook of head and neck pathology. Volume 2: Mouth, oropharynx, and larynx[M]. Berlin: Springer International Publishing, 2018.

3. El-Naggar AK, Chan JK, Grandis JR, et al. WHO classification of head and neck tumours[M]. 4th ed. Lyon: IARC Press, 2017.

4. Gnepp DR. Diagnostic surgical pathology of the head and neck[M]. 2nd ed. Philadelphia: Saunders, 2009.

5. Thompson LDR, Wenig BM, Müller S, et al. Diagnostic pathology: head and neck[M]. 2nd ed. Singapore: Elsevier, 2016.

6. Westra WH, Bishop J. Differential diagnoses in surgical pathology: head and neck[M]. Philadelphia: Wolters Kluwer, Health 2016.

（罗海燕）

第四章

唾液腺非肿瘤性疾病

　　唾液腺非肿瘤性疾病包括唾液腺发育性疾病、炎症和上皮性非肿瘤性疾病。唾液腺发育性疾病比较少见，头颈部发育畸形常伴有唾液腺发育异常。唾液腺炎症性疾病一般不依赖组织病理学诊断，根据患者的病史、临床表现和化验检查常可诊断。近年来研究发现慢性硬化性唾液腺炎病变大多属于IgG4相关性硬化病（IgG4-related sclerosing disease，ISD）。IgG4相关性硬化病是最近形成的针对以前描述的几种器官特异性炎症性病变的统一概念。这些病变有血清IgG4升高，含丰富的IgG4阳性浆细胞的淋巴浆细胞性炎症，累及一个或数个器官，所以对此类患者应进行系统性检查。另外，唾液腺上皮性非肿瘤性病变从临床特征到病理表现都与唾液腺肿瘤有相似之处，需要进行鉴别。

表 4-1　唾液腺非肿瘤性疾病

一、唾液腺发育性疾病
1. 唾液腺异位
2. 多囊病
二、唾液腺炎症
1. 病毒性腮腺炎 / 流行性腮腺炎
2. 化脓性唾液腺炎
3. 慢性阻塞性唾液腺炎 / 涎石症
4. 慢性硬化性唾液腺炎 /IgG4 相关性唾液腺炎

续表

三、唾液腺上皮性非肿瘤性疾病
1. 良性淋巴上皮病变和 Sjögren 综合征 / 淋巴上皮唾液腺炎
2. 坏死性唾液腺化生
3. 硬化性多囊性腺病
4. 嗜酸性细胞增生症

第一节　唾液腺发育性疾病

一、唾液腺异位

唾液腺异位（salivary gland heterotopia）是指唾液腺腺体远离其正常位置。异位唾液腺最常见于腮腺旁和腮腺内淋巴结，还可见于颈前软组织，如胸锁乳突肌前缘、胸锁关节和颈淋巴结附近，少见于中耳、颈后和颌骨等。

【临床特点】

1. 一般异位唾液腺为无意中发现，有症状者表现为颈前肿块和窦道，并常合并鳃裂和支气管 – 鳃综合征。

2. 少数异位唾液腺可发生肿瘤，包括腺瘤、黏液表皮样癌、腺泡细胞癌和腺样囊性癌等。颌骨内的异位涎腺可导致颌骨中心性肿瘤，如黏液表皮样癌。

3. 异位唾液腺简单切除即可，其发生的肿瘤应遵循肿瘤治疗原则。

【病理要点】

异位唾液腺的组织形态与正常唾液腺类似，但无排泄管。腺体为浆液腺或浆液黏液混合腺（图 4-1）。其发生的肿瘤形态也与正常涎腺发生的类似。

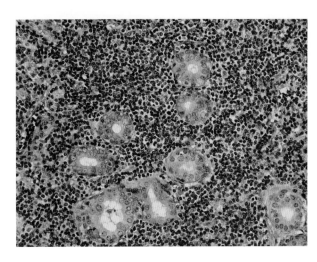

图 4-1　腮腺淋巴结内异位的腺体组织（HE，×200）

二、多囊病

多囊病（polycystic disease）是一种少见的唾液腺发育性疾病，常发生于单侧或双侧腮腺，此时又称多囊腮腺。

【临床特点】

1. 多囊病为累及唾液腺导管系统的非常罕见的发育异常，组织学上与肾的多囊病相似，约占唾液腺囊肿的 0.2%。迄今为止报道不超过 30 例。

2. 大部分病例发生于腮腺，6 ~ 65 岁，但儿童多见。多数双侧受累，少数单侧受累。临床表现为反复无痛性肿胀，唾液腺造影显示为多囊性改变。

【病理要点】

1. 小叶结构尚存，但腺体主质被多少不等的蜂窝状囊性腔隙替代，腔隙大小约数毫米，内衬扁平、立方、柱状上皮，常见顶浆分泌、胞质空泡或嗜酸、变性。

2. 囊腔之间常相互连接，形态不规则，之间有不完全的纤维分隔。囊腔内常见浓染的蛋白样分泌物、同心圆样结石和结晶。

3. 多囊病为良性病变，可出于美观和诊断需要而切除。病变有时会误诊为腺癌，但弥漫性的多囊病变、小叶结构尚存的特点可与肿瘤进行鉴别。

【鉴别诊断】

需与囊腺瘤和囊腺癌鉴别，两者均为局限性病变，而多囊病累及整个腺体。

第二节　唾液腺炎症

一、病毒性腮腺炎

病毒性腮腺炎（virus parotitis，mumps）也称流行性腮腺炎（epidemic parotitis），由副黏液病毒引起，导致腮腺肿胀、疼痛，有时会累及其他腺体。本病具有高度传染性，是导致急性腮腺肿胀的最常见原因。本病可获终身免疫。

【临床特点】

1. 主要见于儿童，病变潜伏期约 21 天，之后患者出现头痛、乏力、发热，以及腮腺区的剧烈疼痛和轻微肿胀，并发症可有永久性失聪，罕见脑膜炎。成人患者男性可伴睾丸炎，女性可伴卵巢炎，并可伴严重、持久的全身乏力。

2. 根据患者的病史和临床表现容易做出诊断，尤其当患者为儿童时。但当病变为单侧时，有可能被误诊为牙齿感染或细菌性腮腺炎。

3. 罕见情况下，当颌下腺和舌下腺累及时，需要与淋巴上皮病鉴别。如患者之前有流行性腮腺炎的病史，则本次患本病的可被排除。补体结合性抗体滴度升高可帮助确诊本病，存在 S 抗原的抗体表明近期患过此病，之后，此抗体下降很快，而 V 抗体持续存在，表明曾感染过此病。

【病理要点】

1. 表现为非化脓性渗出性炎症。腺泡细胞内含空泡，可见包涵体，部分腺泡细胞坏死。

2. 导管上皮水肿，管腔内见渗出和坏死。间质淋巴细胞和浆细胞浸润，组织水肿。

3. 本病为对症治疗，给予非阿司匹林类解热镇痛药、退热药，并卧床休息。避免酸性食物以减少唾液分泌及唾液不适。

二、化脓性唾液腺炎

急性化脓性腮腺炎（acute suppurative parotitis）为细菌感染所致，病原菌主要是金黄色葡萄球菌、草绿色链球菌及溶血性链球菌。多为全身疾病的并发症，由于身体虚弱或免疫力低下等引起反射性腮腺功能低下，口腔卫生不良，唾液分泌量减少，口腔内致病菌经涎腺导管进入腮腺，发生逆行感染。

【临床特点】

1. 化脓性腮腺炎常见于有严重口干、特别是 Sjögren 综合征的患者。

2. 多为一侧腮腺，20%～25% 发生于双侧。典型临床表现为腮腺肿胀、发红、压痛，伴全身乏力、发热。区域淋巴结肿大、压痛，挤压时腮腺导管口有脓液溢出。

3. 感染过程有赖于患者的体质，常在外伤、全身感染性疾病、代谢性疾病和恶性肿瘤等身体衰弱、抵抗力降低的情况下发生。

4. 腹部大手术等引起反射性腮腺分泌功能降低，术后 1 周内可发生术后腮腺炎。血源性者较少见，与败血症或脓毒血症有关，多见于新生儿。

5. 可用氟氯西林治疗，可进行脓液采集和药敏实验，还可进行引流。

【病理要点】

1. 急性化脓性腮腺炎根据临床表现及化验检查即可诊断，一般不做病理检查。其病理表现为导管周围大量急性炎症细胞浸润，导管扩张，腺泡有不同程度累及。

2. 严重者可见脓肿形成，腺泡不同程度破坏。急性炎症消退后可形成纤维性愈合，导致永久性唾液分泌减少。

三、慢性阻塞性唾液腺炎

慢性阻塞性唾液腺炎（chronic obstructive sialadenitis）是最常见的慢性唾液腺炎，大约占所有慢性唾液腺炎的 30%。原因有两个：一个是由于唾液腺导管结石、异物、瘢痕或肿瘤等压迫所致的导管狭窄，另一个为唾液的电解质紊乱。

【临床特点】

1. 好发于 30 ~ 60 岁的患者，男性稍多于女性。

2. 颌下腺及腮腺多见。小腺体常累及上唇及颊部。临床表现为唾液腺肿大，有酸胀感，进食时加重、挤压患部，有大量浑浊样涎液流出，症状与阻塞的程度密切相关。腮腺造影可见主导管扩张，末梢导管成点球状，部分腺体不显影。

3. 唾液腺结石或唾液腺导管结石是慢性阻塞性唾液腺炎主要的病因，常被称为涎石症。以颌下腺结石多见。

4. 主要见于成人，男性发病率约为女性的 2 倍。结石多为单侧，一般无症状，但闻、吃食物时刺激唾液分泌导致疼痛，导管堵塞可导致感染、疼痛和唾液腺肿大。有时患者无症状，直至结石向前移动，在导管处可被扪到，或可见于导管出口处，局部可有压痛，且无明显自觉症状。有时结石可在影像学上看到，但约 40% 的腮腺结石及 20% 的颌下腺结石并非放射阻射，故在影像学上不可见，此时需做唾液腺造影进行定位。

【病理要点】

1. 组织学上可见不同程度的腺泡破坏、导管扩张及管壁上皮细胞变性，导管周围散在慢性炎症细胞浸润，主要是淋巴细胞和浆细胞，伴间质纤维化。

2. 病变晚期广泛的纤维增生伴玻璃样变性，腺泡大部分破坏消失，仅存导管，唾液腺被修复的纤维组织取代（图 4-2）。

3. 涎石为单个或多个，以单个多见，呈圆形或长柱形，大小不等，最小直径为 0.1 cm，最大可达 5.5 cm，有的坚硬，有的呈泥沙状。结石为淡黄色，由钙盐沉积于有机物上所致，剖面呈同心圆层板状，表面形态粗糙（图 4-3）。结石表面常见菌丛生长，这些细菌

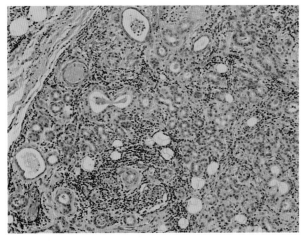

图 4-2　慢性阻塞性颌下腺炎
腺泡破坏，导管扩张，管壁上皮细胞变性，导管周围散在慢性炎症细胞浸润（HE，×100）

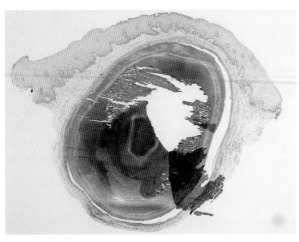

图 4-3　涎石在显微镜下观察，剖面呈同心圆层板状（HE，×40）

合并导管阻塞是导致炎症和导管周围纤维化的诱因。

4. 本病为对症治疗，给予非阿司匹林类解热镇痛药、退热药，并卧床休息。避免酸性食物以减少唾液分泌及唾液不适。

四、慢性硬化性唾液腺炎

慢性硬化性唾液腺炎（chronic sclerosing sialadenitis）是唾液腺炎症性疾病，临床上表现为唾液腺的硬性肿物，可如石头一样硬，不易与肿瘤区别，也称为 Küttner 瘤（Küttner tumor，KT）。KT 几乎均发生在颌下腺。

【临床特点】

1. KT 可发生于任何年龄（11～83 岁），多数为 20～70 岁，平均 42～44 岁。

2. 病变的绝大部分发生在颌下腺，腮腺和小涎腺偶有累及。病程从数周到数十年，表现为颌下腺肿胀。有些患者只是无症状的颌下腺肿大，有些患者伴有反复进食疼痛的症状。通常单侧发病，双侧颌下腺伴泪腺肿大者也有报道。

3. 本病病因尚不完全清楚，近年来，越来越多的证据表明 KT 属于 IgG4 相关硬化病（IgG4-related sclerosing disease，ISD）。IgG4 相关硬化病是最近形成的针对以前描述的几种器官特异性炎症性病变的统一概念。这些病变有血清 IgG4 升高，含有丰富的 IgG4 阳性浆细胞的淋巴浆细胞性炎症，累及一个或数个器官。有的患者伴发 IgG4 相关自身免疫性胰腺炎、腹膜后纤维化和纵隔淋巴结肿大。由于 KT 与 IgG4 相关性硬化病有关，所以对此类患者应进行系统性检查，以排除 IgG4 相关的系统病。部分 KT 患者的血清 IgG 和 IgG4 浓度升高。与 Sjögren 综合征相关的自身抗体 Ro（SS-A）和 La（SS-B）一般为阴性，但 ANA 可为阳性。超声检查见腺体多数弥漫受累，也可为局部受累。弥漫受累者颌下腺表现类似肝硬化。

4. IgG4 相关性疾病综合诊断标准 ①临床检查显示一个或多个器官特征性的弥漫性或局限性肿大或肿块形成。②血液学检查示血清 IgG4 升高（＞1350 mg/L）。③组织学检查：a. 大量淋巴细胞和浆细胞浸润，伴纤维化（图 4-4A）；b. 组织中浸润的 IgG4 阳性浆细胞占全部 IgG 阳性浆细胞的比值＞40%，并且每高倍视野下 IgG4 阳性浆细胞＞10（图 4-4B）。满足①+②+③为确诊；满足①+③为可能；满足①+②为可疑。

5. 尽管血清 IgG4 升高和组织中 IgG4 阳性浆细胞浸润是诊断 IgG4 相关性疾病的必要条件，但许多非 IgG4 相关性疾病也可出现上述表现，如系统性红斑狼疮、干燥综合征、系统性血管炎和恶性肿瘤，因此，在上述诊断标准的注释中特别强调诊断需除外受累脏器肿瘤以及临床类似疾病（如干燥综合征、硬化性胆管炎、Castleman病、肉芽肿性多血管炎和结节病等）。

6. 糖皮质激素是 IgG4 相关性疾病最有效的药物。

【病理要点】

1. 大体上受累唾液腺腺体增大，实性，但维持其正常的结构。

2. 镜下特征是致密的腺小叶内外，特别是导管及腺泡周围的炎症浸润，以淋巴细胞和浆细胞为主。

3. 浸润的淋巴细胞为 T 细胞和 B 细胞的混合，后者聚集形成形态不规则的淋巴滤泡。有人形容这些滤泡的生发中心呈地图样。

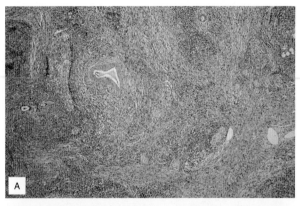

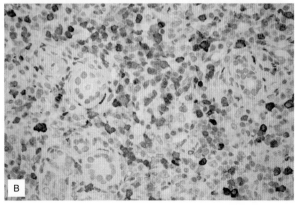

图 4-4 IgG4 相关性颌下腺炎

（A）小叶间结缔组织明显增厚，纤维增生，大量淋巴细胞和浆细胞浸润，病变内可见静脉炎表现（HE，×40）；（B）浆细胞 IgG4 阳性表达（IHC，×200）

4. 腺体的间质有明显的纤维化和不规则的含浓缩的分泌物的导管扩张。由于炎性浸润，使腺体实质特别是腺泡萎缩消失。病变发展至一定阶段时，可见小叶间结缔组织明显增厚，含活跃的成纤维细胞、淋巴细胞和浆细胞，偶见嗜酸性细胞。

5. 可见闭塞性静脉炎。炎症、纤维化和腺实质受累的程度变化很大。腺小叶结构通常存在。导管周围纤维化，上皮增生，但一般很少见上皮岛形成。

第三节　唾液腺上皮性非肿瘤性疾病

一、良性淋巴上皮病变和 Sjögren 综合征

良性淋巴上皮病变也称淋巴上皮性涎腺炎和肌上皮性涎腺炎。Sjögren 综合征为慢性、系统性、自身免疫性疾病，主要累及涎腺和泪腺而导致口干、眼干。累及泪腺者可导致干性角结膜炎，临床上也将此疾病称干燥综合征。几乎所有 Sjögren 综合征患者均有良性淋巴上皮病表现。但在组织学表现为良性淋巴上皮病的患者中，超过50% 临床上无 Sjögren 综合征症状。Sjögren 综合征分为原发性和继发性。原发性 Sjögren 综合征表现为眼干、口干，不伴其他结缔组织病变。继发性 Sjögren 综合征表现为眼干、口干，伴有风湿性关节炎或其他结缔组织病变。

【临床特点】

1. Sjögren 综合征在人群中患病率约为 0.5%，女性多于男性，女：男约为 9∶1。

2. 风湿性关节炎患者中 10%～15% 存在 Sjögren 综合征，红斑狼疮患者中约 30% 存在 Sjögren 综合征，部分 Sjögren 综合征患者不伴有其他结缔组织病变。

3. 口腔表现为不适、进食或吞咽困难、味觉异常、易于感染及说话障碍。病变早期，黏膜仍湿润，但涎液分泌量降低。病变确立期，口腔黏膜明显干燥、发红及发亮，舌乳头萎缩，舌背呈鹅卵石

状。常见白念珠菌感染，导致口腔疼痛、黏膜充血和口角炎。菌斑沉积，可见快速进展性龋。最严重的感染并发症为化脓性腮腺炎。

4. 1/3 ~ 1/2 的患者有弥漫性大涎腺肿大，为双侧，无痛，质略硬。眼睛受累者表现为泪液分泌障碍，角膜和结膜清除异物障碍，眼睛出现沙砾样感，视力障碍或失明。除了药物治疗和放疗，Sjögren 综合征是引起口干的主要原因，但 Sjögren 综合征最严重的后果是对眼睛的损伤和增加恶性淋巴瘤的风险。

5. 原发性 Sjögren 综合征较继发性 Sjögren 综合征更易导致严重的口腔和眼的变化，以及增加恶性淋巴瘤的风险。

6. Sjögren 综合征患者罹患淋巴瘤的风险与正常人相比增加了40 倍，见于约 6% 的 Sjögren 综合征患者，为 Sjögren 综合征最严重的并发症。腺体在长期、持续肿大的基础上，突然出现显著增大，提示有恶性淋巴瘤出现的可能，颈淋巴结可能同时累及。如患者出现发热和夜间盗汗，也是提示恶性淋巴瘤的特征，最常见的为黏膜相关淋巴组织结外边缘区 B 细胞淋巴瘤。

【病理要点】

1. 基本组织学表现为淋巴细胞浸润腺体，腺泡破坏。早期的淋巴细胞浸润围绕汇管区的导管周围，以后扩散到腺泡组织。淋巴组织可有或无生发中心，涎腺导管及其周围肌上皮细胞增生形成上皮肌上皮岛。

2. 最终的严重病变为腺泡破坏，整个腺体被致密浸润的淋巴细胞替代，但淋巴细胞浸润仍局限在小叶内，小叶结构及小叶间间隔并未破坏（图 4-5A）。小涎腺中也伴有淋巴细胞浸润，但罕见上皮肌上皮岛。

3. 唇腺的病理改变与腮腺相似，故唇腺活检可代替腮腺活检以避免腮腺损伤。下唇的小涎腺活检可用以辅助诊断，慢性炎症细胞聚集灶的标准为 50 个淋巴细胞和浆细胞（图 4-5B），邻近正常腺泡每 4 mm^2 腺体有 ≥ 1 个灶，灶数越多，则诊断意义越大。虽然唇腺活检被广泛用于诊断，但并非完全可靠。

4. 其他诊断标准包括全唾液流率降低，涎腺造影示末梢导管点

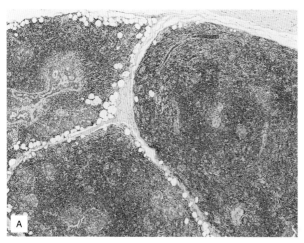

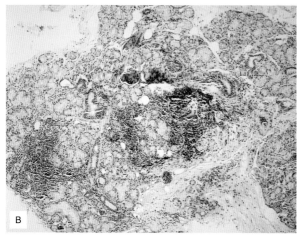

图 4-5 Sjögren 综合征

（A）腺泡破坏，整个腺小叶几乎被致密浸润的淋巴细胞替代（HE，×40）；（B）唇腺活检，可见淋巴细胞浸润灶（HE，×40）

状扩张，泪液减少，抗体检测特别是风湿因子、SS-B 和 SS-B 阳性。Schirmer 试验显示 5 min 内 ≤ 5 mm 为阳性。正常涎腺的涎液流速为 1 ~ 2 ml/min，患者可降至 < 0.5 ml/min 甚至更少。

二、坏死性唾液腺化生

坏死性唾液腺化生（necrotising sialometaplasia）为少见的、具有局部破坏性的瘤样病变，病因不明，由于临床和病理上很类似于恶性表现，故应引起重视。

【临床特点】

1. 常见于腭部，最常见于腭后部近第一磨牙区，也可见于其他小唾液腺。

2. 主要见于中年男性，男女比为 2∶1，平均病程 3 周，最长达 6 个月。

3. 典型症状为无痛或有疼痛的溃疡性肿块，直径为 1.0～5.0 cm。病变边缘不规则，呈火山口样（图 4-6），临床表现类似于癌。

4. 位于腮腺者多有局部手术史，表现为腮腺区肿块。肿块的出现与以往手术的间隔时间为 10 天至 3 周，肿块大小为 0.6～1 cm，易误认为手术未切净肿瘤或术后复发。X 线检查见大多数坏死性唾液腺化生无骨受累，但数例有腭骨变形。

5. 病变常被切除活检以排除恶性肿瘤。一旦被确诊为坏死性唾液腺化生，则无须特殊治疗，可于 5～10 周后自愈。

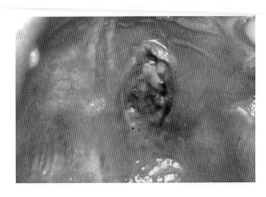

图 4-6　坏死性唾液腺化生的临床表现

【病理要点】

1. 在小唾液腺，可见溃疡邻近表面黏膜上皮的假上皮瘤样增生（图 4-7A）。

2. 早期病变可见全部或部分小叶坏死，炎症几乎没有或很轻微。偶尔见坏死区出现黏液池和肉芽组织。随着病变的进展，坏死的小叶出现急性和慢性炎症，以及组织细胞病累及小叶间隔，一般腺小叶的轮廓仍然保存。

3. 后期的病变有明显的鳞状化生，通常伴较重的炎症、水肿和纤维化，坏死区可能已不存在。化生的鳞状上皮一般为较小的鳞状细胞团（图4-7B）。细胞团的中央有时出现角化，但一般不表现为明显的角化珠。化生的实性鳞状细胞巢中有时仍可见导管的腔面结构和黏液细胞。多数病变的鳞状上皮细胞形态温和，但可出现中至重度的反应性非典型性，可见核分裂，可误诊为癌，但一般不见病理性核分裂。

4. 炎症浸润的细胞主要有中性粒细胞和泡沫状巨噬细胞，其次为淋巴细胞、浆细胞和嗜酸性细胞。研究证实发生鳞状化生的唾液

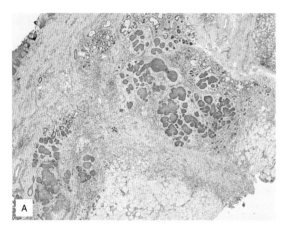

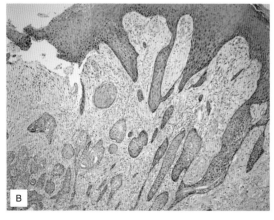

图 4-7　坏死性唾液腺化生

（A）小唾液腺腺泡破坏，导管上皮增生，化生的鳞状上皮一般为较小的圆形鳞状细胞团，导管周围散在慢性炎症细胞浸润（HE，×40）；（B）溃疡邻近表面黏膜上皮的假上皮瘤样增生（HE，×100）

腺组织为腺泡闰管复合体。

三、硬化性多囊性腺病

硬化性多囊性腺病（sclerosing polycystic adenosis，SPA）是近年来得到认识的罕见涎腺疾病。病理表现类似于乳腺的硬化性腺病。该病的病因及发病机制不详。

【临床特点】

1. SPA 罕见。绝大部分发生在腮腺，少数发生在颌下腺，也有发生在小涎腺者。

2. 患者的平均年龄约为 40 岁，女性稍多见。

3. 多数病变是原发性的，个别病例可伴发其他肿瘤如多形性腺瘤和嗜酸细胞瘤。有的病例有慢性复发性腮腺炎的病史。

4. 典型的临床表现是缓慢增大的肿物，病程一般小于 2 年，偶有疼痛。临床检查类似于涎腺的良性肿瘤。

【病理要点】

1. 肉眼见大多数肿物为实性，界清，无包膜或者包膜不完整。偶有多灶性结节。病变最大径在 0.3 ~ 7 cm，切面灰白有光泽，可见微小囊肿。

2. 低倍镜下见肿物一般界清，以致密的硬化性纤维组织为背景，内有多个含扩张的导管和腺泡的不规则或模糊的小叶结构。小叶中含有丰富的玻璃样变的胶原，围绕多个有明显囊性变的导管。

3. 囊性扩张的导管和其他导管的内衬细胞从扁平到立方形（图4-8A），经常出现各种化生，顶浆分泌样细胞、黏液细胞、皮脂细胞、空泡细胞、气球样细胞和嗜酸细胞均可见到。管腔内可有分泌物滞留（图 4-8B）。

4. 病变的另一个特点是病变中部分腺泡细胞常常含有粗大的嗜酸性颗粒，类似于改变的酶原颗粒。

5. SPA 另一个常见的表现是有的导管内衬细胞增生呈乳头状，或形成筛状结构。筛状结构之间有基底膜样物质。增生的细胞可同时具备轻至重度、直至原位癌的非典型性。偶尔可见明显的腺

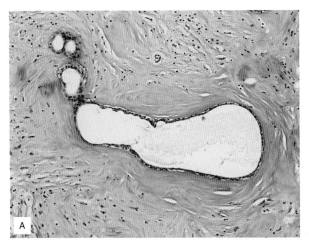

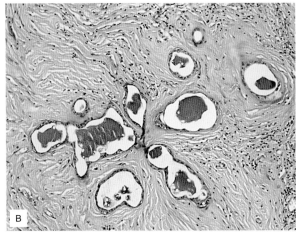

图 4-8 硬化性多囊性腺病
(A)扩张的导管周围玻璃样变,导管内衬扁平或立方上皮(HE,×100);(B)PAS 染色显示管腔内有分泌物(×100)

泡增生灶,类似于腺泡细胞癌,但正常的小叶结构始终存在。病变小叶内和小叶间常见萎缩和残余的腺泡。有时可见黄瘤样巨噬细胞取代导管内衬上皮细胞。玻璃样变的间质有不同程度的混合型炎症细胞浸润,有些区域可出现明显的吞噬类脂质的泡沫细胞聚集。

四、嗜酸细胞增生症

嗜酸细胞增生症（oncocytosis）是指腺体组织中有大量嗜酸细胞增生，可能是随着年龄增长细胞代谢改变的结果。嗜酸细胞的大小是正常腺泡细胞的 1～2 倍，含丰富的嗜酸性颗粒状胞质和位于细胞中心的浓染的细胞核。嗜酸细胞增生症分为弥漫性嗜酸细胞增生（diffuse oncocytosis）和局灶性嗜酸细胞腺瘤样增生（focal oncocytic adenomatous hyperplasia）。

【临床特点】

1. 在已报道的弥漫性嗜酸性细胞增生症病例中，患者的平均年龄为 67.4 岁，表现为腮腺的无痛性肿大。为单侧腮腺肿大，界限不明显，无自觉症状，质软。

2. 局灶性嗜酸细胞腺瘤样增生较弥漫性嗜酸细胞增生症多见，也称为多灶性结节状嗜酸细胞增生。占腮腺病变的 0.1% 以下。临床上可有腮腺区肿胀和疼痛。多结节病变的大小在 0.1～1.0 cm。

【病理要点】

1. 在弥漫性病变腺小叶，全部的腺泡细胞和导管上皮均发生了嗜酸细胞化生。细胞肿胀，胞质内充满细小的嗜酸颗粒，胞核较小，核仁清晰（图 4-9）。间质中可见脂肪细胞，导管周围结缔组织中偶见淋巴细胞和浆细胞浸润。

2. 组织化学染色，氧化酶活性升高，脂蛋白染色和 PTAH 染色呈阳性。

3. 超微结构显示嗜酸细胞的胞质内有大量肿胀的线粒体，并见晶体及电子致密颗粒。

4. 局灶性病变的特点是出现多个嗜酸细胞性结节，随小叶分布。结节的边缘可以嵌入周围正常的腺实质。结节出现在腮腺内淋巴结门部时，会给人一种转移性扩散的假象。部分或全部的嗜酸细胞可以有透明的胞质，有人称之为透明细胞嗜酸细胞增生症。MNOH 可伴发嗜酸细胞瘤。

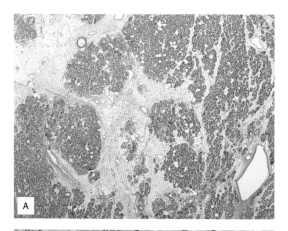

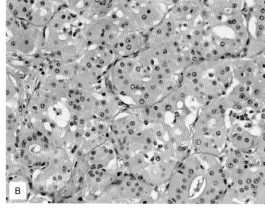

图 4-9　嗜酸性细胞增生症
（A）多个嗜酸细胞性结节，随小叶分布（HE，×40）；（B）高倍镜显示细胞肿胀，胞质内充满细小的嗜酸颗粒，胞核较小（HE，×200）

参考文献

1. 俞光岩. 涎腺疾病 [M]. 北京：北京医科大学、中国协和医科大学联合出版社，1994.

2. 马大权. 涎腺疾病 [M]. 北京：人民卫生出版社，2002.

3. 李铁军. 口腔病理诊断 [M]. 北京：人民卫生出版社，2011.

4. El-Naggar AK, Chan JKC, Grandis JR, et al. WHO classification of tumors of head and neck tumours.[M]. 4th ed. Lyon: IARC Press, 2017.

5. Mills SE, Greenson JK, Hornick JL, et al. Sternberg's diagnostic surgical pathology[M]. 6th ed. philadelphia: Wolters Kluwer Health，2015.

（周传香）

第五章

唾液腺肿瘤

唾液腺肿瘤是口腔颌面部常见的特色肿瘤之一，全球年发病率为（0.4～13.5）/10万人口。在我国，唾液腺肿瘤约占人体全部肿瘤的2.3%。在肿瘤发生部位上，唾液腺肿瘤多发生于腮腺，浅叶多见（64%～80%）；其次为下颌下腺（7%～11%）、舌下腺（1%以下）和小唾液腺（9%～23%）。从肿瘤性质上看，唾液腺良性肿瘤占54%～79%，恶性肿瘤占21%～46%。恶性肿瘤在舌下腺（70%～90%）和小唾液腺（50%）具有更高的分布比例。发生在舌、口底和磨牙后区的唾液腺肿瘤中，恶性肿瘤占80%～90%。从组织学特点上看，唾液腺肿瘤的特点是形态多样、结构复杂、类型多种，彼此之间有组织形态、蛋白和分子表型上的交叉重叠，给临床病理诊断造成困难。本章主要依据2017年发表的WHO唾液腺肿瘤组织学分类对其进行叙述（表5-1）。

表5-1　WHO唾液腺肿瘤组织学分类（2017年）

一、良性肿瘤

　　1. 多形性腺瘤

　　2. 肌上皮瘤

　　3. 基底细胞腺瘤

　　4. Warthin瘤

　　5. 嗜酸细胞瘤

　　6. 淋巴腺瘤

7. 囊腺瘤

8. 乳头状唾液腺瘤

9. 导管乳头状瘤

10. 皮脂腺腺瘤

11. 管状腺瘤

二、恶性肿瘤

1. 黏液表皮样癌

2. 腺样囊性癌

3. 腺泡细胞癌

4. 上皮 – 肌上皮癌

5. 肌上皮癌

6. 基底细胞腺癌

7. 透明细胞癌

8. 分泌性癌

9. 多形性腺癌

10. 唾液腺导管癌

11. 导管内癌

12. 嗜酸细胞癌

13. 腺癌，非特指（NOS）

14. 癌在多形性腺瘤中

15. 皮脂腺癌

16. 淋巴上皮癌

17. 鳞状细胞癌

18. 差分化癌

19. 癌肉瘤

20. 成涎细胞瘤

第一节　唾液腺良性肿瘤

一、多形性腺瘤

多形性腺瘤（pleomorphic adenoma）曾称良性混合瘤（benign mixed tumor），是最为常见的唾液腺良性肿瘤。形态上以腺上皮和肌上皮细胞成分与黏液样或黏液软骨样组织混合存在，表现为肿瘤细胞形态上和结构上的多样性。肿瘤包膜情况多变，部分病例术后容易复发，少数可发生恶变。

【临床特点】

1. 多形性腺瘤是最常见的唾液腺肿瘤，其发生率占唾液腺肿瘤的 54% ~ 76%。

2. 好发于腮腺（约 80%）。

3. 成年人的高发年龄为 20 ~ 50 岁，儿童和青少年的高发年龄为 5 ~ 15 岁。女性患者多见，男：女约为 1：2。

4. 常表现为可活动的无痛性、缓慢增大的包块，发生于腭部或多次复发者活动性较差。

5. 手术切缘不充分或手术过程中的种植是多形性腺瘤复发的重要因素。

6. 恶变率为 2% ~ 7%，主要危险因素包括反复复发、病程较长（> 5 ~ 10 年）、直径 > 4 cm。

【病理要点】

1. 多为界限清楚的孤立的圆形或椭圆形肿物，剖面呈胶冻样或灰白实性质韧样。大部分肿瘤有厚薄不一的包膜，部分病例包膜不完整、无包膜或者肿瘤浸润包膜。复发的多形性腺瘤常表现为多中心生长的大小不等的结节。

2. 光镜下由肿瘤性腺上皮、肌上皮、黏液样或黏液软骨样基质混合构成。根据上皮和间叶样成分所占比例不同，可分为普通型、黏液丰富型和细胞丰富型，其中黏液丰富型易于复发（图 5-1）。

3. 肿瘤上皮成分排列成腺管状、实性条索状、片状或网状结

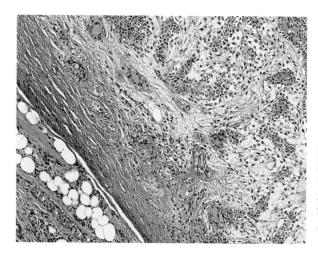

图 5-1 多形性腺瘤
肿瘤包膜完整，界限清楚；腺上皮和肌上皮排列成腺管状、条索状或片状结构，可见黏液样基质（HE，×100）

构。其中腺管状结构为双层导管结构：内层为立方状或矮柱状腺上皮细胞，外周为肌上皮细胞、立方或柱状基底细胞，管腔内含粉色均质黏液。一般细胞无非典型性，腺上皮细胞有泡状胞核，无明显核仁，核分裂少见，表达 CK7 蛋白。肌上皮细胞胞核深染或有角。肌上皮细胞形态多样，可呈浆细胞样、梭形细胞样、鳞状上皮样和透明细胞样变异，可表达 CK5/6、CK7、CK14、S-100、GFAP、p63、calponin、SMA、vimentin 和 GFAP。

4. 肿瘤间叶样成分主要为黏液样组织、软骨样组织、骨样组织和脂肪样组织。

5. 肿瘤间质可发生玻璃样变性，偶见钙化及梗死区。

6. 约 70% 的多形性腺瘤存在 8q12 和（或）12q14-15 易位和重排，形成 CTNNB1-PLAG1、LIFR-PLAG1、HMGA2-NFIB 及 HMGA2-FHIT 等融合基因，具有辅助诊断的价值。

【鉴别诊断】

1. 肌上皮瘤　肿瘤由变异的肌上皮细胞构成实性片状、网状和条索状结构。肌上皮细胞可出现多种类型的变异，类似于多形性腺瘤，但腺管样结构（低于 5%～10%）和黏液软骨样基质较少见。

2. 多形性腺癌　多形性腺瘤无包膜时需与多形性腺癌鉴别。后者肿瘤细胞形态较一致，结构多样，侵犯邻近组织，缺少黏液样、软骨样基质。

3. 癌在多形性腺瘤中　在良性的多形性腺瘤中可见任何类型的癌成分，其中最常见的是唾液腺导管癌、非特异性腺癌或未分化癌。

二、肌上皮瘤

肌上皮瘤（myoepithelioma）是主要由具有肌上皮分化特征的细胞构成，几乎全部排列成片状、岛状或条索状结构的良性唾液腺肿瘤。肌上皮细胞形态多样，常表现为梭形细胞样、浆细胞样、上皮细胞样和透明细胞样。

【临床特点】

1. 肌上皮瘤约占唾液腺肿瘤的 1.5%，大唾液腺良性肿瘤的 2.2%，小唾液腺良性肿瘤的 5.7%。无性别差异。发病年龄 9～85 岁，平均年龄 44 岁。

2. 好发于腮腺（40%），其次为腭部小唾液腺（21%）和下颌下腺（10%）。

3. 常表现为无痛性、缓慢增大的包块，活动度好。

4. 一般手术摘除后预后良好，少数可复发，反复复发、病程较长者可发生恶变。

【病理要点】

1. 通常表现为界限清楚的结节，肿瘤直径为 1～5 cm，通常直径小于 3 cm。剖面实性，呈灰白或黄褐色，有光泽。发生于腮腺者通常包膜完整，而发生于小唾液腺或混合性腺体者通常无明显包膜。

2. 肿瘤主要由具有肌上皮分化特征的细胞构成，几乎全部排列成片状、岛状或条索状的结构。一般认为肌上皮瘤中缺乏明确的腺管样结构（数量不超过肿瘤面积的 5%～10%）。肿瘤间质为黏液样或胶原样间质（图 5-2）。

3. 肌上皮细胞形态多样，常见为梭形细胞样、浆细胞样、上皮细胞样和透明细胞样。

4. 肿瘤细胞可表达 panCK、CK5/6、CK7、S-100、CK14、

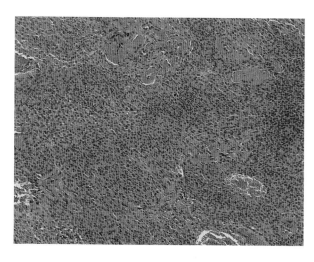

图 5-2　肌上皮瘤
肌上皮细胞排列成片状，缺乏明确的腺管样分化（HE，×100）

p63、calponin、SMA、vimentin 和 GFAP 等。肌上皮细胞可不同程度地表达一种或多种肌上皮标志物。

【鉴别诊断】

1. 多形性腺瘤　一般具有明显的黏液软骨样基质，以及腺管样结构。

2. 肌上皮癌　具有侵袭性生长的特点，肿瘤浸润至周围组织。此外，肌上皮癌中 Ki-67 增殖指数（15.6%～65.3%）普遍高于肌上皮瘤（0.9%～9.1%）。

三、基底细胞腺瘤

基底细胞腺瘤（basal cell adenoma）是一种较为少见的唾液腺良性肿瘤。形态一致的基底细胞样细胞排列成实性、梁状、管状、膜性和筛状结构。一般肿瘤界限清楚，少数可见包膜浸润。

【临床特点】

1. 占唾液腺肿瘤的 1%～7.5%。好发于 50 岁以上人群，高发年龄为 61～70 岁。

2. 75% 发生于腮腺，5% 发生于下颌下腺，仅有少数发生于小唾液腺（以上唇多见）。

3. 常表现为无痛性、缓慢增大的包块，直径 1.2 ~ 8 cm，但通常直径不超过 3 cm。增强影像学检查通常表现为血管丰富。

4. 膜性型复发率为 20% ~ 37%，少数可发生恶变。其恶变类型主要为基底细胞腺癌。

【病理要点】

1. 肿瘤一般为界限清楚的圆形或椭圆形肿物，膜性型可呈多灶性生长。剖面呈囊实性或实性，灰白或灰褐色。肿瘤通常具有较完整的包膜，部分病例可见肿瘤细胞包膜内浸润。

2. 肿瘤细胞呈基底细胞样，含少量嗜伊红胞质和大的嗜碱性胞核。细胞排列成实性片状、巢状、条索状、腺管状和筛状结构，肿瘤巢外围细胞常呈栅栏状排列。肿瘤巢周围包绕粉染的基底膜样物质，与肿瘤间质界限清楚（图 5-3）。

3. 根据肿瘤细胞的排列方式不同，可将基底细胞腺瘤分为以下组织学类型。在一种肿瘤中通常以某一类型为主，也可伴其他结构类型同时存在。所有组织学类型均可发生囊性变或鳞状化生。

（1）实性型：肿瘤细胞排列成实性的片状或岛状结构，外围细胞较小，呈栅栏状排列，中央细胞较大，呈多边形或角形。肿瘤间质内胶原纤维呈束状致密排列。

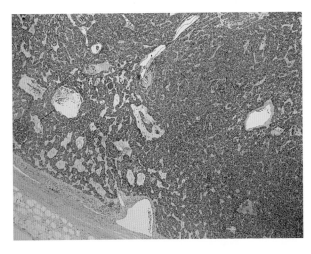

图 5-3 基底细胞腺瘤
肿瘤细胞呈均匀一致的基底细胞样，实性片状、巢状、条索状排列，包膜完整（HE，×40）

（2）小梁型：肿瘤细胞呈网状连接的上皮条索状排列，间质富含血管和细胞。有时在梁状条索中可见较多导管状结构，这种结构也称为管状－小梁型。

（3）管状型：肿瘤细胞排列成双层导管状结构，间质疏松。

（4）膜性型：肿瘤巢被红染的基底膜样均质物包绕或分隔（PAS染色阳性），形成特征性的"拼图样"观。

（5）筛状型：肿瘤巢内细胞间形成不规则的假腺腔样或筛孔状结构，内含均质蓝染或粉染的物质，肿瘤巢周边细胞呈栅栏状排列。该类型较为罕见，易与腺样囊性癌相混淆。

4. 管腔细胞表达 panCK、CK7、CD117 和 EMA。外围细胞表达 S-100、p63、SMA、MSA、calponin 和 vimentin 等肌上皮细胞标志物。约 94.1% 的基底细胞腺瘤中可检测到散在的 β-catenin 胞核阳性表达（核阳性率≥3%），而在其他基底细胞样细胞为主的腺瘤中 β-catenin 罕见胞核表达。

5. 约 41.1% 的基底细胞腺瘤存在 CTNNB1 基因 3 号外显子上的错义突变，绝大多数病例表现为 CTNNB1 基因编码蛋白 β-catenin 第 35 位的异亮氨酸突变为苏氨酸（I35T）。

【鉴别诊断】

1. 腺样囊性癌　腺样囊性癌对周围组织和神经具有明显的侵袭性，肿瘤细胞形状不规则，胞核角状深染，缺少基底细胞腺瘤中栅栏状的排列方式和旋涡状的鳞状上皮分化区，癌巢周围无基底膜样物质包绕。筛状型腺样囊性癌的筛孔结构通常比较充盈饱满；而筛状型基底细胞腺瘤的筛孔结构形状一般不规则，多有皱褶凹陷。此外，腺样囊性癌可见 *MYB* 或 *MYBL1* 基因的重排，而基底细胞腺瘤则多表现为 *CTNNB1* 的基因突变和 β-catenin 的胞核阳性表达。

2. 基底细胞腺癌　具有浸润性生长方式。此外，基底细胞腺癌表现出更高的细胞增殖率和凋亡率。p53 和 EGFR 强阳性表达以及 bcl-2 表达丧失也可作为基底细胞腺癌鉴别诊断的参考标记。

四、Warthin 瘤

Warthin 瘤（Warthin tumor）又称腺淋巴瘤（adenolymphoma）和乳头状淋巴囊腺瘤（papillary cystadenoma lymphomatosum）等，是主要由腺上皮构成的良性唾液腺肿瘤，由柱状嗜酸细胞（内层）和基底细胞（外层）排列成特征性的双层结构，间质为数量不等的淋巴样组织。

【临床特点】

1. Warthin 瘤是唾液腺第二常见的良性肿瘤，发病率为唾液腺肿瘤的 5%～15%。

2. 绝大多数好发于腮腺下极或腮腺附近的淋巴结内，极少数可发生于下颌下腺（0.4%～6.9%）和颈部淋巴结（8%）。多为单发，5%～14% 的病例可双侧同时或先后发病，12%～20% 可多中心发生。

3. 男性患者略多于女性。好发于年龄 50～70 岁的中老年人，40 岁之前少见（＜6%）。

4. 常表现为无痛性、缓慢增大的包块，质地柔软，活动性好。直径通常为 2～4 cm（最大者可达 10 cm）。伴有大面积梗死的病例可出现疼痛和神经麻痹。

5. 影像学检查显示边界清楚，但继发性炎症可以导致边缘不清。

6. 肿瘤局部切除后预后良好，复发率为 6%～12%。极少数病例（＜1%）可发生恶变，其中肿瘤上皮细胞和间质淋巴细胞均可恶变。

【病理要点】

1. 一般表现为界限清楚的圆形或椭圆形肿物，表面光滑或呈结节状突起。肿瘤质地柔软，褐色或灰红色。包膜较薄，多数较完整。剖面呈囊实性或实性，囊腔结构大小不等，伴有乳头状突起，内含清亮或棕色黏液。

2. 肿瘤由上皮成分和密集的淋巴样间质组成囊性或实性结构

（图 5-4）。特征性的双层上皮形成管状、乳头状突起以及囊性结构。双层上皮的腔面侧排列高柱状、胞质含有嗜伊红颗粒的大嗜酸细胞，胞核呈椭圆形、深染，靠近基底部，呈栅栏状排列。外层为数量较少的扁平或立方状基底细胞。上皮中小灶性的鳞状细胞或黏液细胞化生较为常见，极少数可见皮脂腺分化。

3. 间质为密集的淋巴样组织，可见淋巴滤泡以及活化的生发中心。

4. 上皮成分均显示 panCK 和抗线粒体抗体阳性，管腔上皮多表达 CK7/8/19 和 EMA，基底细胞多表达 CK5/6 和 p63。淀粉酶、S-100 及肌上皮标志物均为阴性。通常情况下 Ki-67 增殖指数低。

【鉴别诊断】

1. 非皮脂腺淋巴腺瘤 缺少特征性的双层导管结构（见非皮脂腺淋巴腺瘤的鉴别诊断）。

2. 囊腺瘤 具有多个囊腔，缺少密集的淋巴样间质（见囊腺瘤的鉴别诊断）。

3. 淋巴结转移性腺癌 具有原发性腺癌的特征，破坏淋巴结的正常结构。

4. Warthin 瘤样黏液表皮样癌 是一种罕见的黏液表皮样癌亚

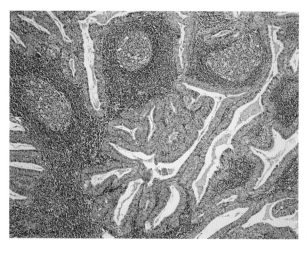

图 5-4 Warthin 瘤
肿瘤由上皮成分和密集的淋巴样间质组成囊性或实性结构
（HE，×40）

型，在细胞形态上与 Warthin 瘤伴黏液化生相似，两者均可见淋巴样间质，部分可伴生发中心形成。Warthin 瘤样黏液表皮样癌内的多层嗜酸性细胞缺乏典型的双层排列，CRTC1/3-MAML2 融合基因检测呈阳性。Warthin 瘤伴黏液化生时，黏液细胞的分布多是少而散在的。

五、嗜酸细胞瘤

嗜酸细胞瘤（oncocytoma）又称嗜酸性腺瘤（oxyphilic adenoma）、大嗜酸粒细胞腺瘤（oncocytic adenoma），是一种少见的唾液腺良性肿瘤，由特征性的胞质富含嗜酸性颗粒的体积较大的上皮细胞（大嗜酸细胞）构成。

【临床特点】

1. 约占唾液腺肿瘤的 2%，常见于 50 ~ 80 岁患者，平均年龄 64 岁，无明显的性别分布差异。

2. 大部分肿瘤发生于腮腺，通常为单侧发生。

3. 生长缓慢，常表现为无痛性缓慢增大的包块，体积较小，直径一般在 1.0 ~ 4.0 cm。

4. 切除后预后较好，复发罕见。极少数可发生恶变，其恶变成分主要为嗜酸细胞癌。

【病理要点】

1. 肿瘤呈圆形或椭圆形，表面光滑或呈结节状，包膜完整，剖面实性，呈淡黄色或褐色，偶见小囊腔。

2. 一般包膜完整，部分病例表现为分叶状生长，每个瘤结节都有各自的包膜，与周围组织界限清楚。肿瘤细胞常形成较大的实性团片，也可呈梁状或腺管状结构（图 5-5）。肿瘤间质为富含血管的稀疏纤维结缔组织。

3. 肿瘤细胞体积较大，呈圆形或多边形，胞质丰富，充满嗜伊红颗粒，胞核呈圆形并居中，常为空泡状，核仁明显，称为"明细胞"。少数肿瘤细胞胞核固缩、深染，称"暗细胞"。肿瘤细胞无明显异型性，核分裂少见。

4. 肿瘤细胞磷钨酸苏木素（PTAH）组织化学染色阳性，表现

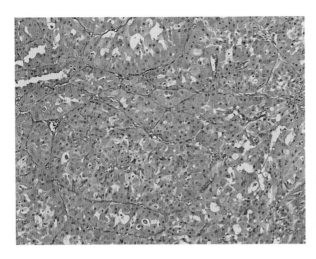

图 5-5　嗜酸细胞瘤
大嗜酸细胞排列呈实性团片，也可呈梁状或腺管样结构（HE，×100）

为深蓝色胞质颗粒（为线粒体颗粒），而间质纤维和周围腺体呈红褐色。

5. 抗线粒体抗体在肿瘤细胞胞质中呈强阳性染色。CK5/6、CK8/18、CK10/13 和 CK19 胞质和胞膜强阳性表达，S-100 和 SMA 阴性表达。

6. 透射电镜检查可以观察到肿瘤细胞胞质内充满肿胀、变形的线粒体。

【鉴别诊断】

1. 嗜酸细胞增生症　指腺组织内大嗜酸细胞增生，与正常腺体组织间没有包膜，形成大小不一的结节状、多灶性的细胞巢团（结节型），少数情况下大嗜酸细胞可逐渐取代整个腺体组织（弥散型）。鉴别结节性嗜酸细胞增生与早期微小嗜酸细胞瘤有一定困难。多数人认为增生的嗜酸细胞团块如周围有显微包膜包绕，应视为嗜酸细胞瘤；而多发性、无包膜、沿腺小叶分布的结节宜诊断为结节性嗜酸细胞增生症。

2. 嗜酸细胞腺癌　肿瘤细胞异型性明显，核分裂象易见。肿瘤组织内常见坏死灶，侵犯周围组织，以侵犯神经和血管为多见，常有淋巴结转移。Ki-67 增殖指数较高。

3. Warthin 瘤　　肿瘤由具有特征性的双层导管上皮构成大小不一的管腔样或伴有乳头状内突的囊性结构。间质为淋巴样组织，常见淋巴滤泡形成。

4. 腺泡细胞癌　　有时腺泡细胞癌胞质内酶原颗粒较少时需与嗜酸细胞瘤透明细胞变异型相鉴别，可联合应用 DOG1 和抗线粒体抗体免疫组织化学染色辅助鉴别诊断。

六、淋巴腺瘤

淋巴腺瘤（lymphadenomas）是一种少见的腺源性良性肿瘤，包括皮脂腺淋巴腺瘤（sebaceous lymphadenoma）和非皮脂腺淋巴腺瘤（non-sebaceous lymphadenoma）。

（一）皮脂腺淋巴腺瘤

由分化良好的皮脂腺细胞巢和腺管状结构构成，间质为密集的淋巴样组织。

【临床特点】

1. 罕见，绝大部分发生于腮腺。发生率无性别差异，发病年龄为 25～89 岁，可与其他唾液腺肿瘤（如鳞状细胞癌、腺泡细胞癌和 Warthin 瘤）同时存在。

2. 常表现为无痛性缓慢增大的包块。

3. 手术建议完整切除。

【病理要点】

1. 界限清楚，通常有包膜，直径 1～6 cm。剖面呈灰白色到灰黄色，实性，单囊或多囊性。

2. 肿瘤以密集的淋巴样间质为主，其中可见巢状分布的成熟皮脂腺细胞以及腺管状结构（图 5-6）。肿瘤内可见微囊或扩张的囊腔结构。由于皮脂外渗，可形成异物反应灶。

3. 肿瘤细胞通常 CK 和 EMA 阳性。间质淋巴细胞表达 T 细胞和 B 细胞抗原。肿瘤上皮和间质淋巴细胞均不表达 EBER。

【鉴别诊断】

1. Warthin 瘤　　肿瘤具有特征性的双层导管上皮构成的大小不

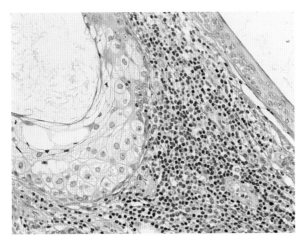

图 5-6　皮脂腺淋巴腺瘤

形状不规则的分化成熟的皮脂腺细胞巢（左上）散布于淋巴间质中。肿瘤内可见扩张的囊腔（右上）（HE，×200）

一的管腔样或乳头状囊性结构。

2. 黏液表皮样癌　无包膜，侵袭性生长至周围组织。可见典型表皮样细胞和黏液细胞，黏液卡红、阿辛蓝和 PAS 染色阳性。间质淋巴细胞灶性浸润。

（二）非皮脂腺淋巴腺瘤

肿瘤由增生的上皮形成梁状、管状或实性结构，无皮脂腺分化，间质为密集的淋巴样组织，可见淋巴滤泡形成。

【临床特点】

1. 罕见，主要发生于腮腺，可发生于副腮腺、下颌下腺、颈淋巴结和颈部。

2. 发病年龄为 11～78 岁。

3. 常表现为无痛性、缓慢增大的包块。

4. 手术建议完整切除。尚无复发报道。

【病理要点】

1. 界限清楚，直径为 0.6～8 cm。剖面实性或囊性，呈灰白色到灰黄色或褐色。

2. 肿瘤由增生的肿瘤上皮细胞形成梁状、管状或实性结构。上皮细胞呈立方状或柱状，细胞淡染，泡状胞核，核仁清晰。无皮脂腺或大嗜酸细胞分化，局部偶见鳞状化生以及黏液细胞。间质为密集的淋巴样组织，可形成淋巴滤泡（图 5-7）。

3. 肿瘤巢中心或管状结构腔面细胞 EMA 和 CK8/18、CK19 阳性，管腔外层细胞 p63 阳性，而 SMA 及 vimentin 阴性。间质淋巴细胞表达 T 细胞和 B 细胞抗原。肿瘤上皮和间质淋巴细胞均不表达 EBER。

【鉴别诊断】

1. Warthin 瘤　肿瘤上皮为特征性双层上皮：腔面侧排列高柱状、胞质含有嗜伊红颗粒的大嗜酸细胞，胞核呈栅栏状排列，外层为数量较少的扁平或立方状基底细胞，而非皮脂腺淋巴腺瘤上皮无特征性双层上皮分化。

2. 淋巴上皮癌　肿瘤有异型性，可见核分裂象。一般肿瘤无包膜，侵犯周围正常组织。EBER 原位杂交阳性。

3. 皮脂腺癌　侵犯周围组织，细胞有异型性。间质淋巴细胞灶性浸润。

4. 淋巴结转移性腺癌　可见周边正常的淋巴结结构，且肿瘤细胞异型性和核分裂象明显。

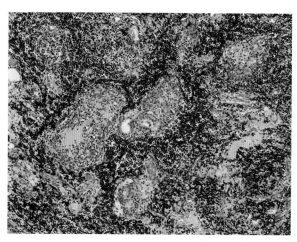

图 5-7　非皮脂腺淋巴腺瘤

肿瘤上皮细胞形成梁状、管状或实性结构。间质为密集的淋巴细胞伴淋巴滤泡形成（HE，×100）

七、囊腺瘤

囊腺瘤（cystadenoma）是以肿瘤性腺上皮呈多囊性生长为结构特征的少见良性唾液腺肿瘤。囊腔内衬上皮通常呈乳头状腺瘤样增生，少数可衬覆黏液性细胞。

【临床特点】

1. 约占所有唾液腺良性肿瘤的4.1%。小唾液腺略多见，以唇、颊黏膜多见，其次为腭、舌等。发生于大唾液腺者，约45%位于腮腺，7%位于下颌下腺。

2. 女性多见，男女性别比为1∶2到1∶3。发病年龄为12～91岁，平均57岁。

3. 发生于大唾液腺者常表现为无痛性缓慢增大的包块。发生于小唾液腺者最大直径通常不超过1 cm，临床表现类似于黏液囊肿。

4. 因肿瘤包膜可不完整，建议完整切除。复发少见。极少数病例可发生恶变。

【病理要点】

1. 肿瘤呈圆形或结节状，界限清楚，有完整或不完整的包膜。剖面灰白或淡黄色，可见大小不等的囊腔，有的囊腔内含白色胶冻状物。

2. 肿瘤由立方状、柱状的腺上皮细胞和黏液细胞排列成大小不等的多囊性结构。囊腔之间由致密的纤维间质分隔，可见含有血管-纤维组织轴心的乳头突向囊腔（图5-8）。囊腔和乳头表面常覆盖1～2层黏液细胞或柱状细胞，局部可见大嗜酸细胞、表皮样细胞或皮脂腺细胞。囊腔内含嗜伊红黏液。胞核大小一致，温和，核分裂象罕见。

3. 根据细胞成分不同，主要分为两种亚型　①乳头状囊腺瘤：由多个扩张的囊腔或腺管状结构构成，腔内有多个乳头状突起，衬覆单层或多层立方或柱状上皮细胞，其间可夹杂黏液样细胞或体积较大的嗜酸细胞。②黏液性囊腺瘤：囊腔内衬一致的高柱状黏液细胞，胞核小，位于基底，乳头状突起少见。腔内含PAS阳性的黏液

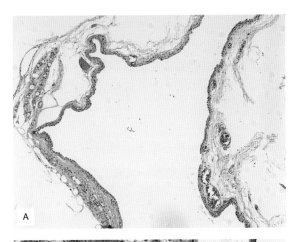

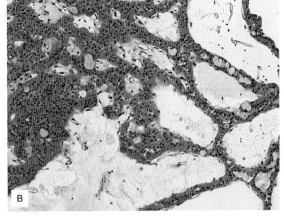

图 5-8　囊腺瘤

（A）肿瘤由大囊腔和周围的小囊腔构成，囊腔之间被致密的纤维间质分隔（HE，×40）；（B）囊腔内有多个乳头状突起，衬覆单层或多层立方或柱状上皮细胞，可发生嗜酸性变或黏液化生（HE，×100）

以及脱落的黏液细胞。

4. 囊腔内侧腺上皮 panCK、CK5/6、CK7、DOG1 及 EMA 阳性，囊腔外侧肌上皮 p63 及 calponin 等肌上皮标志物阳性，S-100 在肿瘤上皮中呈不同程度阳性。

【鉴别诊断】

1. Warthin 瘤（少淋巴间质型）　肿瘤具有特征性的双层上皮，嗜酸细胞呈栅栏状排列；间质成分少，可见密集的淋巴细胞。大嗜酸细胞型囊腺瘤的间质为致密的胶原纤维，有时可伴散在淋巴细胞浸润。

2. 硬化性多囊性腺病（sclerosing polycystic adenosis） 表现为囊状扩张的多灶性导管结构。常见于多个腺小叶内，无包膜，不破坏腺小叶结构。

3. 低级别导管内癌　肿瘤无包膜，囊腔内立方状腺上皮排列呈筛状或乳头状，可见顶浆分泌细胞及罗马桥样结构。癌巢周围肌上皮结构完整，p63、calponin及SMA阳性，S-100通常呈弥漫强阳性。

4. 导管乳头状瘤　虽然囊腺瘤偶尔会出现单个扩张囊腔的病理改变，但如果单囊性病变伴含有纤维血管轴心的囊内乳头状增生，应归为导管内乳头状瘤而非单纯性囊腺瘤（见导管乳头状瘤的鉴别诊断）。

八、乳头状唾液腺瘤

乳头状唾液腺瘤（sialadenoma papilliferum）是一种表现为口腔黏膜被覆上皮乳头状外生性增生、同时深部唾液腺导管上皮内生性腺瘤样增生的罕见唾液腺良性肿瘤。

【临床特点】

1. 好发于小唾液腺，约占所有小唾液腺肿瘤的1%。其中80%见于硬腭或软腭，其次是颊黏膜、上唇、磨牙后区和腭弓。大唾液腺罕见，一般为腮腺。

2. 好发年龄为31～87岁（平均59岁）。男性略多于女性，男女性别比约为1.5∶1。

3. 临床表现为无痛的外生性肿块，外观类似于鳞状细胞乳头状瘤。

4. 手术建议完整切除。该肿瘤复发率为10%～15%，复发率明显高于导管乳头状瘤。

【病理要点】

1. 界限清楚，有包膜，呈外生性乳头状或疣状的外观形态，基底宽或有蒂，直径0.3～2.0 cm。

2. 肿瘤具有外生性和内生性两种成分，即黏膜鳞状上皮向外呈疣状或乳头状增生，其下方唾液腺囊状或腺管状结构向内增生。增生的鳞状上皮乳头以纤维血管轴心作为支撑向外突起，高于邻近的正常黏膜。在乳头状突起的底部，细胞由鳞状上皮过渡为柱状腺上皮（图5-9）。

肿瘤深部为增生的腺管成分，包括扩张的小导管和大囊腔。囊腔内含乳头状突起，腔面呈裂隙样。表面覆盖双层上皮细胞，基底层细胞呈立方状，外层细胞呈柱状。可见黏液样细胞散在分布于腺上皮和鳞状上皮间，也可见柱状嗜酸细胞。在无包膜的病例中，导管样结构易被误诊为肿瘤浸润。

3. 肿瘤免疫组化表型为SMA、S-100、GFAP、CK13及CK14阳性。

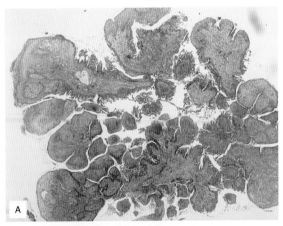

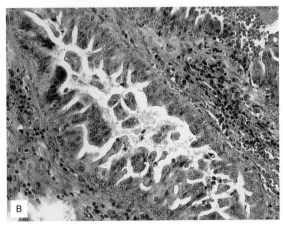

图5-9　乳头状唾液腺瘤
（A）黏膜被覆鳞状上皮向外呈疣状或乳头状增生，其下方腺源性囊状或腺管状结构向内增生（HE，×40）；（B）深部增生的腺管成分，囊腔内含乳头状突起，腔面呈裂隙样（HE，×100）

【鉴别诊断】

1. 鳞状上皮乳头状瘤　只有外生性的鳞状上皮乳头状突起样增生，无内生性生长特点和腺样分化。

2. 内翻性导管乳头状瘤　肿瘤界限清楚，呈内生性、推进式生长，无腺样分化。

3. 黏液表皮样癌　乳头状唾液腺瘤含黏液细胞较多时应与黏液表皮样癌相鉴别，黏液表皮样癌表现为明显的浸润性生长。

九、导管乳头状瘤

导管乳头状瘤（ductal papillomas）是一类少见的、好发于小唾液腺的良性肿瘤。该类肿瘤具有特征性的乳头状结构，与唾液腺排泄管系统密切相关。根据独特的临床和组织学特点，该肿瘤分为两种类型：内翻性导管乳头状瘤（inverted ductal papilloma）和导管内乳头状瘤（intraductal papilloma）。

（一）内翻性导管乳头状瘤

内翻性导管乳头状瘤是发生于小唾液腺排泄管腺上皮与口腔黏膜上皮交界处的乳头状上皮增生，呈内生性生长的结节状团块。

【临床特点】

1. 罕见，好发于小唾液腺，尤其是下唇和颊部。男性多见。

2. 好发于中年或老年人，平均发病年龄 50 岁。

3. 常表现为黏膜内或高出黏膜的结节状无痛性包块，表面常有一个扩张的导管口或凹陷。

4. 手术建议完整切除，无复发。

【病理要点】

1. 肿瘤无包膜，但界限清楚，直径 0.5～1.5 cm。剖面见乳头状实性结构，偶见囊性改变。

2. 肿瘤可直接位于黏膜固有层，或借排泄管与表面被覆上皮相通。肿瘤上皮向内部增生，形成粗大的乳头状突起。乳头状增生的上皮主要由表皮样细胞和基底细胞构成，表面覆盖柱状上皮细胞，可见黏液样细胞或大嗜酸性细胞散在或簇状分布其中。上皮细胞无异型性，核分裂象罕见（图 5-10）。

3. 肿瘤细胞通常 CK7、CK14、CK19 和 EMA 阳性。

【鉴别诊断】

1. 黏液表皮样癌　低分化黏液表皮样癌常为表皮样细胞巢内散在分布黏液样细胞，但肿瘤表现出明显的侵袭性生长方式，细胞有异型性。另外，乳头状结构在黏液表皮样癌中罕见。

2. 导管内乳头状瘤　组织学上表现为单个扩张的囊腔，腔内上皮呈乳头状增生。

（二）导管内乳头状瘤

导管内乳头状瘤起源于小叶间导管或排泄管，其局部上皮向管腔内形成乳头状增生，导致管腔呈单囊性扩张。

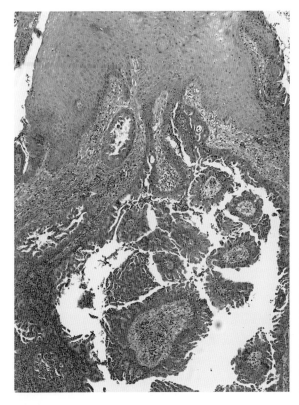

图 5-10　内翻性导管乳头状瘤

肿瘤上皮向内部增生，形成粗大的乳头状突起。乳头状增生的上皮主要由表皮样细胞和基底细胞构成，表面覆盖柱状上皮细胞，有时可见黏液样细胞（HE，×100）

【临床特点】

1. 罕见，好发于小唾液腺，最常见于唇、颊黏膜，也可发生在腭和舌。发生于大唾液腺者多见于腮腺，也可见于下颌下腺和舌下腺。

2. 好发年龄为 50～69 岁，无性别差异。

3. 临床表现为无痛的孤立性肿块，界限清楚。

4. 手术建议完整切除。无复发。

【病理要点】

1. 界限清楚或有包膜的单囊性肿物，直径为 0.5～2.0 cm。囊腔内含细小的颗粒状物，多为组织碎屑和黏液样物质。

2. 肿瘤内可见乳头状结构突向囊腔内。乳头状突起可有分支，内含纤维血管轴心，表面覆盖 1～2 层立方状或柱状腺管上皮，其内可见数量不等的杯状黏液细胞（图 5-11）。上皮细胞无非典型性和核分裂象。通常囊腔有致密的纤维结缔组织壁包绕上皮细胞。

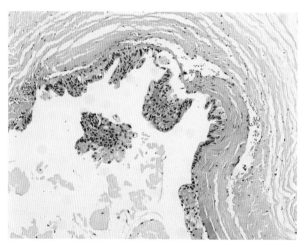

图 5-11　导管内乳头状瘤
单囊性腔隙内可见上皮乳头状突向囊腔（HE，×100）

【鉴别诊断】

1. 乳头状囊腺瘤　由多个扩张的囊腔或腺管状结构构成，腔内有多个乳头状突起。

2. 内翻性导管乳头状瘤　表现为界限清楚的内生性上皮团，一般与表面被覆黏膜上皮相延续。肿瘤上皮向内部增生形成粗大的乳头状突起。

十、皮脂腺腺瘤

皮脂腺腺瘤（sebaceous adenoma）是一种少见的、界限清楚的唾液腺良性肿瘤，由大小不一、形态不规则的向皮脂腺分化的细胞巢构成，局部伴鳞状化生和囊性变。

【临床特点】

1. 约占唾液腺肿瘤的 0.1%。约 50% 发生在腮腺，17% 发生在颊黏膜，13% 发生在下颌磨牙区及磨牙后区，8% 发生在颌下区。

2. 发生率男性＞女性（1.6：1）。发病年龄 22 ~ 90 岁，平均 58 岁。

3. 常表现为无痛性缓慢增大的包块。

4. 手术建议完整切除。无复发。

【病理要点】

1. 肿瘤界限清楚，有包膜，直径 0.4 ~ 3 cm。剖面呈实性或囊性，颜色可从灰白色、粉白、灰黄到黄色。

2. 镜下肿瘤由形状不规则的处于不同分化程度的皮脂腺细胞巢构成。常见微囊或扩张的囊腔结构。细胞无明显非典型性（图 5-12）。

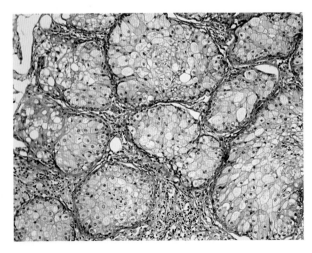

图 5-12 皮脂腺腺瘤
肿瘤巢为分化成熟的皮脂腺细胞（HE，×100）

3. 肿瘤细胞通常 CK 和 EMA 阳性。肌上皮细胞标志物如 vimentin、S-100 和 SMA 阴性。

【鉴别诊断】

1. 黏液表皮样癌　无包膜，侵犯周围组织，黏液细胞黏液卡红、阿辛蓝和 PAS 染色阳性。

2. 皮脂腺癌　侵犯周围组织，肿瘤有异型性。

十一、管状腺瘤

管状腺瘤（canalicular adenoma）又称管状型单形性腺瘤（monomorphic adenoma，canalicular type）或管状型基底细胞腺瘤（basal cell adenoma，canalicular type），是一种少见的唾液腺良性肿瘤，表现为柱状上皮细胞呈串珠状或长链状排列，相互吻合或分枝形成管状或细长的条索样结构。间质疏松，富含血管。

【临床特点】

1. 主要发生于小唾液腺，约 80% 发生于上唇，其次为颊部。大唾液腺偶见。

2. 老年人多见，高发年龄为 60~70 岁。女性发病率高于男性。

3. 肿瘤可单发或多发，约 20% 的病例表现为多发。多发性小管状腺瘤常累及上唇和双侧颊部。

4. 常表现为无痛性缓慢增大的包块。

5. 手术建议局部切除。极少复发。

【病理要点】

1. 界限清楚，有或无包膜，直径 0.5~2 cm。剖面呈实性或囊性，浅黄色到褐色。

2. 双层上皮细胞排列成细长的串珠状或链状结构，相互吻合或分枝，形成管状或条索样结构。可见囊性变。肿瘤细胞呈柱状或立方状，胞核规则，无非典型性，核仁不明显，胞质嗜伊红。间质疏松，胶原成分少，细胞少，可见黏液样透明基质，富含血管（图 5-13），具有一定的提示诊断价值。

3. 肿瘤细胞通常 CK、S-100 和 vimentin 阳性，肿瘤与结缔组

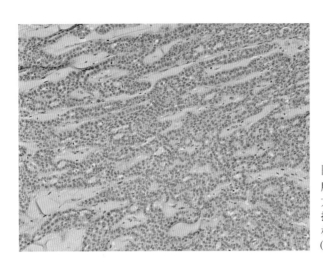

图 5-13　管状腺瘤
肿瘤细胞呈柱状或立方状，胞质嗜伊红，排列成细长的串珠样相互吻合的上皮条索（HE，×100）

织交界处 GFAP 阳性。不表达肌上皮标志物。

【鉴别诊断】

1. 基底细胞腺瘤　肿瘤巢周边具有特征性的基底细胞栅栏状排列，通常可见基底膜样沉积物。间质缺少黏液样透明基质。

2. 多形性腺瘤　表现为细胞和结构上的多形性，间质可见软骨样或骨样化生。

3. 多形性腺癌　表现为组织学形态的多形性，肿瘤界限不清，侵犯周围组织。

第二节　唾液腺恶性肿瘤

一、黏液表皮样癌

黏液表皮样癌（mucoepidermoid carcinoma）是由不同比例的黏液样细胞、中间型细胞和表皮样细胞构成的恶性唾液腺上皮性肿瘤，呈囊性或实性生长，可分为高分化（低级别）、中分化（中级别）和低分化（高级别）。

【临床特点】

1. 为最常见的唾液腺恶性肿瘤之一，约占唾液腺上皮性肿瘤的10%，恶性上皮性肿瘤的30%。

2. 最常发生于腮腺，其次为小唾液腺。小唾液腺最常发生于腭部。

3. 可发生于任何年龄，中老年为发病高峰，也是儿童最常见的唾液腺恶性肿瘤。女性比男性多见，女：男约为3：2。

4. 临床表现与肿瘤的分化程度密切相关。高分化者表现为生长缓慢的无痛性肿块，病程长，肿物多固定，很少出现面瘫。低分化者肿瘤生长迅速，病程短，瘤体较大，活动度差，常出现疼痛和面瘫。

5. 治疗以手术切除为主。预后与临床分期、组织学分级、发病部位以及手术切除是否彻底等因素相关。高分化的黏液表皮样癌预后良好，5年生存率可达95%；低分化者为高度恶性，肿瘤生长快，侵袭性强，术后易复发（80%），常发生转移，预后差，5年生存率仅为25%~30%。是否需要做颈部淋巴结清扫，需要考虑发病部位、肿瘤大小及组织学分级等因素。

【病理要点】

1. 高分化肿瘤原发灶相对较局限，但常无包膜，剖面呈灰白色或浅粉红色，有散在的小囊腔，腔内含淡黄色或褐色黏稠液体，可见半透明区。低分化者肿瘤无包膜，界限不清，剖面呈灰白色，实性，囊腔很少，可见出血或坏死。

2. 肿瘤主要由三种细胞构成，即黏液样细胞、表皮样细胞和中间型细胞，可以排列成实性片状、巢状、导管样结构及囊腔样结构（图5-14）。黏液样细胞体积大，为柱状或杯状，细胞界限清楚，胞质呈泡沫状或网状，染色浅，嗜碱性，胞核较小，常位于基底部。黏液样细胞单个或成簇出现，常形成囊腔或导管样结构的内衬。表皮样细胞为多边形，有丰富的嗜伊红胞质和泡状核，可见细胞间桥，但角化罕见。中间型细胞似基底细胞，较小，呈立方状，胞质少，胞核圆形，大小一致。黏液样细胞可通过黏液卡红和阿辛蓝染

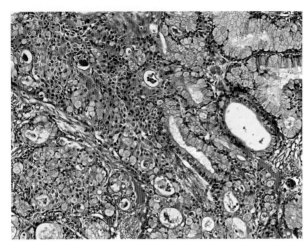

图 5-14　高分化黏液表皮样癌

肿瘤细胞形成导管样结构及囊腔样结构，内衬黏液样细胞、表皮样细胞和中间型细胞（HE，×100）

色证实。在低分化肿瘤中，黏液样细胞较少时，可通过以上黏液染色作为鉴别诊断的重要依据。

3. 肿瘤通常为多囊性伴实性成分，有时以实性成分为主。囊性腔隙常衬覆黏液样细胞，且伴中间型细胞或表皮样细胞，其内充满黏液。神经侵犯、肿瘤坏死、核分裂象增加或细胞间变不常见，多见于低分化肿瘤。根据三种主要细胞类型的比例、囊性成分与实性成分的比例、肿瘤侵袭程度和侵袭方式、细胞分化程度和核分裂、有无坏死、神经和血管侵犯等情况，将肿瘤分为高分化（低级别）、中分化（中级别）、低分化（高级别）三型。

（1）高分化（低级别）型：黏液样细胞和表皮样细胞占 50% 以上，中间型细胞较少。肿瘤通常界限清楚，可见大小不等的衬覆黏液样细胞的囊腔。大的囊腔囊壁可破裂，黏液在间质中可形成黏液湖。肿瘤细胞核分裂象少，一般无神经侵犯、坏死和细胞非典型性。

（2）中分化（中级别）型：黏液样细胞多于 10%，中间型细胞和表皮样细胞也比较明显，囊性成分较少，偶见细胞非典型性和核分裂象，常见浸润性生长。

（3）低分化（高级别）型：以中间型细胞和表皮样细胞为主，排列呈片状或实性上皮团，黏液样细胞低于 10%。肿瘤细胞大小不一、核分裂象、核浓染、胞核异型性和坏死多见，常见浸润至周围组织。

4. 肿瘤细胞常弥漫表达 CK7、CK8 和 CK18，表皮样细胞还常表达 CK5/6、CK13、CK14 和 CK19。中间细胞可表达 CK7、CK5/6 和 CK14，有时还表达 vimentin。p63 和 p40 在中间细胞和表皮样细胞中表达。黏液表皮样癌中无肌上皮细胞，一般不表达肌上皮细胞标志物。肿瘤还表达 MUC1、MUC4 和 MUC5AC。低分化肿瘤常表达 HER2，Ki-67 增殖指数一般大于 20%。

5. 大部分黏液表皮样癌出现染色体易位 t（11；19）（q21；p13），形成 CRTC1-MAML2 融合基因。少部分出现染色体易位 t（11；15）（q21；q26），形成 CRTC3-MAML2 融合基因。罕见出现 t（6；22）（p21；q12）基因易位，形成 EWSR1-POU5F1 融合基因。FISH 检测 MAML2 可用于一些黏液表皮样癌疑难病例的鉴别诊断。

【鉴别诊断】

1. 鳞状细胞癌　低分化的黏液表皮样癌易与鳞状细胞癌相混淆，但黏液表皮样癌中一般无角化，黏液染色和 MUC5AC 免疫组化染色有助于两者的鉴别。

2. 腺鳞癌　有腺癌和鳞癌两种成分，两种成分常分界清楚，可见角化珠，无分叶状分布，无中间型细胞。

3. 坏死性唾液腺化生　通常有活检或穿刺病史，病变保留正常腺小叶的轮廓和正常腺泡的外形，一般可见从导管到实性鳞状细胞巢的过渡。病变无中间细胞和囊腔形成，细胞形态温和，核异型性小，Ki-67 增殖指数低。巢周边常有残留的肌上皮细胞，可通过 calponin、S-100 和 SMA 等肌上皮细胞免疫标志物证实。

4. Warthin 瘤伴黏液化生　除 Warthin 瘤具有特征性的双层柱状嗜酸细胞排列之外，化生的 Warthin 瘤中黏液细胞的分布较少而散在。当出现梗死灶时，黏液化生可大范围地出现在其周围，但 MAML2 融合基因检测呈阴性。

5. 囊腺瘤和囊腺癌　通常有典型的乳头状结构，囊之间的间质较黏液表皮样癌少，细胞种类比黏液表皮样癌少，表皮样分化罕见，实性成分少。

6. 透明细胞型黏液表皮样癌需与上皮–肌上皮癌、透明细胞癌、腺泡细胞癌、皮脂腺癌和转移性肾透明细胞癌等相鉴别；嗜酸性黏液表皮样癌需与嗜酸细胞瘤或癌、腺泡细胞癌、唾液腺导管癌等相鉴别；发生于颌骨内的黏液表皮样癌需与腺牙源性囊肿相鉴别，后者囊壁衬里上皮一般较薄，虽可见漩涡状上皮斑样增殖，但是无实性肿瘤性增殖，无组织学的恶性表现。

二、腺样囊性癌

腺样囊性癌（adenoid cystic carcinoma）是一种形态上以基底样细胞为主的恶性腺源性上皮性肿瘤，向腺上皮细胞和肌上皮细胞双向分化，主要排列成筛状（腺样）、管状和实性三种组织结构。常侵犯神经和远处转移，远期预后不佳。

【临床特点】

1. 是我国最常见的唾液腺恶性肿瘤，约占唾液腺上皮性肿瘤的10%，唾液腺恶性肿瘤的 25%。

2. 大、小唾液腺均可发生，以腮腺和腭部小唾液腺最多见。

3. 可发生于任何年龄，多见于中年或中年以上，无明显性别差异，有报道显示女性略多见。

4. 肿瘤生长缓慢，病期较长，呈圆形或结节状，质地较硬。肿瘤呈浸润性生长，活动度差，与周围组织粘连。隐匿性或复发性肿瘤可无明显包块，但可伴有疼痛或面瘫。

5. 疼痛和麻木是患者常见的症状，可出现在患者发现肿块之前。病变侵犯不同部位可导致相应的不同症状，如腮腺肿瘤可发生面瘫，腭部肿瘤可发生表面黏膜溃疡和腭骨穿孔。

6. 肿瘤的侵袭性较强，易侵犯神经，发生远处转移（多见于肺、肝、骨和脑等部位）。治疗以手术切除为主。长期预后不佳。影响生存率的因素有肿瘤大小、肿瘤部位、有无复发、远处转移、淋巴结受累和组织学类型。实性型预后较差，复发率为 70%，8 年生存率仅为 30%。

【病理要点】

1. 肿物常呈圆形或结节状，平均直径约 3 cm，剖面为灰白色或浅褐色，实性，无包膜，侵犯周围组织。隐匿性或复发性肿瘤可在间隔较远处出现跳跃式病变。

2. 腺样囊性癌由腔面细胞（导管细胞）和非腔面细胞（基底样细胞或肌上皮细胞）构成。这两种细胞以不同比例构成肿瘤，常以非腔面细胞（基底样细胞或肌上皮细胞）为主。肿瘤细胞大小一致，形态较温和；胞核嗜碱且深染，染色质分布均匀，胞质较少。腺管上皮细胞呈立方状，大小较一致，胞质少。肌上皮细胞扁平或不规则形，排列在腺管细胞周围，胞核有角，胞质透明。肿瘤细胞主要排列成筛状（腺样）、管状和实性三种组织结构。其中筛状型最常见，实性型最少见。在同一肿瘤中常出现两种以上的排列方式，但常以某一种为主。

在筛状型中肿瘤细胞排列成大小不等的巢团状，其间有许多筛孔状囊样腔隙（图 5-15A）。筛孔内含不均匀的黏液样物质，可呈网状，阿辛蓝染色呈强阳性，PAS 染色呈弱阳性。部分囊样腔隙内物质为粉染的玻璃样变物质。假囊腔周边的一层细胞多为肌上皮细胞，腔内物质为肿瘤性肌上皮细胞的分泌物。

管状型中肿瘤细胞排列成真性小管状或条索状，管腔由 2～3 层细胞构成，内层为导管细胞，其外围以肌上皮细胞，中央管腔内含粉染黏液。黏液卡红染色和 PAS 染色呈强阳性。

实性型中肿瘤细胞排列成实性巢状或片状，有时可见少量腺腔样结构和假囊腔结构（图 5-15B）。与筛状型和管状型相比较，此型肿瘤细胞和细胞核体积均较大，核呈空泡状，可见核仁，胞质少，嗜碱性，细胞非典型性较明显，可见较多核分裂象，细胞巢中央有时可见粉刺样坏死。

3. 腺样囊性癌可发生从低级别到高级别的转化，高级别细胞形态学包括细胞间变、多形性核、核仁明显、胞质丰富、核分裂象和坏死多见、显著升高的 Ki-67 阳性率和 p53 高表达率。诊断出高级别转化的关键是要多处取材，观察到从低级别到高级别形态学的过渡。

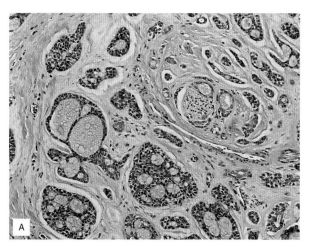

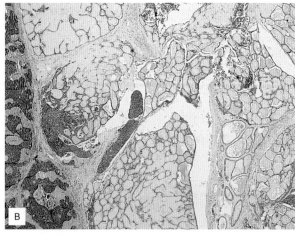

图 5-15 腺样囊性癌
（A）筛状型，假囊腔内含蓝色的嗜碱性物和红色的基底膜样物质，伴少量导管样结构，可见肿瘤浸润神经（HE，×100）；（B）实性型（左侧）与筛状型成分混合存在（HE，×40）

4. 腺样囊性癌呈侵袭性生长，神经周和神经内浸润是常见的突出特点，肿瘤可沿神经扩展至相当远的距离。

5. 腺样囊性癌为双相分化的唾液腺肿瘤，腔面细胞或导管细胞 CK7、CK8/18、CK19、EMA 阳性。非腔面肌上皮细胞表达广谱 CK（通常比导管细胞弱）、p63、p40、vimentin、S-100、MSA、SMA 和 calponin 等，但肌上皮细胞标志物表达的强度和范围变化较大。CD117 主要表达于导管内层细胞。增殖活性标记物 Ki-67 增殖指数不一，实性型 Ki-67 增殖指数高。

6. 较多肿瘤中有 t（6；9）（q21-24；p13-23）易位，出现 MYB-NFIB 融合基因。FISH 检测此融合基因可作为鉴别疑难病例的较特异性的辅助诊断指标。大部分腺样囊性癌免疫组化表达 MYB 抗原，既可在腔面细胞表达，也可以在非腔面细胞表达。但少部分腺样囊性癌不表达 MYB，或区域弱表达。其他一些特殊类型的肿瘤（如成涎细胞瘤）也可以强阳性表达 MYB。

【鉴别诊断】

1. 多形性腺癌　特点为细胞的一致性和结构的多样性。细胞呈圆形或椭圆形，胞质比腺样囊性癌丰富。可见特征性的单列细胞排列或靶环状同心圆样结构。

2. 基底细胞腺癌　肿瘤细胞巢外围细胞呈栅栏状排列，胞质少，核质比高，中央细胞较大，多边形，胞质较丰富，染色浅。

3. 基底细胞腺瘤　筛孔型基底细胞腺瘤可含有较多筛状结构，与腺样囊性癌相似，但基底细胞腺瘤有包膜，无浸润性生长或神经侵犯现象，MYB 融合基因的检测为阴性。活检小标本或穿刺标本诊断可能较困难，尤其对于发生于腮腺的肿瘤，Ki-67 增殖指数、β-catenin 和 MYB 组合免疫组化标志有助于鉴别诊断。

4. 上皮–肌上皮癌　以形成双层导管样结构为特点的双相分化肿瘤，外层常为透明肌上皮细胞，Ki-67 增殖指数通常较腺样囊性癌低。

5. 基底样鳞状细胞癌　基底样鳞状细胞癌常可见局灶性鳞状细胞分化、表面黏膜上皮的异常增生或者局灶性的浸润性鳞状细胞癌成分。

三、腺泡细胞癌

腺泡细胞癌（acinic cell carcinoma）是一种表现为浆液性腺泡细胞分化的恶性唾液腺上皮性肿瘤，胞质内含有酶原颗粒。

【临床特点】

1. 约占唾液腺肿瘤的 6%。

2. 绝大多数发生于腮腺，发生于小唾液腺者以颊、唇和腭多见。

3. 发病年龄范围广，平均约 50 岁。在儿童恶性唾液腺肿瘤中居第二位。女性比男性稍多见（1.5：1）。

4. 典型临床表现为缓慢增大的无痛性肿块，可活动或固定，病程从数周到数十年不等。约 1/3 的患者有疼痛。少数生长较快，伴疼痛或面神经麻痹。

5. 手术彻底切除预后较好。一般为低度恶性肿瘤，平均复发率约为 35%，转移率和因病致死率约为 16%。临床包膜外扩展、面神经受累、淋巴结转移以及发生高级别转化的病例预后不佳。

【病理要点】

1. 肿瘤为界限清楚的实性结节，可有薄层包膜，但多数不完整。部分边界不清楚或呈结节状，切面灰白色或红褐色，质地较软，多为实性，可见出血和囊性变。

2. 腺泡细胞癌以浆液性腺泡细胞样分化为特征，可见其他细胞类型，包括闰管样细胞、空泡样细胞、透明样细胞和非特异性腺样细胞。腺泡样细胞是最常见的类型，常呈片状分布，形态上类似唾液腺的浆液细胞，为大的多边形细胞，有丰富的嗜碱性颗粒状胞质（含 PAS 染色阳性且抗淀粉酶消化的酶原颗粒）和偏中心的小圆细胞核（图 5-16）。闰管样细胞较小，呈立方或矮柱状，胞质较少，嗜酸性或双嗜性，细胞核居中，较大呈圆形。细胞围绕形成大小不一的腔隙。空泡样细胞含大小和数目不等的透明胞质空泡，PAS 染色阴性，细胞核固缩，常被挤压到细胞一侧。透明样细胞呈圆形，核小居中，胞质透明，细胞之间界限清楚，PAS 染色阴性。非特异性腺细胞呈圆形至多边形，细胞核圆形，泡状，细胞之间界限不清，PAS 染色阴性。

3. 肿瘤细胞组成多种组织类型，包括实性型、微囊型、乳头状囊性型和滤泡型。

实性型占 50%，以腺泡样细胞为主，排列成腺泡状或片状。微囊型占 30%，细胞呈明显的空泡性变，细胞间囊性变显著，可见大量微小囊状间隙，呈现出特征性的格子样或多孔样。乳头状囊性型占 5%，以闰管样细胞和空泡细胞为主，形成单个或多个较大的囊

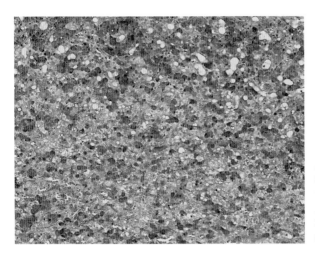

图 5-16　腺泡细胞癌
肿瘤细胞主要为腺泡
样细胞，胞质内含丰
富的嗜碱性酶原颗粒；
另外，还可见闰管
样细胞和空泡样细胞
（HE，×100）

腔，囊腔内有乳头状增生的上皮突入，乳头表面衬覆墓碑样细胞。滤泡型占 15%，肿瘤细胞呈立方或矮柱状，以闰管样细胞为主，形态类似甲状腺滤泡的结构、滤泡内可以含有类似于甲状腺滤泡中的胶状物。透明细胞常局灶存在，偶尔会占据肿瘤的大部分，称为透明细胞型。部分肿瘤内含丰富的淋巴样间质，并可形成淋巴滤泡。此类肿瘤界限清楚，侵袭性行为较普通型低，易误诊为淋巴结转移。

4. 少量腺泡细胞癌可发生高级别转化，转化的成分一般为非特异性腺癌和未分化癌等，淋巴结转移率和复发率高，预后差。

5. 瘤细胞表达 CK7、DOG1 和 SOX10，不表达肌上皮标志物，不表达 STAT5a 和 mammaglobin。

【鉴别诊断】

1. 实性型腺泡细胞癌需与正常腺体或唾液腺症相鉴别，肿瘤的腺泡细胞中无正常唾液腺的导管系统。

2. 微囊型或乳头状囊性型腺泡细胞癌需与囊腺瘤或囊腺癌相鉴别　腺泡细胞癌很少只有单一的乳头状囊性结构，通常还有一些一致的立方状闰管样细胞以及更复杂的如筛状或微囊结构的细胞增生区。局部典型的腺泡细胞癌区域或者抗淀粉酶消化的 PAS 阳性胞质颗粒是鉴别的主要依据。

3. 透明细胞型嗜酸细胞瘤　嗜酸细胞瘤细胞核大小一致，居中，其中的基底细胞表达 p63 和 CK5/6，而透明细胞型腺泡细胞癌的胞核更倾向于偏位，常有轻度异型性，p63 和 CK5/6 阴性表达。

4. 分泌性癌　肿瘤胞质丰富，呈淡染的嗜酸性细颗粒状或空泡状，胞核为卵圆形泡状核，核仁位于中心，细胞核无明显异型性。肿瘤细胞的排列方式多样，可呈微囊状、乳头囊状、大囊状、滤泡状、小管样或实性型，在囊腔及小管内常可见嗜酸性分泌物，分泌物呈抗淀粉酶消化的 PAS 染色阳性及黏液卡红染色阳性。免疫组化标记显示瘤细胞 CK7、vimentin、S-100 蛋白、STAT5a 及 mammaglobin 等强阳性。一般不表达 DOG1、calponin、SMA、CK14 和 p63 等。肿瘤具有特征性的 ETV6-NTRK3 基因易位。

四、上皮－肌上皮癌

上皮－肌上皮癌（epithelial- myoepithelial carcinoma）是一种具有双层导管样结构的以双相分化为特点的唾液腺恶性肿瘤，内层衬覆导管样上皮，外层为透明的肌上皮细胞。

【临床特点】

1. 较少见，占唾液腺上皮性肿瘤的 0.5%～1%，占唾液腺上皮性恶性肿瘤的 3%。

2. 主要发生于大唾液腺，以腮腺多见（60%～80%），也可发生于小唾液腺。

3. 好发于 50～70 岁，平均年龄约 60 岁，儿童罕见。多见于女性。

4. 临床上常为缓慢生长的无痛性肿块，病程较长。发生于小唾液腺者常表现为溃疡性黏膜下结节，边界不清。高级别肿瘤生长迅速，出现疼痛和神经麻痹。

5. 首选手术彻底切除。一般为低度恶性肿瘤，也有人认为是低至中度恶性肿瘤，预后较好。约 14% 的病例发生局部淋巴结和远处转移，5 年和 10 年生存率分别为 80% 和 72%。伴高级别转化的上皮－肌上皮癌预后明显不佳，有较高的淋巴结和远处转移率（分别为 50% 和 30%），应按高级别癌成分采取相应的治疗方案。体积较大和生长迅速的肿瘤预后较差。

【病理要点】

1. 肿物界限清楚，但无真性包膜，通常表现为多结节状，基底宽。发生于小唾液腺的肿瘤可表现为界限不清。平均直径为 2~3 cm，剖面呈实性，灰白色或灰黄色，可见出血、坏死或囊性变。

2. 肿瘤呈分叶状、管状和实性巢状或片状混合分布。典型组织学特征是形成双层导管样结构，主要由两种细胞构成（图 5-17）。导管样结构内层为单层立方状腺上皮细胞，有致密的细颗粒状胞质。胞核圆形，位于细胞中心或基底部。外层为肌上皮细胞，单层或多层排列，细胞呈多边形，边界清楚，胞质呈特征性透明状，胞核为空泡状，稍偏中心。透明肌上皮细胞胞质内含有糖原，PAS 染色呈阳性反应，而黏液卡红及阿辛蓝染色呈阴性。一般情况下，肿瘤细胞缺乏恶性表现，但是复发者尤其透明细胞为主者其异型性和核分裂象明显。大约 18% 的病例出现坏死。

3. 肿瘤间质较少，但可见丰富的透明基底膜样物质。

4. 少数上皮-肌上皮癌可出现高级别转化，即肿瘤中既存在虽然量少但明确的上皮-肌上皮癌成分，又存在高级别肌上皮癌区或者低分化或未分化区域。

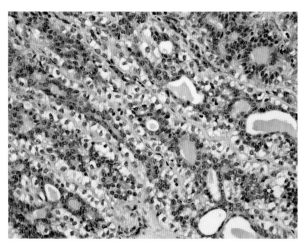

图 5-17　上皮-肌上皮癌

肿瘤呈典型双层导管结构，内层为立方的腺上皮细胞，外层为透明的肌上皮细胞（HE，×200）

5. 导管内层细胞表达 CK7、CK8/18、CK19、panCK、CAM5.2 和 EMA，外层透明肌上皮细胞表达 CK（通常比导管细胞弱）、vimentin、SMA、calponin、p63、p40 及 S-100 等。

【鉴别诊断】

1. 多形性腺瘤　肿瘤为良性，界限清楚，有包膜。透明细胞少见，可见黏液软骨样基质。

2. 管状型腺样囊性癌　腺样囊性癌的外层透明细胞含少量胞质和深染的有角的胞核，常伴有嗜碱性黏液的筛状结构。而且腺样囊性癌更具侵袭性，常见神经侵犯。

3. 上皮 – 肌上皮癌还需与其他透明细胞性肿瘤相鉴别，如透明细胞肌上皮瘤或癌、透明细胞嗜酸细胞瘤、透明细胞型黏液表皮样癌、皮脂腺腺瘤或癌、玻璃样变透明细胞癌、腺泡细胞癌及转移性肾透明细胞癌等。

五、肌上皮癌

肌上皮癌（myoepithelial carcinoma）是几乎全部由肌上皮分化的肿瘤细胞构成的唾液腺恶性肿瘤，浸润性生长，有转移潜能。该肿瘤是良性肌上皮瘤的恶性型，又称为恶性肌上皮瘤。

【临床特点】

1. 占唾液腺肿瘤的 0.1% ~ 0.5%，唾液腺癌的 2% 以下，但实际发病率可能被低估。

2. 多发生于腮腺（75%），但也可以发生于下颌下腺和小唾液腺。小唾液腺中最常见的为腭部。

3. 患者年龄分布广泛（14 ~ 86 岁），平均 55 岁，性别无差异。

4. 多数为无痛性肿块，病程长短不一，大多一年以内腮腺肿瘤可引起面瘫，小唾液肿瘤引起黏膜溃疡。有些患者有近期生长加快表现。

5. 肿瘤具有局部侵袭性，应手术彻底切除。

【病理要点】

1. 肿瘤包膜不完整或无包膜，常呈多结节状外观，大小在 2 ~ 10 cm。切面呈灰白色，质软或韧。有的肿瘤见出血、坏死和囊性变。

2. 肿瘤通常为大小不一的多结节状，具有明显的浸润缘，结节外周细胞丰富，中央细胞稀疏，常为坏死和（或）黏液区，形成特征性的"花边结构"。

3. 肿瘤细胞形态多样，包括上皮样细胞、透明细胞、浆细胞样细胞和梭形细胞。多数肿瘤由一种形态的肌上皮细胞构成，也可以由几种形态的肌上皮细胞混合构成（图 5-18）。细胞有异型性，浸润性生长至周围组织。

4. 肿瘤细胞可排列成实性、片状、梁状或网状结构。可见黏液样间质或玻璃样变。

5. 肿瘤细胞表达 CK 和至少一种肌上皮标志物，如 S-100、p63、SMA、GFAP、CD10 和 calponin 等。

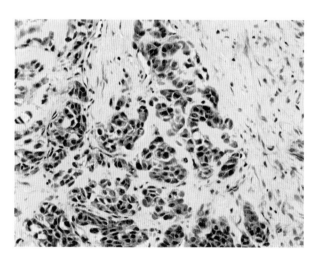

图 5-18　肌上皮癌
肿瘤细胞主要为浆细胞样肌上皮细胞，具有明显异型性（HE，×200）

【鉴别诊断】

1. 良恶性肌上皮瘤的鉴别要点在于有无浸润性和破坏性生长。此外，肌上皮癌细胞有异型性，可见核分裂象和坏死。

2. 上皮细胞型肌上皮癌需与腺样囊性癌、非特异性腺癌和多形性腺癌等鉴别，上皮细胞型肌上皮癌常形成假腺样结构，但无真性导管样结构。

3. 含透明细胞的肌上皮癌需要与上皮 – 肌上皮癌、透明细胞癌、皮脂腺癌和转移性肾透明细胞癌等相鉴别。

4. 梭形细胞型肌上皮癌需与一些镜下形态类似的间叶源性肿瘤鉴别，如平滑肌肉瘤、纤维肉瘤和恶性外周神经鞘瘤等。这些肿瘤不表达 CK 等上皮分化标志物。

5. 浆细胞样为主的肌上皮癌需与髓外浆细胞瘤、黑色素瘤和大细胞淋巴瘤等鉴别。

六、基底细胞腺癌

基底细胞腺癌（basal cell adenocarcinoma）是主要由基底样细胞构成的唾液腺恶性肿瘤，含不同比例的肌上皮细胞，具有浸润性和转移潜能。

【临床特点】

1. 少见，约占唾液腺肿瘤的 1.6%，恶性唾液腺肿瘤的 2.9%。

2. 90% 以上发生在腮腺，口内小唾液腺罕见发生。

3. 好发于成年人，患者平均年龄为 60 岁，无明显性别差异。

4. 临床表现为无症状肿胀，偶有疼痛，很少发生面瘫或破溃，病程为数周至 10 年。部分患者可伴有多发性皮肤附属器肿瘤。

5. 治疗首选手术彻底切除。约 1/3 的病例复发，很少有淋巴结或远处转移，致死罕见。

【病理要点】

1. 肿物常呈结节状或不规则，无包膜。有些肿瘤界限清楚，有的呈明显浸润性生长。剖面实性，灰白色或褐色，质地均等，有的见局部囊性。

2. 肿瘤可由两种基底样上皮细胞构成：小圆形细胞，胞质少，胞核深染，位于肿瘤细胞岛的周边部，常排列成栅栏状；大的多边形细胞或梭形细胞，胞质较少，染色较淡，可有局灶性鳞状细胞分化。与基底细胞腺瘤相比，细胞核质比例较大，核分裂象较多。

3. 肿瘤细胞的排列可分为实性型、膜状、小梁型和管状型（图5-19）。实性型最常见，较大的细胞融合成团，较小的细胞位于细

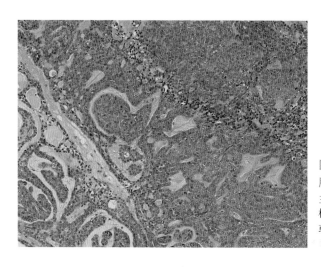

图 5-19 基底细胞腺癌

主要由小圆形的基底样细胞构成，呈条索或管状排列（HE，×100）

胞团的周边，呈栅栏状排列。膜状型表现为肿瘤细胞团被嗜伊红的 PAS 阳性的基底膜样物质包绕。小梁型表现为肿瘤细胞呈相互吻合的条索状排列。管状型形成真性或假性腺腔或者小的囊状裂隙。

4. 肿瘤细胞常浸润周围腺体、黏膜、骨骼肌或腺周脂肪。约1/4 的病例可见血管和周围神经的侵犯。大部分肿瘤细胞异型性比较低，核分裂象少见，诊断主要依靠浸润性生长的特点。

5. 肿瘤细胞 pan CK、CK14 阳性，CK7 和 EMA 可显示肿瘤的导管成分，大部分基底样细胞 CK5/6、p63 和 p40 阳性。部分肿瘤细胞团的外层细胞 S-100、vimentin、SMA 和 calponin 阳性。部分病例 β-catenin 胞核阳性。Ki-67 增殖指数常较低。

【鉴别诊断】

1. 基底细胞腺瘤　与基底细胞腺癌的主要区别为是否浸润性生长及有无神经、血管侵犯。此外，核分裂象和 Ki-67 增殖指数可作为参考。膜性型基底细胞腺瘤常无包膜，可呈多灶性生长，但为推进式生长而不是破坏性生长。

2. 实性型腺样囊性癌　腺样囊性癌肿瘤细胞胞质少，常透明，含带角的细胞核。肿瘤细胞排列成大的实性团块。肿瘤中可出现筛状结构，栅栏状排列不明显，鳞状化生罕见，核分裂象多见，常见坏死。

3. 基底样鳞状细胞癌 肿瘤细胞小，核深染，核质比高，核分裂象多见，细胞异型性明显，常见粉刺样坏死，并伴有不同程度的鳞状分化。累及被覆的黏膜表现为异常增生、原位癌或典型的鳞状细胞癌。

4. 神经内分泌小细胞癌 肿瘤由成片、条索、巢状排列的较一致的小细胞构成，细胞质少，核染色质细腻，呈细颗粒状，核分裂象多，缺乏鳞状细胞分化，可见菊形团，癌巢周边的肿瘤细胞不呈栅栏状排列，常见片状坏死。免疫组化显示神经内分泌标志物阳性。

七、透明细胞癌

透明细胞癌（clear cell carcinoma）是一种完全由单形性透明细胞构成的低度恶性唾液腺上皮性肿瘤，伴或不伴玻璃样变间质，肿瘤具有鳞状分化表型且缺乏其他含有透明细胞的唾液腺肿瘤的组织形态特征。

【临床特点】

1. 发病率低，约占唾液腺上皮性肿瘤的 1.2%。

2. 大部分病例发生于小唾液腺，其中以腭、舌根最多见。大唾液腺中以腮腺多见，下颌下腺也可发生。

3. 多数病例发生在 50～80 岁，平均 55 岁。女性较多见，男女之比约为 1∶1.5。

4. 主要表现为无痛性肿块，可伴有黏膜溃疡，较少出现疼痛或麻木等症状。病程 1 个月至 15 年不等。肿瘤固定，不活动。

5. 手术方式为彻底切除。术后一般无复发和转移，预后良好。但有报道显示，20%～25% 的病例就诊时已发生淋巴结转移。少数肿瘤转移至颈淋巴结，罕见转移至肺。

【病理要点】

1. 肿瘤最大直径通常在 3 cm 以下，界限不清，常无明显包膜，浸润性生长。剖面为实性，呈灰白色。

2. 肿瘤细胞主要为胞质透明的圆形或多边形细胞，排列呈片状、巢状、小梁状或条索状（图 5-20）。胞核呈圆形或多边形，位于

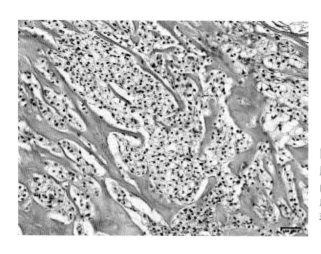

图 5-20 透明细胞癌
由透明细胞巢构成，肿瘤间质常玻璃样变（HE，×100）

细胞中央或偏位。PAS 染色阳性（可被淀粉酶消化），黏液卡红染色通常为阴性，证明其为糖原。

3. 细胞异型性不明显，核分裂象罕见，部分胞核有中等程度的异型性。有时肿瘤可出现明显的鳞状分化甚至黏液细胞分化。

4. 大多数病例肿瘤间质为致密的玻璃样变性的胶原带，有时出现黏液变性。

5. 肿瘤无包膜，侵袭性较强，常浸润周围的黏膜、腺体和肌肉组织，可见神经周侵犯，但一般无血管浸润。

6. 肿瘤细胞表达 panCK、CK7、CK5、CK6、CK14、CK8/18 和 CK19 等，CK10/13 和 CK20 阴性，p63 呈弥漫阳性，vimentin 常呈阴性，部分病例 EMA 阳性。EWSR1 重排和 EWSR1-ATF1 融合基因对于透明细胞癌的诊断具有参考价值。肌上皮标志物如 S-100、SMA 及 calponin 阴性。Ki-67 增殖指数一般低于 5%。

【鉴别诊断】

1. 上皮 – 肌上皮癌 含有双层细胞排列的腺管样结构，其中透明细胞为肌上皮来源，位于导管细胞的外层，常见于腮腺，而透明细胞癌常见于小唾液腺。

2. 透明细胞型肌上皮瘤或癌 除透明细胞外，常可见少量非透明的上皮样细胞、梭形细胞或浆细胞样细胞，其透明细胞为肌上皮来源。另外，肌上皮的癌恶性程度较高。

3. 透明细胞型黏液表皮样癌　可见有诊断意义的黏液样细胞、表皮样细胞和中间细胞，黏液卡红染色阳性。

4. 腺泡细胞癌　也可见富含糖原的透明细胞，但肿瘤细胞胞质中常见特征性的嗜碱性颗粒，细胞呈实性、微囊性、乳头囊性或滤泡性等排列方式，淀粉酶染色阳性。

5. 皮脂腺腺瘤或癌　肿瘤细胞体积大，胞质中含泡沫状脂滴，脂肪染色阳性。

6. 透明细胞型嗜酸细胞瘤　多见于腮腺，不侵犯周围组织，可见体积大、胞质丰富的大嗜酸细胞，肿瘤细胞巢中通常有腺管结构，PTAH 染色阳性。

7. 转移性肾透明细胞癌　根据临床病史、肾的影像学检查、肾透明细胞癌组织含丰富的间质薄壁血管以及肿瘤细胞表达 CD10 等免疫组化特点可做出诊断。

八、分泌性癌

分泌性癌（secretory carcinoma）是形态学、免疫表型和分子遗传特征类似于乳腺分泌性癌的一种唾液腺恶性肿瘤。肿瘤细胞通常含有多泡状嗜酸性胞质，伴腔内或胞质内黏液，并具有特异性的 ETV6-NTRK3 融合基因的唾液腺恶性肿瘤。

【临床特点】

1. 好发于腮腺，其次为小唾液腺和下颌下腺。

2. 发病年龄范围广（10~86 岁），成人多发，儿童亦可发病，平均年龄 46.5 岁，无明显的性别差异。

3. 临床表现为无痛性缓慢生长的肿块。症状可持续 2 个月至 30 年不等。

4. 首选手术完整切除。一般为低度恶性，预后相对较好，可局部复发，局部淋巴结转移率为 25% 左右（比腺泡细胞癌稍高），远处转移罕见。少部分病例伴高级别转化，侵袭性强，易复发和转移，预后差。预后主要与肿瘤分期、是否伴高级别转化以及瘤体大小等有关。

【病理要点】

1. 肿瘤直径为 0.3～10 cm，平均 2.0 cm。边界可清楚或浸润性生长，常见侵犯周围腺体组织。切面常呈实性，灰白色、棕色或黄色。可伴局部出血或囊性变，囊腔内含黄绿色液体。

2. 肿瘤排列方式多样，可呈实性或分叶状、微囊状、管状、乳头–囊状、滤泡或筛状（图 5-21）。其中乳头–囊状结构比较多见。

3. 肿瘤细胞胞质丰富，呈淡染的嗜酸性细颗粒状或空泡状，伴腔内或胞质内黏液，但缺乏嗜碱性的胞质内酶原颗粒，部分管腔结构中嗜酸性分泌物存在。胞核小而一致，无明显异型性，核分裂象少见。

4. 少部分病例伴高级别转化，可见典型分泌性癌和高度恶性癌区域。后者肿瘤细胞常排列成实性或小梁状，常侵犯周围组织，部分侵犯神经，肿瘤细胞巢内可见粉刺样坏死，细胞核大、深染、异型性明显。

5. 肿瘤细胞 S-100、vimentin 及 mammaglobin 特征性弥漫性强阳性，其他阳性指标还有 CK7、CK8/18、CK19、EMA、GCDFP-15、STAT5a 和 SOX10 等。DOG1 常为阴性。

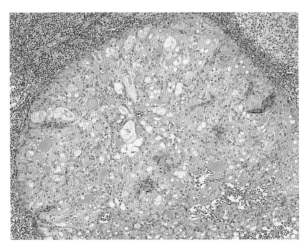

图 5-21　分泌性癌
肿瘤细胞胞质丰富，呈淡染的嗜酸性细颗粒状或空泡状，伴腔内或胞质内黏液，排列呈实性巢状（HE，×100）

6. 肿瘤可发生特征性的染色体易位 t（12；15）（p13；q25），形成 ETV6-NTRK3 融合基因。通过 FISH 检测 ETV6-NTRK3 基因融合是诊断唾液腺分泌性癌较为特异的指标。

【鉴别诊断】

1. 腺泡细胞癌　在形态上腺泡细胞癌乳头囊状结构较为少见，而在分泌性癌中比较多见。分泌性癌肿瘤胞质呈空泡状，没有腺泡细胞癌特征性的酶原颗粒，此为两者鉴别诊断的重点。免疫组化显示腺泡细胞癌 DOG1 胞膜弥漫阳性，大部分病例 S-100、vimentin 及 mammaglobin 常阴性；分泌性癌 vimentin、S-100 和 mammaglobin 常弥漫阳性，DOG1 阴性。腺泡细胞癌无 ETV6-NTRK3 基因融合。

2. 黏液表皮样癌　囊状或微囊型的分泌性癌有空泡样细胞和透明细胞，胞质嗜酸性，局部可含黏液，有时易与黏液表皮样癌相混淆。但后者有典型的黏液细胞、中间细胞和表皮样细胞，免疫组化显示 p63 弥漫阳性和 S-100 阴性。分泌性癌表现为 p63 阴性和 S-100 弥漫强阳性。

3. 唾液腺导管癌　常有粉刺样坏死、导管样结构、囊性乳头状结构或筛状结构。一般 AR、GCDFP-15 和 Her2 阳性，S-100 阴性。

4. 低级别导管内癌　肌上皮细胞标志物染色显示肌上皮细胞完整围绕所有囊性腔隙是低级别导管内癌的重要特征。分泌性癌具有特征性的 ETV6-NTRK3 基因融合，低级别导管内癌无此基因重排。

九、多形性腺癌

多形性腺癌（polymorphous adenocarcinoma）是以细胞形态的一致性、组织结构的多样性以及浸润性生长方式为特征的唾液腺上皮性恶性肿瘤。

【临床特点】

1. 主要发生于口内小唾液腺，约 60% 发生于腭部，也可见于颊黏膜、磨牙后区、上唇和舌根等部位，发生于大唾液腺者罕见。

2. 患者发病年龄为 16～94 岁，平均 59 岁。多于 70% 的病例发生在 50～70 岁年龄段。儿童罕见发生。女性多见，男女比为 1：2。

3. 临床常表现为缓慢生长的无痛性肿块，病程从几周至 40 年不等。偶尔出现出血、毛细血管扩张和黏膜溃疡。

4. 手术切除。预后通常较好，局部复发率为 10%～33%，局部淋巴结转移率为 9%～15%，远处转移罕见，死于本病者很少。发生高级别转化的多形性腺癌预后不良。

【病理要点】

1. 平均直径约为 2 cm，通常界限相对清楚，无包膜，位于黏膜下，呈浸润性生长，剖面实性，呈黄褐色分叶状。

2. 多形性腺癌以浸润性生长、细胞学的一致性和组织结构的多样性为特征。肿瘤细胞大小较一致，呈圆形或梭形，胞质淡染，嗜酸性或双嗜性。胞核呈圆形或卵圆形，染色质细腻或呈毛玻璃状，核仁不明显。该肿瘤异型性小，核分裂象和坏死罕见。

3. 肿瘤组织结构多样，包括筛状结构、条索状结构（图 5-22）、小导管样结构、实性巢状结构、乳头或乳头囊状结构。最具特征性的结构是肿瘤细胞围绕神经呈漩涡状或靶环样排列，多位于肿瘤周边。

4. 常见玻璃样变的间质，但无软骨样或黏液软骨样区域。

5. 部分病例以筛状结构或实性结构为主，具有与甲状腺乳头状腺癌一样的特征性毛玻璃样相互重叠的胞核，称为筛状腺癌。筛状腺癌是否为一个新的肿瘤实体，尚存争议。WHO（2017）唾液腺肿瘤组织学分类中将该肿瘤归为多形性腺癌的亚型。罕见情况下，多形性腺癌可发生高级别转化。

6. 免疫组化结果变异较大，诊断价值低。肿瘤细胞表达 CK7、CK8/18 和 CK19，CK10/13 和 CK20 阴性。S-100、vimentin、mammaglobin 和 p63 常阳性表达，不同程度表达 CK14、SMA、EMA 和 CEA 阳性。p40 和 GFAP 常为阴性表达。

【鉴别诊断】

1. 腺样囊性癌　腺样囊性癌也具有筛状、导管样和实性结构及神经浸润的特点，但其导管结构为双层细胞构成，肿瘤细胞为高核质比的小细胞，含深染的有角的胞核。靶环样结构是多形性腺癌的

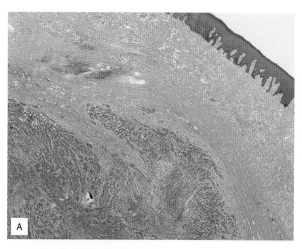

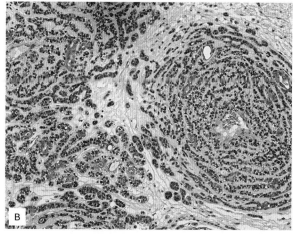

图 5-22　多形性腺癌
（A）肿瘤无包膜，呈浸润性生长（HE，×40）；（B）细胞形态较一致，异型性小，但排列方式多样，如同心圆状排列等（HE，×100）

典型特点，此外，腺样囊性癌一般无乳头状结构。腺样囊性癌中 p63 和 p40 均阳性，而多形性腺癌 p63 阳性，p40 常阴性。

2. 多形性腺瘤　多形性腺瘤一般包膜完整，界限清楚，无神经周围侵犯，含有黏液软骨样基质。

3. 筛状腺癌需与来源于舌甲状腺的实性型或滤泡型乳头状腺癌鉴别。后者常见嗜酸性胶状体，甲状腺球蛋白（Thyroglobulin）染色阳性。

十、唾液腺导管癌

唾液腺导管癌（salivary duct carcinoma）是由导管样细胞形成的多灶性、类似于高级别乳腺导管癌的高度恶性侵袭性肿瘤。常含粉刺样坏死和小的中至高度非典型性的肿瘤细胞巢。

【临床特点】

1. 约占唾液腺上皮性肿瘤的 0.4%。

2. 发病部位以腮腺最常见，下颌下腺、舌下腺和小唾液腺等均可发生。

3. 患者年龄多数超过 50 岁。男性发病率明显高于女性，其比例为 3：1 ~ 4：1。

4. 临床上常表现为生长迅速的肿块。肿瘤侵袭性强，常侵犯周围组织，可以出现疼痛和面瘫等症状。

5. 手术方式采用根治术，扩大切除肿物和颈淋巴结清扫，并辅以放疗。肿瘤具有高侵袭性，常发生区域淋巴结转移。据报道，有 33% 的患者手术后复发，46% 发生远处转移。55% ~ 65% 的患者死亡，通常在发病 5 年内。肿瘤大小、远处转移和 Her-2 过表达与预后相关。

【病理要点】

1. 肿物大小不一，直径 0.9 ~ 6.0 cm，平均 3.0 cm。呈圆形或结节状，质地较硬，无包膜。剖面实性，灰白色或褐色，可见囊性变、坏死或钙化。常明显浸润周围组织，偶尔肿瘤较局限。

2. 唾液腺导管癌在细胞学和结构上与高级别乳腺导管癌相似。多形性肿瘤细胞排列成实性上皮团、筛孔状（图 5-23）、导管样结构、乳头状、小巢状或条索状，各种结构可在同一肿瘤中以不同比例混合存在。

3. 实性上皮团或筛孔状结构中央可见粉刺样坏死，是此肿瘤的特征性表现。唾液腺导管癌还有几种病理学亚型，包括肉瘤样唾液腺导管癌、黏液丰富型唾液腺导管癌和侵袭性微乳头状唾液腺导管癌。

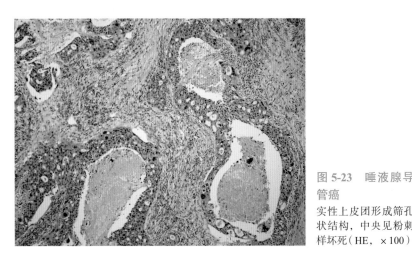

图 5-23 唾液腺导管癌

实性上皮团形成筛孔状结构，中央见粉刺样坏死（HE，×100）

4. 肿瘤细胞较大，立方状或多角形，胞质丰富，胞核较大，核仁明显，染色质粗，常见核分裂象。间质富含胶原纤维，常见玻璃样变。

5. 肿瘤呈浸润性生长，血管和神经浸润常见而且广泛。

6. 肿瘤细胞 CK7 阳性，CK20 阴性或偶尔灶性弱阳性，CEA、EMA 和顶浆分泌标志物 GCDFP-15 呈阳性反应。Her2 在 25%～30% 的病例中阳性表达。Ki-67 增殖指数常较高，平均为 40%。肌上皮标志物如 p63、SMA 和 S-100 蛋白等呈阴性。AR 常阳性，ER 及 PR 阴性。

【鉴别诊断】

1. 唾液腺高级别导管内癌　肿瘤细胞在导管内呈实性、筛状、微乳头状生长方式；肿瘤细胞也有显著异型性，核呈高级别伴明显核仁，核分裂象常见；可见灶性坏死。肿瘤细胞巢周围有非肿瘤性肌上皮细胞围绕是最主要的鉴别点。需广泛取材，以排除浸润性病变。

2. 转移性乳腺导管癌　组织学表现与唾液腺导管癌难以区别。但乳腺癌多发生在女性，乳腺有原发灶（临床病史有重要的参考价值）。免疫组化转移性乳腺癌常 ER 和 PR 阳性，唾液腺导管癌 ER 和 PR 阴性，AR 阳性。

3. 实性型腺样囊性癌　肿瘤细胞为基底样细胞，细胞较小，且坏死不如唾液腺导管癌规则。免疫组化显示腺样囊性癌肌上皮标志物和 MYB 通常阳性。

4. 低分化黏液表皮样癌 有黏液细胞和表皮样细胞，无筛孔状和乳头样结构，p63 常弥漫阳性。

5. 乳头状囊腺癌 其乳头较唾液腺导管癌多而散在，呈分枝状，异型性较小，一般不出现粉刺样坏死或筛孔样结构，乳头中心有明显的纤维血管轴。

十一、导管内癌

导管内癌（intraductal carcinoma）是以肿瘤性上皮细胞导管内或囊腔内增殖为特征的低度恶性唾液腺癌，相似于乳腺的非典型性导管增生至导管原位癌。2017 新版 WHO 组织学分类将低度恶性筛状囊腺癌（又称低级别唾液腺导管癌）和唾液腺导管原位癌统一命名为导管内癌，按照细胞的异型性程度分低级别和高级别。

【临床特点】

1. 罕见。

2. 绝大多数报道的肿瘤发生于腮腺。

3. 发病年龄范围 27～93 岁，平均年龄 60.3 岁。男性稍多见（男：女 =1.3：1）。

4. 临床上常表现为缓慢生长的肿块，偶有疼痛。

5. 手术切除。预后好，手术后目前尚无复发和转移的报道。

【病理要点】

1. 肿瘤无包膜，部分呈囊性，直径 0.7～5 cm。

2. 低级别导管内癌由单个或多个囊腔及邻近的导管内上皮增生构成，囊腔衬覆小的多层增生导管细胞。小导管结构中可见增生的导管上皮，呈筛孔状、微乳头状和实性（图 5-24）。通常无细胞的异型性和核分裂象，坏死少见。

3. 高级别导管内癌的肿瘤细胞有显著异型性，核质比增高，核呈高级别伴明显核仁，核分裂象常见，可有坏死。免疫组化标记 S-100 蛋白常为阴性或局灶阳性。诊断高级别导管内癌要在充分取材和细致阅片的基础之上。一旦存在浸润，应诊断为导管癌。

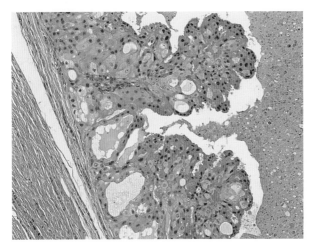

图 5-24　低级别导管内癌
肿瘤由多个囊腔及邻近的导管内上皮增生构成，细胞形态较一致，囊腔内衬覆增生的导管上皮，形成筛孔状结构和微乳头结构（HE，×100）

4. 肿瘤总体表现非常相似于乳腺的非典型增生和低度恶性导管原位癌。无周围神经和血管侵犯，低级别导管内癌是一种非浸润性癌，完整切除后不复发。

5. 肿瘤细胞常弥漫强表达 CK7、vimentin、S-100、mammaglobin 和 SOX10。少数病例可灶性表达 AR、GCDFP-15 和 DOG1。不表达 Her2、p53 和 CK20。肌上皮细胞或基底细胞标志物如 SMA、calponin、p63、p40 和 CK14 表达于围绕囊性腔隙的非肿瘤性肌上皮细胞。低级别导管内癌表达 S-100，通常不表达 AR。高级别导管内癌一般表达 AR，不表达 S-100。

【鉴别诊断】

1. 乳头囊性型腺泡细胞癌　含有浆液性腺泡细胞，胞质内有抗淀粉酶消化的 PAS 阳性的酶原颗粒。免疫组化显示腺泡细胞癌 DOG1 胞膜弥漫阳性，大部分 S-100 呈阴性，mammaglobin 常阴性，而低级别导管内癌 S-100 和 mammaglobin 常弥漫阳性，DOG1 阴性或灶性阳性。

2. 囊腺癌　2017 新版 WHO 组织学分类将囊腺癌归为非特异性腺癌的一种变异型。特征以囊内生长为主，有明显大小不一的囊腔，囊腔内常有不同程度的乳头状结构，一般不出现实性和筛孔样结构，缺乏导管内增生特征，肿瘤巢周围无肌上皮细胞，呈侵袭性生长。

3. 分泌性癌　常排列成管状、乳头囊状、微囊或大囊状、实体型和滤泡型，肿瘤细胞胞质含有丰富的嗜酸性均质或多空泡状分泌物，形态学上与低级别导管内癌较难鉴别。肌上皮细胞标志物染色显示完整肌上皮细胞围绕所有囊性腔隙是低级别导管内癌的特征。分泌性癌具有特征性的 *ETV6-NTRK3* 基因融合。低级别导管内癌无 *ETV6* 基因重排。

十二、嗜酸细胞癌

嗜酸细胞癌（oncocytic carcinoma）是几乎完全由肿瘤性大嗜酸细胞构成的侵袭性较强的腺癌，并且形态学上不表现其他唾液腺肿瘤的特征。肿瘤可以是原发的，也可以来自良性肿瘤（如多形性腺瘤、嗜酸细胞瘤和 Warthin 瘤）的恶变。罕见情况下，组织学上表现良性的嗜酸细胞瘤局部复发后发生转移，即使缺乏恶性细胞学形态，也应该诊断为癌。

【临床特点】

1. 罕见，占唾液腺肿瘤的 1% 以下。

2. 近 80% 发生于腮腺，8%～10% 发生于下颌下腺，其他发生于小唾液腺。

3. 平均发病年龄为 60～62 岁（范围为 25～91 岁），男性多见（男女发病比例约为 2∶1）。

4. 典型临床表现为无痛性缓慢生长的肿块。部分肿瘤生长较快，约 1/3 的病例可出现局部疼痛或麻木感，或发生面瘫。

5. 主要是手术切除治疗。局部复发率高，常发生区域淋巴结转移，死亡率较高。预后相关因素包括远处转移和肿瘤大小等。

【病理要点】

1. 肿块无包膜，单个或多灶性，切面实性，质地较硬，灰色或褐色，有时可见坏死区。

2. 肿瘤细胞大，圆形或多边形，胞质丰富，嗜酸性细颗粒状。

胞核圆形、空泡状，常有明显的核仁（图 5-25）。肿瘤细胞异型性较嗜酸细胞瘤明显，核分裂象散在，可见病理性核分裂。肿瘤细胞排列成片、腺泡状或小梁状，有时可见明显的导管分化或坏死。

3. 肿瘤浸润性生长，常浸润周围正常腺体和肌组织，可见血管和神经浸润。

4. PTAH 组织化学染色表现为胞质内细的蓝色颗粒，证实胞质内充满线粒体。透射电镜可见肿瘤细胞胞质内充满大量异常形态和大小的线粒体。免疫组化示肿瘤细胞表达 CK、EMA 和线粒体抗原等，癌巢周边基底样细胞 p63 散在阳性，S-100、SMA 和 calponin 等阴性。

【鉴别诊断】

1. 嗜酸细胞瘤　有包膜，无明显细胞异型性、核分裂象和浸润性生长等特点，无神经和血管侵犯。Ki-67 增殖指数低。

2. 嗜酸细胞增生症　表现为大小不一的嗜酸细胞增生灶或弥漫片状增生，细胞形态温和，沿腺小叶分布，无包膜，但无浸润性生长的特点。

3. 嗜酸性黏液表皮样癌　黏液表皮样癌可发生局灶性或弥漫性嗜酸性颗粒细胞增生。但仔细观察，可找到黏液细胞、中间细胞和表皮样细胞。

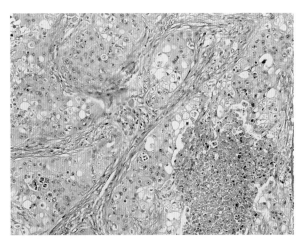

图 5-25　嗜酸细胞癌 肿瘤细胞体积较大；胞质丰富，含嗜酸性细颗粒；核仁明显（HE，×100）

4. 唾液腺导管癌　常有粉刺样坏死、导管样结构、囊性乳头状结构或筛孔状结构。PTAH 染色常阴性，AR 常阳性。嗜酸细胞腺癌肿瘤细胞胞质中嗜伊红颗粒更为丰富，并且抗线粒体免疫组化染色胞质颗粒阳性表达。

5. 腺泡细胞癌　胞质含嗜碱性酶原颗粒，有实性型、微囊型、乳头状囊性型和滤泡型等生长结构，PTAH 染色阴性，抗 DOG1 免疫组化染色阳性，而嗜酸细胞腺癌肿瘤细胞胞质中嗜伊红颗粒丰富，并且抗线粒体免疫组化染色胞质颗粒阳性表达。

十三、腺癌，非特指

腺癌，非特指（adenocarcinoma, not otherwise specified, NOS），是一种具有导管分化或腺管分化，伴或不伴囊腔形成的唾液腺癌，缺乏其他任何已定义唾液腺癌的组织学特征的唾液腺恶性肿瘤，又称为不能分类腺癌（unclassified adenocarcinoma）。2017 版 WHO 组织学新分类将旧版的囊腺癌和黏液腺癌并入非特异性腺癌，并增加了肠型腺癌这一亚型。

【临床特点】

1. 约占唾液腺上皮性肿瘤的 5.6%，占唾液腺癌的 10%～15%。

2. 超过 50% 的病例发生于腮腺；小唾液腺的病例常见于腭、颊和唇黏膜等。

3. 发病年龄范围广，平均 58 岁，儿童罕见。女性略多于男性。

4. 发生于大唾液腺者多表现为无症状的孤立性实性或囊性肿块，偶尔伴有疼痛。发生于小唾液腺者可伴有溃疡或侵犯骨组织。病程 1 至 10 年不等。

5. 主要治疗方法为彻底切除肿瘤，必要时术后辅以放疗。复发更常见于高级别肿瘤。预后与肿瘤部位、组织学分级和临床分期有关。发生在小唾液腺者较发生在大唾液腺者预后好。

【病理要点】

1. 肿瘤大小不一，界限不清，剖面实性，呈棕色或黄色，可见坏死和出血灶。

2. 肿瘤细胞可呈立方状、柱状、多边形、透明、黏液样、嗜酸细胞样和皮脂细胞样等。一般肿瘤具有特征性的导管样结构，还可排列成小的互相融合的细胞巢或条索（图 5-26），或排列成大的稀疏的细胞岛或片状等。此外，还可呈乳头状、筛孔状和囊状等。

3. 根据导管形成、细胞的非典型性程度、核分裂数和肿瘤坏死等，将肿瘤分为低级别、中级别和高级别。低级别或中级别者普遍有导管样结构分化，高级别者导管结构较少，常在实性结构内见有

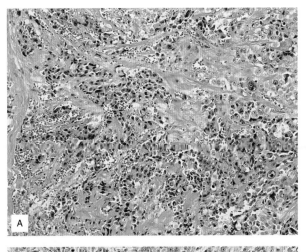

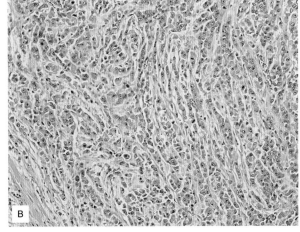

图 5-26 非特指性腺癌

（A）肿瘤细胞排列成腺管状和小巢状（HE，×100）；（B）肿瘤排列成条索状，细胞非典型性明显，由增生的结缔组织间质分隔（HE，×100）

少量导管分化。多数病例为高级别者。

4. 肿瘤呈浸润性生长，神经浸润和淋巴结转移常见。间质多少不等。

5. 广谱 CK 阳性，CK7 和 EMA 阳性。CK20、CK5/6、p63、SMA、calponin 及 DOG1 等阴性。S-100 一般阴性，偶见阳性表达。

6. 2017 新版 WHO 组织学分类将囊腺癌、黏液腺癌和肠型腺癌归入非特异性腺癌。囊腺癌以衬覆上皮的多囊性结构和浸润性生长为特征，囊腔内常含乳头状结构，乳头表面及囊壁被覆多层肿瘤细胞。这些细胞排列紊乱，有明显异型性。黏液腺癌是由大量的细胞外黏液湖和黏液湖内的肿瘤细胞团构成，充满黏液的囊性腔隙之间有纤维结缔组织间隔。肿瘤细胞呈立方形、柱状或不规则，排列成实性团，有形成腺腔或不完全管样结构的倾向。肠型腺癌是一种新近报道的唾液腺癌，病理特点类似于结肠腺癌。

【鉴别诊断】

根据定义，非特指性腺癌的诊断为排除性诊断。首先，需要排除其他类型的唾液腺肿瘤（如唾液腺导管癌、高级别黏液表皮样癌和多形性腺癌等）。其次，还需要排除转移性腺癌。转移性腺癌的诊断需要结合临床病史，免疫组化上唾液腺非特异性腺癌一般 CK7 阳性，CK20 阴性（肠型腺癌可呈阳性）。值得注意的是，唾液腺非特异性腺癌也可表达前列腺特异性抗原。

囊腺癌需与其他表现为囊性或乳头状生长的唾液腺肿瘤如囊腺瘤、Warthin 瘤、乳头囊状型腺泡细胞癌、多形性腺癌和黏液表皮样癌等相鉴别。囊腺瘤与囊腺癌的主要区别在于有无浸润性生长方式。乳头囊状型腺泡细胞癌具有特征性的腺泡样细胞，胞质含嗜碱性酶原颗粒。此外，腺泡细胞癌可见微囊型结构，而囊腺癌缺乏此结构。多形性腺癌具有多样的生长方式，乳头状结构常局部存在。黏液表皮样癌特征性地由黏液细胞、表皮样细胞和中间细胞混合构成，有时以某种细胞为主。仅仅存在囊腔内黏液或散在的黏液细胞并不能排除囊腺癌，但是囊腺癌肿瘤细胞表皮样分化罕见。唾液腺导管癌有特征性组织结构，包括粉刺样坏死、浸润性的实性或筛状肿瘤细胞巢及导管内生长方式等。

黏液腺癌应与黏液表皮样癌和黏液丰富型唾液腺导管癌相鉴别。尽管这些肿瘤都有黏液产生，但产生的黏液较少，而黏液腺癌产生的细胞外黏液占整个肿瘤组织的 50%。黏液表皮样癌还含有表皮样细胞和中间细胞。黏液丰富型唾液腺导管癌具有经典唾液腺导管癌的结构如导管内增生、筛状结构和粉刺样坏死等。

十四、癌在多形性腺瘤中

癌在多形性腺瘤中（carcinoma ex pleomorphic adenoma）是指发生于原发或复发性多形性腺瘤的上皮性恶性肿瘤，癌成分可表现为纯上皮性或肌上皮性，浸润肿瘤周围腺体组织及腺体外组织。2017 新版 WHO 组织学分类明确指出，癌在多形性腺瘤中不应被认作一个独立的诊断，而应该在病理报告中明确指出癌的类型与浸润范围，因为癌的类型和浸润范围影响患者的治疗和预后。

【临床特点】

1. 约占所有唾液腺上皮性肿瘤的 3.6% 和唾液腺癌的 12%，7%~16% 的病例发生于复发性多形性腺瘤。

2. 多见于腮腺，也可来自下颌下腺和小唾液腺。

3. 平均发病年龄为 50~60 岁（较多形性腺瘤的平均发病年龄大 10 岁）。女性稍多于男性。

4. 典型临床表现是长期存在的肿块，近期迅速增大，部分有疼痛和面神经麻痹等症状。

5. 包膜内型和微浸润型常采用手术彻底切除，浸润型需根据癌类型和临床分期进行相应治疗。报道显示，包膜内型和微浸润型（浸润范围小于 4~6 mm）预后好。浸润型预后差，可发生局部淋巴结或远处转移。预后与肿瘤大小、癌变部位和癌变组织学类型等因素有关。

【病理要点】

1. 肿瘤体积一般较大，最大径 1.5~25 cm，通常界限不清且有广泛的浸润。大体表现不一，残存的多形性腺瘤成分从大体上可见于大部分病例，表现为硬化或钙化的结节。

2. 良性多形性腺瘤成分和癌成分的相对比例变化很大，一些肿瘤可见癌与典型的多形性腺瘤毗邻（图 5-27）。有时良性成分很少，需要广泛取材，以发现残留的多形性腺瘤成分。良性和恶性成分之间常见明显的玻璃样变性和坏死区，存在一些核固缩的肿瘤细胞或导管样结构。同时可见出血或钙化。因此，若在长期存在的多形性腺瘤组织内观察到大片坏死变性区域，应考虑恶变可能。恶性成分最常见的是高度恶性腺癌（唾液腺导管癌、高级别非特异性腺癌及低分化肌上皮癌等）。

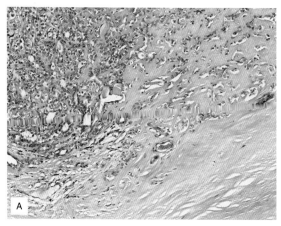

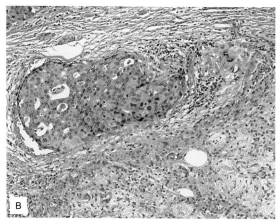

图 5-27 癌在多形性腺瘤中
（A）癌成分与多形性腺瘤移行区明显玻璃样变（右下区域）（HE，×100）；
（B）唾液腺导管癌成分（左上区域）与多形性腺瘤成分（右下区域）相毗邻（HE，×100）

3. 根据癌细胞浸润包膜或邻近组织的范围和程度，癌在多形性腺瘤中分为非浸润性癌、微浸润性癌和广泛浸润性癌。非浸润性癌是癌变部分仍局限在多形性腺瘤内，也称包膜内癌，癌成分通常为导管上皮源性和高级别。

2017 新版 WHO 组织学分类中没有明确指出微浸润的界定标准，其临界值需要进一步的研究确定。有研究指出 4～6 mm 的临界值对预后仍然具有相关性。

浸润性癌可广泛侵犯周围组织，常见神经侵犯，可见血管侵犯并伴有血管内瘤栓，常发生淋巴结转移和远处转移。

4. 早期的多形性腺瘤恶变（恶性成分为低分化腺癌）常是癌细胞取代导管内层细胞而外围的肌上皮细胞仍完整，可用肌上皮标志物显示周边残留的肌上皮细胞。此外，恶变区域 Ki-67 增殖指数明显高于良性多形性腺瘤区域。

【鉴别诊断】

癌在多形性腺瘤中的恶变成分组织学类型多样，关键在于正确识别相应的癌成分及良性多形性腺瘤区域，需要结合临床病史并广泛取材。

十五、皮脂腺癌

皮脂腺癌（sebaceous carcinoma）是由不同成熟程度的皮脂细胞构成的恶性肿瘤。肿瘤细胞排列成片状和（或）巢状，具有不同程度的细胞多形性、胞核的异型性及侵袭性。

【临床特点】

1. 约 90% 发生于腮腺，偶尔发生在下颌下腺。

2. 发病年龄范围广（6～93 岁），高峰年龄范围为 20～30 岁和 60～80 岁，男女比例为 1：1。

3. 临床表现一般为疼痛性包块伴不同程度的面神经麻痹，偶尔表现为固定于皮肤或与皮肤粘连。有些患者表现为无痛性肿块。

4. 手术应广泛切除，对高级别和高临床分期者建议辅助性放疗。术后可复发，偶尔发生局部淋巴结转移和远处转移。

【病理要点】

1. 肿瘤大小不等，界限清楚或有部分包膜，边缘呈膨胀性或局部浸润性。剖面为黄色、黄褐色、白色或粉色。

2. 肿瘤由分化程度不等的多边形皮脂细胞构成，排列成巢状、片状或条索状（图 5-28）。肿瘤团中央的细胞较大，胞质透明空泡状，内含有脂滴。细胞巢周边常为胞质少的基底样细胞，胞核深染，有不同程度的细胞多形性和核异型性。

3. 肿瘤坏死和间质纤维化常见，20% 以上的肿瘤有周围神经侵犯，血管侵犯罕见。组织化学染色显示苏丹Ⅲ染色和油红 O 染色阳性，阿辛蓝染色和 PAS 染色阴性。

4. 肿瘤细胞 panCK、CK5、EMA、CA15-3 及亲脂素 adipophilin 等阳性。CK7 阳性表达于导管样结构，CK14 和 p63 常表达于巢周边基底样细胞。S-100、CEA、GCDFP-15、BerEP4、SMA 及 calponin 等阴性。部分病例可表达 AR。

【鉴别诊断】

1. 皮脂腺腺瘤 / 癌、皮脂腺淋巴腺瘤 / 癌　皮脂腺淋巴腺瘤或癌具有显著的淋巴间质而区别于皮脂腺腺瘤或癌。皮脂腺癌和皮脂腺淋巴腺癌肿瘤细胞分化差，细胞间变，核分裂象较多，可

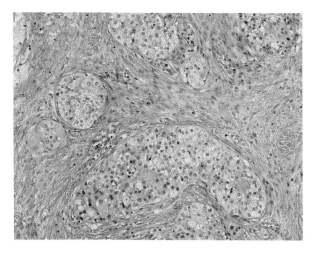

图 5-28　皮脂腺癌
多边形细胞形成大小不一的巢状结构，具有不同程度的细胞多形性和核异型性（HE，×100）

见坏死并向周围组织浸润，可与皮脂腺腺瘤和皮脂腺淋巴腺瘤相鉴别。

2. 黏液表皮样癌　实性团块中心有较多的黏液细胞，易与皮脂腺癌混淆。但黏液表皮样癌常形成腺腔或黏液湖，黏液卡红、阿辛蓝及 PAS 染色均阳性。

3. 其他唾液腺肿瘤如腺样囊性癌、基底细胞腺癌、上皮－肌上皮癌等可含有不等程度的皮脂腺分化，其中具有广泛皮脂腺分化的肿瘤易与皮脂腺癌混淆，鉴别时需仔细寻找这些肿瘤的特征性结构，免疫组化对鉴别有帮助（皮脂腺癌不表达 SMA 和 calponin）。

4. 转移性皮脂腺癌　罕见情况下，眼睑皮脂腺癌可转移到腮腺，鉴别时需结合临床病史。

十六、淋巴上皮癌

淋巴上皮癌（lymphoepithelial carcinoma）是一种与 EB 病毒感染有关的、伴有明显的非肿瘤性淋巴浆细胞浸润的未分化癌。

【临床特点】

1. 唾液腺淋巴上皮癌罕见，占所有唾液腺肿瘤的 1% 以下。有明显的种族和地域分布特征，在北极地区因纽特人群中，淋巴上皮癌是最常见的唾液腺癌。在中国南方和日本人中发病率也较高。

2. 约 80% 的病例发生于腮腺，其次是下颌下腺和小唾液腺。

3. 患者年龄分布广，多数发生于 40～60 岁，无明显性别差异。

4. 临床表现为腮腺或下颌下腺肿胀（可长期存在，最近快速生长），伴或不伴疼痛。晚期肿瘤可与深部组织或皮肤固定，20% 的患者有面神经麻痹，就诊时可有广泛颈部淋巴结累及。

5. 手术切除。肿瘤对放疗敏感，手术后可辅助放疗。40% 的患者发生淋巴结转移，10%～20% 发生远处转移。预后相关因素包括肿瘤临床分期和组织学特点。组织学上核分裂象多、肿瘤细胞间变、坏死和转移提示预后不佳。

【病理要点】

1. 肿瘤大小不一，直径 1～10 cm，可有清楚边界或直接侵犯周围腺体和腺体外软组织，剖面实性，分叶状，灰白、灰黄至褐色，可伴有出血或坏死灶。

2. 肿瘤细胞排列成浸润的片、岛和条索状，之间为特征性的致密淋巴样间质（图 5-29），可形成淋巴滤泡。肿瘤细胞呈多边形，边界清楚，含淡染的嗜酸性胞质。胞核呈椭圆形、空泡状，核仁明显。多数情况下，胞核大小不一。核分裂象和坏死易见。区域偶见鳞状化生。

3. 肿瘤细胞 panCK、CK5、CK6 及 p63 阳性，CK7 灶性阳性或阴性，CK20 阴性，肌上皮标志物如 S-100、SMA 及 calponin 等阴性。Ki-67 增殖指数常比较高。原位杂交 EB 病毒 DNA（EBER）常阳性。

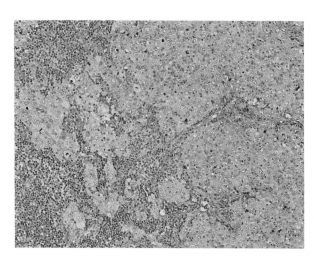

图 5-29　淋巴上皮癌
大片癌巢伴大量淋巴样间质，癌细胞界限不清，核空泡状，核仁明显（HE，×100）

【鉴别诊断】

1. 转移性未分化癌　需结合临床病史和检查。唾液腺淋巴上皮癌与鼻咽癌（更常见）在形态学上不能区别，因此，在确定唾液腺原发淋巴上皮癌之前应彻底检查鼻咽部。

2. 淋巴上皮性唾液腺炎　无明确的细胞异型性，EBER 阴性。

3. 非皮脂腺型淋巴腺瘤　明确的或少许腺体形成，无明确的细胞异型性，EBER 阴性。

十七、鳞状细胞癌

原发于唾液腺的鳞状细胞癌（primary salivary gland squamous cell carcinoma）非常罕见，是原发于唾液腺的具有明显鳞状上皮分化特点的唾液腺高度恶性肿瘤。诊断需排除皮肤来源的鳞状细胞癌和转移性鳞状细胞癌。

【临床特点】

1. 非常罕见，多报道于腮腺，腮腺导管是好发部位。

2. 男性多见，50 ~ 70 岁为发病高峰。

3. 肿物生长较快，质硬而固定，常表现为疼痛的肿块，可伴有面瘫。

4. 治疗方式为手术切除并辅助性放疗。恶性度较高，常发生区域淋巴结转移，预后差。预后与肿瘤临床分期密切相关。

【病理要点】

1. 表现为浸润性肿块，质硬，界限不清，切面实性、灰白色。

2. 镜下多为高至中分化的鳞状细胞癌。增生的鳞状细胞单团浸润腺体周围软组织，可见角化珠和细胞间桥。细胞和胞核的异型性明显，常见坏死和神经周围浸润（图 5-30）。原位导管异常增生有助于原发性鳞状细胞癌的诊断，但需排除黏膜上皮异常增生累及唾液腺导管。

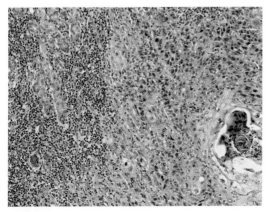

图 5-30　鳞状细胞癌
癌巢异型性明显，可见角化珠和细胞间桥，浸润至邻近腺体（HE，×100）

【鉴别诊断】

1. 皮肤来源或转移性鳞状细胞癌　发病数量远远多于原发性唾液腺鳞状细胞癌，鉴别需要仔细的临床和大体检查，并结合临床病史。

2. 低分化黏液表皮样癌　除表皮样细胞之外，还有黏液样细胞和中间型细胞，缺乏明确的角化。此外，黏液表皮样癌还可以表现为囊性区和灶性透明细胞分化区。

3. 坏死性唾液腺化生　常见于腭部，一般近期有外伤或手术史。可见腺小叶坏死，化生的鳞状上皮分化较好。

十八、差分化癌

唾液腺差分化癌（poorly differentiated carcinomas of salivary glands）也称为未分化癌，是唾液腺原发的上皮性恶性肿瘤，分为小细胞型和大细胞型，伴或不伴神经内分泌分化。小细胞癌（small cell carcinoma）以胞质少、核染色质细腻、核仁不明显及体积小的间变性细胞为特征。大细胞癌（large cell carcinoma）以胞质丰富的多形性细胞为特征。唾液腺差分化癌的诊断需排除转移性肿瘤和其他唾液腺肿瘤。

【临床特点】

1. 罕见，绝大部分病例发生于腮腺。

2. 中位年龄 64 岁，年龄范围 5～91 岁。男性多见，男女比为2.4：1。

3. 常表现为无痛性肿块。肿瘤生长迅速，病程短，部分伴有面瘫。超过 50% 的小细胞癌在就诊时即有颈部淋巴结转移。

4. 手术切除是主要的治疗方法，部分病例可辅助放疗和化疗。唾液腺差分化癌是高度恶性肿瘤，预后差。

【病理要点】

1. 为界限不清的实性肿瘤，剖面白色，最大直径 2～5 cm。

2. 唾液腺差分化癌分为小细胞癌和大细胞癌，以器官样细胞生长方式伴少量分化、核分裂象活跃及凝固性坏死为特点。

3. 小细胞癌由小至中等大小间变细胞构成，排列成实性片状、巢状或条索状。肿瘤细胞大小较一致（直径是正常淋巴细胞的 1/3～1/2），圆形、卵圆形或短梭形，胞质少，胞核圆形或卵圆形，核重叠，核染色质均匀分布，核仁不明显，核分裂象非常明显。常见地图状坏死。偶见鳞状上皮细胞灶，腺样或导管分化极少见，菊形团罕见（图 5-31A）。大部分小细胞癌有神经内分泌分化特点。

4. 大细胞癌由多形性大细胞构成，胞质丰富，嗜酸性，细胞边界较清楚，核呈圆形或椭圆形，染色质粗，核仁明显，核分裂象多见。肿瘤细胞排列成实性片状、巢状、梁状或条索状，其间为纤细的纤维血管分隔（图 5-31B）。可见局部导管或鳞状分化、肿瘤性菊形团或肿瘤巢周边细胞栅栏状排列。

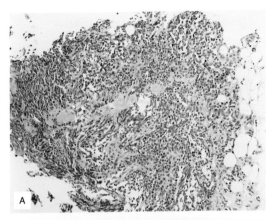

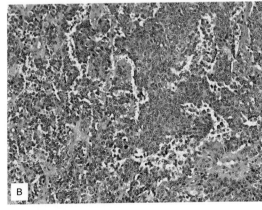

图 5-31 差分化癌
（A）小细胞癌的肿瘤细胞大小较一致，胞质少，排列成片状（HE，×100）；（B）大细胞癌的肿瘤细胞较大，排列成实性片状、巢状伴坏死，胞质丰富，核呈圆形或椭圆形（HE，×100）

5. 大部分病例不同程度地表达神经内分泌标志物如 NSE、CD56、Syn 和 CgA。PanCK 阳性，有时特征性表现为核周局灶性逗点样阳性。3/4 的唾液腺小细胞癌病例和部分大细胞癌病例 CK20 阳性。TTF-1 偶尔阳性，CK7 阴性。

【鉴别诊断】

唾液腺差分化癌的诊断需先排除转移性肿瘤和其他唾液腺肿瘤。小细胞癌的鉴别诊断主要包括实性型腺样囊性癌、促结缔组织增生性小圆细胞肿瘤、淋巴瘤、肺转移性小细胞癌、皮肤 Merkel 细胞癌、转移性神经母细胞瘤、黑色素瘤、尤文肉瘤或原始神经外胚层肿瘤等。大细胞癌的鉴别诊断主要包括低分化腺癌、低分化鳞状细胞癌、淋巴上皮癌、黑色素瘤和大细胞淋巴瘤等。

十九、癌肉瘤

癌肉瘤（carcinosarcoma）是罕见的既含癌成分又含肉瘤成分的呈双相分化的高度恶性唾液腺肿瘤，也称为真性恶性混合瘤（true malignant mixed tumor）。

【临床特点】

1. 罕见，文献报道不足百例。大部分病例发生于大唾液腺，其中腮腺约占 2/3。肿瘤可原发，但大部分发生于长期存在或复发的多形性腺瘤中。

2. 发病年龄范围广（14～90 岁），平均年龄 50～60 岁，男性较多见。

3. 临床常表现为快速生长的肿块，可伴有疼痛和面瘫。

4. 手术应广泛切除并辅以术后放疗。本病是高度恶性肿瘤，多数患者死于局部复发和（或）远处转移（肺、骨和中枢神经系统等）。两种成分均可发生转移，血行播散及颈淋巴结转移较常见，平均生存时间小于 2.5 年。

【病理要点】

1. 肿瘤一般体积比较大，直径 2～10 cm，浸润性生长，无包膜。切面质软，灰白色，出血和坏死常见。

2. 肿瘤由恶性上皮成分和恶性间叶成分混合构成（图 5-32）。癌最常见的为中至低分化非特异性腺癌和唾液腺导管癌，其他如鳞状细胞癌、上皮－肌上皮癌和差分化癌等均有报道。肉瘤成分多为高度恶性肉瘤，如软骨肉瘤、骨肉瘤、多形性横纹肌肉瘤和纤维肉瘤。部分病例有残留的良性多形性腺瘤成分。局部组织浸润和破坏是该肿瘤的特点。

3. 癌成分通常表达 panCK、CK5、CK6、CK7、CK14 和 EMA 等，少数还可能表达 S-100 和 vimentin。肉瘤成分表达 vimentin 等。

【鉴别诊断】

1. 梭形细胞癌或肉瘤样癌　为鳞状细胞癌的一种亚型，梭形细胞成分和鳞状细胞癌成分常有过渡，两者都表达 CK。

2. 肉瘤样唾液腺导管癌　为唾液腺导管癌的一种亚型，导管癌成分和肉瘤样成分常有过渡，肉瘤样成分也不同程度表达CK和EMA。

二十、成涎细胞瘤

成涎细胞瘤（sialoblastoma）也称唾液腺母细胞瘤，是一种罕见的由基底样上皮细胞和肌上皮细胞构成的唾液腺肿瘤，类似原始唾液腺的始基结构，具有不确定的恶性潜能。一般出生时即存在。

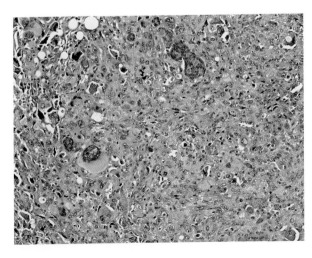

图 5-32　癌肉瘤
左上为肉瘤成分，右下为癌成分（HE，×100）

【临床特点】

1. 肿瘤多位于腮腺，其次为下颌下腺。罕见报道发生于异位唾液腺及颊部小唾液腺。

2. 绝大部分发现于出生时或出生后不久，个别病例在产前超声检查时发现肿瘤。偶见于 2 岁以后的患儿，发生于成人的病例罕见。男女之比为 2∶1。

3. 临床常表现为腮腺或下颌下腺区缓慢增大的肿块，偶尔伴表面皮肤溃疡。有的病例可同时伴有其他疾病如肝母细胞瘤、先天性痣和皮脂腺痣等。

4. 主要治疗方法为彻底切除肿瘤。22% 的病例术后复发，9% 的病例有区域性淋巴结转移，肺转移罕见，也有发生血行转移和肿瘤相关性死亡的报道。

【病理要点】

1. 肿瘤呈结节状及分叶状，大小不一，界限清楚，可有部分包膜，或局部浸润周围组织。

2. 肿瘤主要由基底样上皮细胞构成，呈圆形、卵圆形和立方形，胞质少，胞核呈圆形和卵圆形，染色较深（图 5-33）。有实性、多结节的巢状和片状聚集的上皮细胞，可表现为导管样结构、实性器官样巢团，周围细胞呈栅栏状排列，反映唾液腺发育分化的不同阶段。肿瘤细胞分裂活性不一，可随复发增加。有些病例表现出明显的恶性细胞学特征（大量核分裂象、细胞多形性、坏死、神经周围浸润和血管侵犯等）。

3. 肿瘤间质可为疏松的不成熟的黏液样纤维结缔组织。肿瘤邻近的腺体组织有发育异常的改变。

4. EMA 和 CK 导管结构阳性，腔外基底样细胞表达肌上皮标志物如 S-100、p63、calponin 和 SMA。Ki-67 增殖指数范围较大，为 3%～80%。

【鉴别诊断】

1. 基底细胞腺瘤 很少发生于新生儿。肿瘤由一致的基底样细胞构成，无核分裂象和细胞多形性。肿瘤有纤维包膜，无浸润性生长方式。

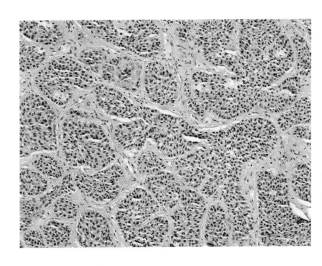

图 5-33　成涎细胞瘤
基底样肿瘤细胞排列
呈实性巢状，局部
核分裂象多（HE，
×100）

2. 基底细胞腺癌　极少发生于儿童，肿瘤细胞核的异型性及多形性相对较明显，肿瘤细胞团块内及其周围常有多量嗜伊红色玻璃样变性的基底膜样物质沉积。

3. 腺样囊性癌　极少发生于儿童，肿瘤呈广泛的浸润性生长，并常有明显的嗜神经浸润现象。肿瘤细胞形成大量细胞外基质，排列成典型的筛孔状或假囊性结构。尽管成涎细胞瘤局部也可以呈筛孔状结构，但肿瘤重现了原始唾液腺的始基结构，主要有器官样巢状结构和蕾状导管样结构。

参考文献

1. 高岩，李铁军. 口腔组织学与病理学 [M]. 2 版. 北京：北京大学医学出版社，2013.

2. 李铁军. 口腔病理诊断 [M]. 北京：人民卫生出版社，2011.

3. Neville BW, Damm DD, Allen CM, Bouquot JE. 口腔颌面病理学 [M]. 3 版. 李江主译. 北京：人民卫生出版社，2013.

4. El-Naggar AK, Chan JKC, Grandis JR, et al. WHO classification of tumors of Head and Neck Tumours.[M]. 4th ed, Lyon: IARC Press, 2017.

5. Amin MB, Edge S, Greene F, Byrd DR, Brookland RK, Washington MK, et al. editors. AJCC Cancer Staging Manual[M]. 8th ed. New York: Springer International Publishing: American Joint Commission on Cancer, 2017.

6. 钟鸣，王洁. 口腔医学·口腔病理科分册 [M].北京：人民卫生出版社，2016.

7. Mills SE, Greenson JK, Hornick JL, Longacre TA, Reuter VE. Sternberg's Diagnostic Surgical Pathology[M].6th ed.Philadelphia: Wolters Kluwer Health, 2015.

（李斌斌）

第六章

口腔颌面部囊肿

囊肿（cyst）是一种非脓肿性病理性囊腔，内含囊液或半流体物质，通常由纤维结缔组织囊壁包绕，绝大多数囊肿的囊壁有上皮衬里，少数无上皮衬里者称为假性囊肿（pseudocyst）。根据发生部位的不同，口腔颌面部囊肿一般可分为颌骨囊肿和软组织囊肿两大类，其中颌骨囊肿又可根据其组织来源不同而分为牙源性囊肿和非牙源性囊肿。本章结合2017年WHO的最新分类，将常见的口腔颌面部囊肿分类如表6-1。为便于叙述，本章分为牙源性囊肿、颌骨非牙源性囊肿、假性囊肿和口腔、面颈部软组织囊肿四节。

表 6-1　口腔颌面部囊肿

一、牙源性囊肿
1. 发育性牙源性囊肿
（1）牙源性角化囊肿
（2）含牙囊肿
（3）发育性根侧囊肿或葡萄样牙源性囊肿
（4）龈囊肿
（5）腺牙源性囊肿
（6）牙源性钙化囊肿
（7）正角化牙源性囊肿
2. 炎症性牙源性囊肿
（1）根尖囊肿

续表

（2）炎症性根侧囊肿
二、颌骨非牙源性囊肿
1. 鼻腭管（切牙管）囊肿
2. 鼻唇（鼻牙槽）囊肿
三、假性囊肿
1. 动脉瘤性骨囊肿
2. 单纯性骨囊肿
3. 静止性骨囊肿
四、口腔、面颈部软组织囊肿
1. 皮样或表皮样囊肿
2. 鳃裂囊肿
3. 甲状舌管囊肿
4. 畸胎样囊肿
5. 黏液囊肿
6. 舌下囊肿

第一节 牙源性囊肿

牙源性囊肿（odontogenic cyst）是指牙齿形成器官的上皮或上皮剩余发生的一组囊肿。一般可分为发育性和炎症性两大类。各种类型牙源性囊肿的诊断应综合考虑其临床、X线和组织病理学表现。

一、牙源性角化囊肿

牙源性角化囊肿（odontogenic keratocyst）是一种内衬较薄、呈不全角化的复层鳞状上皮、具有局部侵袭性的发育性牙源性囊肿。由于其生长方式特殊，术后有较高的复发倾向，且有时可与痣样基底细胞癌综合征（naevoid basal cell carcinoma syndrome，NBCCS）并发。

【临床特点】

1. 牙源性角化囊肿占所有牙源性囊肿的 10%~20%，为第三常见的颌骨囊肿。其高发年龄为第二至第三个十年年龄组，男性稍多见。约有 5% 的病例可并发 NBCCS。这些患者年龄较小，表现为多发性颌骨囊肿。

2. 牙源性角化囊肿多累及下颌骨（约占 80%），特别是磨牙及升支部，发生于上颌者以第一磨牙后区多见。可单发或多发，多发者可伴发 NBCCS。

3. 多无明显症状，可在常规 X 线检查时偶然发现。有症状者主要表现为颌骨膨大，肿瘤继发感染时可出现疼痛、肿胀，伴瘘管形成时有脓或液体流出，有时甚至引起病理性骨折或神经麻木等症状。

4. X 线表现为界限清楚的单房或多房性透射区，边缘呈扇形切迹（图 6-1）。

5. 多采用囊肿摘除或刮治，但较大的囊肿也采用手术切除。

6. 牙源性角化囊肿具有较高的术后复发倾向，文献中所报道的复发率多大于 20%。关于复发原因，目前主导性意见认为与治疗方法相关。牙源性角化囊肿的囊壁薄，易破碎，手术难以完整摘除，而残留囊壁的上皮具有高度增殖能力，因而易引起复发。

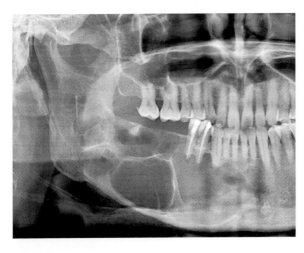

图 6-1　牙源性角化
囊肿的 X 线表现
下颌骨呈多房性透射影

【病理要点】

1. 肉眼见囊肿壁较薄，囊腔内常含有黄白色发亮的片状物或干酪样物质。有时囊液较稀薄，呈淡黄色或血性液体。

2. 镜下见牙源性角化囊肿衬里上皮为较薄的、厚度一致的复层鳞状上皮，常由 5~8 层细胞组成。一般无上皮钉突，上皮 – 纤维组织界面平坦，衬里上皮常与其下方的结缔组织囊壁分离，形成上皮下裂隙。上皮表面呈波浪状或皱褶状，表层角化多呈不全角化（图6-2A）。棘细胞层较薄，与表面角化层的移行过渡较突然，棘细胞常呈细胞内水肿。基底细胞层界限清楚，由柱状或立方状细胞组成，胞核着色深且远离基底膜，呈栅栏状排列。纤维性囊壁较薄，一般无炎症。但合并感染时，增厚的囊壁内有大量炎症细胞浸润。纤维组织囊壁内有时可见微小的子囊（图 6-2B）和（或）上皮岛。

3. 电镜观察，见衬里上皮细胞的胞质内细胞器的数目从基底层到表层呈递减趋势，但张力原纤维逐渐增加。这些移行性改变不如口腔黏膜上皮的规则，提示该衬里上皮的鳞状上皮分化程度低于口腔黏膜上皮。在出现衬里上皮下裂隙的区域，附着于基底细胞的基板结构尚完好，说明上皮与结缔组织分离的结构弱点在纤维囊壁的内侧面。

4. 分子遗传学特点　约 83.3% 的痣样基底细胞癌综合征相关牙源性角化囊肿发生了 *PTCH1* 基因的胚系突变，约 79% 的散发性牙源性角化囊肿发生了 *PTCH1* 基因的体细胞突变；*PTCH1* 基因突变和由此引起的 Hedgehog 通路的异常激活与牙源性角化囊肿的发病密切相关，提示 Hedgehog 通路抑制剂有望成为未来分子靶向治疗的新途径。

【鉴别诊断】

牙源性角化囊肿的组织学表现具有独特特点。除了感染较重的病例，一般其诊断并不困难，但应注意以下几种与其相关的临床或病理变异型。

1. 痣样基底细胞癌综合征　又称颌骨囊肿 – 基底细胞痣 – 肋骨分叉综合征或 Gorlin 综合征。此综合征表现复杂，可累及多种组织或器官，其症候群主要包括多发性皮肤基底细胞癌、颌骨多发性牙

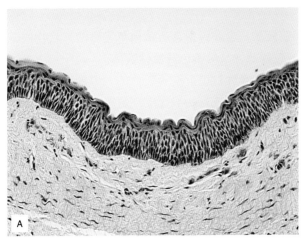

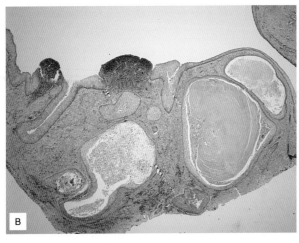

图 6-2　牙源性角化囊肿

（A）典型衬里上皮的形态（HE，×100）；（B）纤维囊壁内的微小子囊（HE，×40）

源性角化囊肿、骨骼异常（如肋骨分叉和脊椎骨异常等）、特征性面部表现（额部和颞顶部隆起、眶距过宽和轻度下颌前凸）以及钙、磷代谢异常等。本综合征患者较年轻，常有家族史，具有常染色体显性遗传特点。颌骨多发性牙源性角化囊肿为本综合征较常见的表现之一，见于 65%~90% 的患者。

2. 实性型牙源性角化囊肿　绝大多数牙源性角化囊肿为囊性病损，但近年来有实性型病变的零星报道，后者由多个大小不一的角化囊肿组成，多数囊腔内充满角质或坏死物质，故病变呈囊实性，边界不清，可侵犯周围骨组织，其囊腔内衬典型的牙源性角化囊肿上皮。但实性型牙源性角化囊肿与以往报道较多的所谓"角化型成釉细胞瘤"之间的关系还有待鉴别。

3. 外周型或骨外型牙源性角化囊肿　虽然大多数牙源性角化囊肿发生于颌骨内，但文献中也有外周型病例的报道。这型囊肿的组织学表现与典型的牙源性角化囊肿一致，可发生于牙龈或颌面部软组织间隙内，不波及颌骨，因此摘除术可以治愈，极少复发。

4. 正角化牙源性囊肿　是指全部或大部分由正角化复层鳞状上皮内衬的牙源性囊肿，最初曾被认为是牙源性角化囊肿的一种正角化变异型，2017 年 WHO 新分类正式将其命名并作为一型独立疾病。该型囊肿的衬里上皮为较薄的、由 5~8 层细胞组成的复层鳞状上皮，纤维囊壁常无炎症，上皮钉突不显著，上皮表层呈正角化，其下方见颗粒层。与牙源性角化囊肿不同，其角化表面不呈波浪状，而是较厚的分层状，基底层细胞扁平或立方状，胞核不表现极性排列和核深染。

5. 牙源性角化囊肿的癌变　牙源性角化囊肿上皮的癌变极为罕见，文献中有零星报道。这类病例的确诊需要有先存牙源性角化囊肿的证据，患者往往有复发性牙源性角化囊肿的病史。这型病损多表现为有角化的高分化鳞状细胞癌与牙源性角化囊肿同时存在。

6. 颌骨囊肿的诊断和鉴别诊断原则　①密切结合临床表现和影像学特点，如没有充分的临床和影像资料，是很难做出颌骨囊肿的病理诊断的；②充分取材十分重要，送检标本多为散碎囊壁，尽量多地取材，以避免遗漏具有诊断提示意义的囊壁片段；③送检标本常表现为纤维或炎症性纤维囊壁，内衬非特异性上皮（如不规则增生性上皮、较薄复层鳞状上皮、含纤毛柱状上皮及含产黏液细胞的上皮等）。此时最重要的诊断原则是排除牙源性角化囊肿或单囊性成釉细胞瘤的可能性，因为两者的生物学行为均有别于其他颌骨囊肿，临床处置及后续的随访计划均有不同。

二、含牙囊肿

含牙囊肿（dentigerous cyst）又称滤泡囊肿（follicular cyst），是指囊壁包含一个未萌牙的牙冠并附着于该牙的牙颈部的囊肿。因此，含牙囊肿可表现典型的 X 线特点，即环绕一未萌牙冠的透射影像。含牙囊肿一般发生于牙冠形成后，缩余釉上皮和牙面之间液体蓄积而成囊肿。

【临床特点】

1. 含牙囊肿约占所有牙源性囊肿的 20%，多发生于 10～39 岁患者，男性比女性多见。

2. 下颌第三磨牙区最常见（约 75%），其次为上颌单尖牙、上颌第三磨牙和下颌前磨牙区，可能与这些部位的牙齿易于阻生有关。

3. 早期无自觉症状，往往因牙齿未萌、缺失或错位而行 X 线检查时被发现。

4. X 线表现为圆形透射区，边界清楚，囊腔内可含一个未萌的牙冠（图 6-3）。

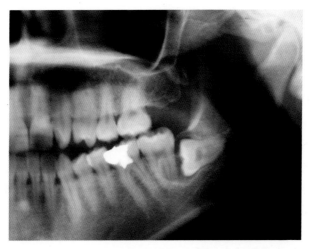

图 6-3　含牙囊肿的 X 线表现。示下颌第三磨牙处一圆形透射区，其内含阻生未萌的牙冠

5. 含牙囊肿的治疗采用刮治术，并拔除相关的阻生牙。一般无复发。

【病理要点】

1. 肉眼见囊壁较薄，囊腔内含有牙冠，囊壁附着于牙颈部的釉牙本质界，囊液多呈黄色。

2. 囊肿内衬较薄的复层鳞状上皮（图 6-4），仅由 2~5 列扁平细胞或矮立方细胞构成，无角化，没有上皮钉突，类似于缩余釉上皮。纤维囊壁内炎症不明显。囊肿继发感染时，上皮可呈不规则增生，囊壁组织内见大量炎症细胞浸润。约 40% 囊肿的衬里上皮可发生黏液化生。

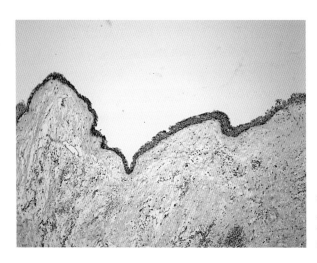

图 6-4 含牙囊肿
衬里上皮为较薄的复层鳞状上皮，无角化，区域可见黏膜化生（HE，×100）

【鉴别诊断】

其他牙源性囊肿如发育性根侧囊肿和龈囊肿等也可有类似含牙囊肿的组织学表现，鉴别的要点是"含牙"，即囊壁附着于包含牙齿的牙颈部。但这种含牙的 X 线表现并非为含牙囊肿所独有，其他牙源性病损也可能表现类似的含牙关系，如牙源性角化囊性瘤、牙源性腺样瘤和单囊性成釉细胞瘤等。因此，对含牙囊肿的诊断应综合考虑临床、X 线以及病理表现。

三、发育性根侧囊肿或葡萄样牙源性囊肿

发育性根侧囊肿（lateral periodontal cyst）是指发生于活髓牙根侧或牙根之间的牙源性发育性囊肿，与炎症刺激无关。发育性根侧囊肿有时表现为多房性，手术标本呈葡萄状，故又称为葡萄样牙源性囊肿（botryoid odontogenic cyst）。

【临床特点】

1. 发育性根侧囊肿在牙源性囊肿中占比不足 1%，可发生于任何年龄，患者高峰年龄为 50 ~ 69 岁，男性稍多见。

2. 好发于下颌，上颌病例少于20%，以尖牙和前磨牙区最多见。

3. 临床多无症状，常在 X 线检查时偶然发现。少数情况下，可导致颌骨颊侧膨隆。

4. X 线表现为圆形或卵圆形边界清楚的透射区，位于牙根侧面，一般有硬化的边缘，病变直径多小于 1 cm，但葡萄样牙源性囊肿常表现多房性放射透射区。

5. 可采用刮治。单房性囊肿术后极少复发，但葡萄样牙源性囊肿可有约 20% 的复发率。

【病理要点】

1. 肉眼见一般为单囊性病损，囊液清亮。葡萄样牙源性囊肿由于有多囊成分，故外观呈葡萄状。

2. 发育性根侧囊肿的衬里上皮为较薄、无角化的鳞状或立方状上皮，由 1 ~ 5 层细胞组成。局灶性上皮增厚常形成上皮斑，主要由梭形或卵圆形透明细胞组成（图 6-5）。囊壁的结缔组织为成熟的胶原纤维，炎症不明显。

【鉴别诊断】

发育性根侧囊肿应与根侧型的根尖囊肿相鉴别，后者是由牙髓感染所致的炎症性囊肿，与囊肿相邻的牙齿为失活牙。镜下根尖囊肿的上皮衬里较厚，纤维组织囊壁内炎症明显。

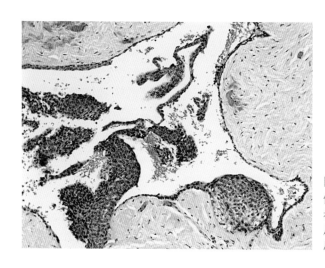

图 6-5　发育性根侧囊肿
衬里上皮较薄，可见局灶性上皮增厚（上皮斑）（HE，×100）

四、牙龈囊肿

龈囊肿（gingival cyst）是指发生于牙槽黏膜的牙源性囊肿，可发生于成人和婴儿，发生于婴儿者也称 Bohn 结节。一般不侵犯骨组织或仅导致局部牙槽骨表面的压迫性吸收。

【临床特点】

1. 仅占牙源性囊肿的 0.5% 以下，发生于成人者年龄在 40~60岁，女性稍多见。婴儿龈囊肿则较常见，可见于 90% 的新生儿，但3 个月之后很少发生。

2. 大多发生于下颌（75%），以尖牙和前磨牙区最常见，几乎均发生于颊侧和唇侧牙龈。在婴儿，囊肿可发生于上下颌无牙牙槽嵴处的黏膜内。

3. 婴儿龈囊肿多发于新生儿或出生后 1~2 个月的婴儿，表现为牙槽黏膜的多个白色或浅黄色结节，一般小于 2 mm，多少不等。

4. 成人龈囊肿发生于附着龈，多表现为生长缓慢、无痛性的圆形肿大，大小一般在 1 cm 以下。

5. X 线片常无异常，当囊肿较大时可压迫骨皮质，导致其表面侵蚀性吸收。

6. 成人龈囊肿单纯摘除即可治愈，无复发报道。婴儿龈囊肿可自行退变或脱落至口腔，故无须治疗。

【病理要点】

1. 成人龈囊肿的衬里上皮厚薄不一，较薄的区域仅由 1 ~ 2 层扁平或立方细胞组成，类似缩余釉上皮，无钉突，无角化。

2. 婴儿龈囊肿可呈多个小囊肿位于紧贴上皮下方的固有层内，囊肿衬里上皮为较薄的角化鳞状上皮。

五、腺牙源性囊肿

腺牙源性囊肿（glandular odontogenic cyst）又称牙源性产黏液囊肿（mucus producing odontogenic cyst），是一种罕见的、衬里上皮呈类唾液腺样分化的颌骨囊肿。

【临床特点】

1. 极为少见，占牙源性囊肿的 0.5% 以下，此囊肿 40 ~ 70 岁多见，男女性别无差异。

2. 均发生于颌骨内，下颌病变约占 75%，发生于上颌者多位于前部。

3. 多表现为颌骨的无痛性膨大。X 线表现为边界清楚的单囊或多囊性透射区，有时可见硬化边缘。

4. 最常见的治疗选择是刮治，但复发率较高（30% ~ 50%），复发可在术后较长时间才发生。因此，有人主张对较大或多房性病损采用切除术。

【病理要点】

1. 其衬里上皮部分为复层鳞状上皮，部分为无明显特征的上皮，但在相当区域内，复层上皮的表层细胞呈嗜酸性立方状或柱状，常形成不规则的乳头状突起，含不同数量的纤毛细胞和产黏液细胞。在衬里上皮内常可形成隐窝或囊性小腔隙，内含黏液，形成黏液池（图 6-6）。内衬这些小腔隙的细胞为类似于表层的嗜酸性立方细胞。衬里上皮的基底细胞或基底上层细胞可呈透明状。

2. 有时衬里上皮可发生局灶性增厚，形成类似于发育性根侧囊

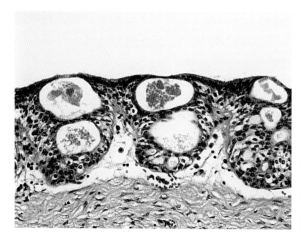

图 6-6　腺牙源性囊肿
衬里上皮内形成囊性小腔隙，内含黏液或分泌物，表层为纤毛柱状细胞，呈嗜酸性染色（HE，×100）

肿和成人龈囊肿中所见的上皮斑。腺牙源性囊肿纤维组织囊壁内无明显炎症细胞浸润。

【鉴别诊断】

1. 多种牙源性囊肿（如含牙囊肿和发育性根侧囊肿等）可表现为局部区域的黏液或纤毛细胞化生，但不具有上述典型的腺样组织学特点。

2. 腺牙源性囊肿可表现为颌骨中心性黏液表皮样癌的某些特点，因此，当行小块囊壁切取活检时，一定要注意与其鉴别。

六、牙源性钙化囊肿

牙源性钙化囊肿（calcifying odontogenic cyst）是一型单纯囊肿，其内衬上皮含类似于成釉细胞瘤的上皮成分和影细胞，后者可发生钙化。

【临床特点】

1. 较少见，仅占所有牙源性囊肿的 1% 以下，可发生于任何年龄，平均年龄约为 30 岁，男女性别差异不大。

2. 好发部位为上下颌骨的前份，伴发牙瘤者常累及上颌前部，病变多较为局限。

3. 最常见的临床表现为颌骨的无痛性膨大。X 线片表现为界限清楚的放射透光区。一般为单房性病损，具有扇形边缘。约有一半病例在病变中含有钙化物质或伴发牙瘤（图 6-7）。

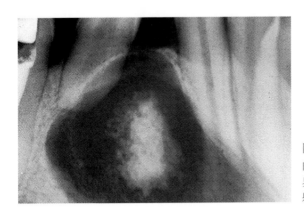

图 6-7　牙源性钙化囊肿的 X 线片
界限清楚的透射区内有阻射性物质

4. 治疗选择为刮治，复发少见，有报道复发率小于 5%。

【病理要点】

1. 一般为单囊性病损，衬里上皮的基底细胞呈立方状或柱状，胞核远离基底膜，其浅层由排列疏松的星形细胞构成，与成釉器的星网状层相似。

2. 在衬里上皮和纤维囊壁内可见数量不等的影细胞（ghost cell）灶，并有不同程度的钙化（图 6-8）。影细胞呈圆形或卵圆形，细胞界限清楚，胞质红染，胞核消失而不着色，在胞核部位出现阴影，故称影细胞。

3. 在邻近上皮基底层下方可见带状发育不良牙本质。有些病例中见有广泛牙齿硬组织形成，类似于组合性或混合性牙瘤。

【鉴别诊断】

1. 牙源性钙化囊肿的衬里上皮因表现成釉细胞瘤样特点，故应与单囊型成釉细胞瘤相鉴别，特别是对小块组织切取活检时应格外注意。牙源性钙化囊肿的特征性影细胞灶和钙化灶均可协助其确诊。

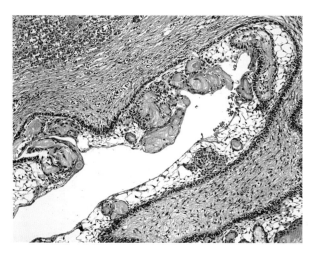

图6-8　牙源性钙化囊肿

纤维囊壁内衬上皮，上皮内见多个影细胞区，衬里上皮呈成釉细胞瘤样表现，基底层细胞呈柱状，核呈栅栏状排列，其上方细胞排列疏松，类似星网状层（HE，×100）

2. 牙源性钙化囊肿还可伴发其他牙源性肿瘤（如成釉细胞瘤、成釉细胞纤维瘤和牙源性纤维黏液瘤等）。对于这种所谓"杂交瘤"，其诊断和治疗选择的一般原则应以生物学行为较差的一种病损为主要依据。

七、正角化牙源性囊肿

正角化牙源性囊肿（orthokeratinized odontogenic cyst）是指全部或大部分由正角化复层鳞状上皮内衬的牙源性囊肿，发生于颌骨内，以前曾被认为是牙源性角化囊肿的一种正角化变异型，现在该型囊肿被确立为独立疾病。

【临床特点】

1. 占所有牙源性囊肿的1%左右，可发生于任何年龄，高发年龄为20～39岁，男性较女性多见。

2. 大多数发生于下颌骨（90%），约75%发生于颌骨后份。

3. 临床上常表现为无痛性膨隆，常因其他诊治做X线检查时偶然被发现。X线表现为边界清楚的单房性透射影，常有硬化的边缘，有时也可表现为多房性病损。

4. 正角化牙源性囊肿被独立命名的一个重要原因，是其临床行为与牙源性角化囊肿不同，手术刮治后极少复发。有报道复发率小于2%。

【病理要点】

牙源性正角化囊肿的衬里上皮为较薄的、由5~8层细胞组成的复层鳞状上皮。纤维囊壁常无炎症，上皮钉突不显著，上皮表层呈正角化，下方见颗粒层。与牙源性角化囊肿不同，其角化表面不呈波浪状，而是呈较厚的分层状，其基底层细胞为扁平或立方状，胞核不表现极性排列和核深染（图6-9）。衬里上皮的个别灶性区域可不角化或不全角化，可能与炎症有关。

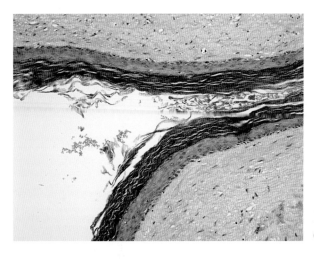

图6-9　正角化牙源性囊肿

囊肿大部分内衬呈葱皮样正角化的上皮，其下方的颗粒层明显，基底层细胞扁平，胞核无极性排列（HE，×100）

【鉴别诊断】

由于正角化牙源性囊肿也发生角化，并且是从牙源性角化囊肿中分出来的，因此应与其鉴别。鉴别要点包括以下病理学特点：衬里上皮表层正角化、颗粒层明显、基底层细胞扁平且无核极性等。

八、根尖囊肿

根尖囊肿（radicular cyst）是颌骨内最常见的牙源性囊肿，属于炎症性囊肿，一般经历了牙齿龋坏、牙髓炎症和坏死、根尖周组织的炎症和免疫反应、Malassez 上皮剩余增殖以及增殖上皮团块中央液化和囊性变等一系列病理过程，因此，常发生于一死髓牙的根尖部。相关牙拔除后，若其根尖炎症未做适当处理而继发囊肿，则称为残余囊肿（residual cyst）。

【临床特点】

1. 占所有牙源性囊肿的 55%，可发生于任何年龄，高峰发病年龄为 30～49 岁。尽管 10 岁以下儿童龋病的发生率不低，但根尖囊肿并不常见。男性患者多于女性。

2. 约 60% 的根尖囊肿发生于上颌，上颌切牙和单尖牙为好发部位。囊肿几乎均发生于根尖，但有时也可发生于根侧。

3. 临床上常无明显症状，常因对龋坏或失活牙行 X 线检查偶然发现，多与末期龋、残根或变色的死髓牙相伴随。

4. 大小不等，一般在 1～2 cm。较大的囊肿可导致颌骨膨胀，常引起唇颊侧骨壁吸收变薄。

5. X 线片显示根尖区圆形或卵圆形透射区，边缘整齐，界限清晰（图 6-10），部分病例透射区周围有薄层阻射线。

6. 其治疗选择包括拔牙、根尖骨切除、囊肿刮治以及非手术处置的根管治疗等，极少复发。

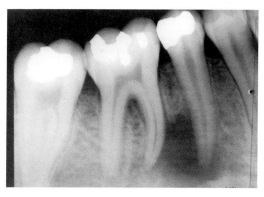

图 6-10 根尖囊肿的 X 线表现
下颌第二前磨牙根尖区有一卵圆形透射区，
相关牙有治疗史

【病理要点】

1. 肉眼见囊肿大小和囊壁厚薄不一，囊肿较小时可随拔除之残根或患牙一起完整摘除。多数情况下，囊壁已破裂，送检物为散碎囊壁样组织。

2. 镜下表现为炎性或肉芽样囊壁内衬无角化的复层鳞状上皮，厚薄不一。上皮钉突因炎性刺激发生不规则增生、伸长，相互融合呈网状，上皮表现明显的细胞间水肿和以中性粒细胞为主的上皮内炎症细胞浸润，炎性浸润致密区常导致上皮的连续性中断（图6-11）。

3. 囊壁内可见含铁血黄素和胆固醇晶体沉积。胆固醇晶体在制片过程中被有机溶剂溶解而留下裂隙，裂隙周围常伴有多核巨细胞反应。有时衬里上皮和纤维囊壁内可见透明小体（也称Rushton小体），为弓形线状或环状的均质状小体，呈嗜伊红染色。

【鉴别诊断】

发生于根侧的根尖囊肿应与炎症性根侧囊肿相鉴别。前者与龋坏和死髓牙有关，后者则发生于部分萌出或刚萌出的活髓牙的根侧。

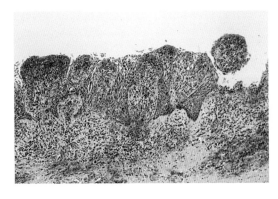

图 6-11　根尖囊肿
炎症性纤维囊壁内衬不规则的
复层鳞状上皮（HE，×100）

九、炎症性根侧囊肿

炎症性根侧囊肿（inflammatory collateral cyst）是指发生于部分萌出或刚刚萌出牙根颊侧的炎症性囊肿，与冠周组织反复炎症相关。常见的有两种类型：一型为牙旁囊肿（paradental cyst），发生于下颌第三磨牙的颊侧或远中颊侧，占 60%，另一型发生于下颌第一或第二磨牙颊侧，又称为下颌颊侧根分叉囊肿（mandibular buccal bifurcation cyst，MBBC）。

【临床特点】

1. 约占所有牙源性囊肿的 5%，其中牙旁囊肿（下颌第三磨牙）的高发年龄为 20~40 岁，而发生于其他部位的炎症性根侧囊肿则常见于 20 岁之前。男女患者之比为 2∶1。

2. 约 60% 为发生于下颌第三磨牙的牙旁囊肿，其余为 MBBC，双侧发生者也不少见。上颌极少见，多与正在萌出的尖牙相关。

3. 牙旁囊肿常与反复发作的冠周炎有关，伴疼痛、肿胀，受累牙为活髓。X 线显示囊肿边界清楚，常有硬化边缘。MBBC 常表现为无痛性肿胀，感染时可伴疼痛，受累牙常向颊侧倾斜，有较深的牙周袋。

4. 炎症性根侧囊肿的治疗可行刮治，受累的下颌第三磨牙可拔除。

【病理要点】

1. 炎症性根侧囊肿的病理表现并不特异，与根尖囊肿非常相似。镜下见囊壁内衬无角化的复层鳞状上皮，厚薄不一，结缔组织囊壁内有大量炎症细胞浸润，部分囊壁可见胆固醇结晶裂隙和异物巨细胞反应。

2. 其衬里上皮可附着于釉牙骨质界，也可与牙周袋上皮相连续，因此沿牙根的根面形成腔隙。

【鉴别诊断】

虽然炎症性根侧囊肿与根尖囊肿在镜下很相似，但根尖囊肿的患牙为死髓牙，而牙旁囊肿的伴随牙为活髓。在临床上，牙旁囊肿还易与发育性根侧囊肿相混淆。但后者属于发育性囊肿，一般炎症不明显。

第二节 非牙源性囊肿

非牙源性囊肿是指与牙发育无关的囊性病损。颌骨内非牙源性上皮性囊肿的种类较多，分类不一。

一、鼻腭管（切牙管）囊肿

鼻腭管（切牙管）囊肿［nasopalatine duct（incisive canal）cyst］是一种非牙源性发育性囊肿，来源于切牙管内的鼻腭导管上皮剩余，发生于骨内。

【临床特点】

1. 鼻腭管（切牙管）囊肿占所有颌骨囊肿的 5%，但约占所有非牙源性囊肿的 80%，可发生于任何年龄，多见于 30～60 岁患者。男性较多见。

2. 鼻腭管囊肿均发生于上颌前份的中线处。

3. 临床上常无明显症状，仅在 X 线检查或戴义齿时偶然被发现。最常见的表现为腭中线前部的肿胀，有时可伴疼痛或瘘管形成。

4. X 线片上，应注意区分鼻腭管囊肿和较大的切牙窝（incisive fossa）。切牙窝宽度在 6 mm 以下为正常范围。囊肿较大时，可见囊肿位于上颌骨中线，呈卵圆形放射透射区（图 6-12），具有硬化边缘。

5. 手术刮治后，一般不复发。

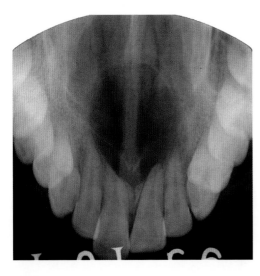

图 6-12　鼻腭管囊肿
上颌前部咬合位 X 线片示典型的鼻腭管囊肿特点，硬腭前份中线位置一边界清楚的透射区，前切牙均无龋坏

【病理要点】

1. 鼻腭管囊肿的衬里上皮变异较大，可内衬复层鳞状上皮、含黏液细胞的假复层纤毛柱状上皮、立方上皮或柱状上皮（图 6-13）。这些上皮类型可单独或联合存在。

2. 结缔组织囊壁内可含有较大的血管和神经束，为通过切牙管的鼻腭神经和血管结构。

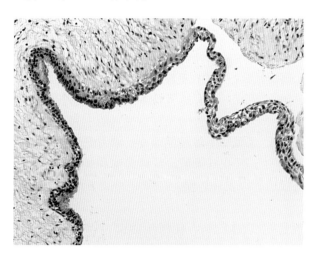

图 6-13　鼻腭管（切牙管）囊肿

衬里上皮区域表现为纤毛柱状上皮（HE，×100）

二、鼻唇（鼻牙槽）囊肿

鼻唇（鼻牙槽）囊肿〔nasolabial（nasoalveolar）cyst〕是一种发生于牙槽突表面近鼻孔基部软组织内的囊肿，可能来源于胚胎性鼻泪管剩余或成熟管的下前部结构。

【临床特点】

1. 鼻唇囊肿较为少见，发病年龄以 30～49 岁多见，女性多于男性。

2. 肿胀是常见的症状，囊肿增大可致鼻唇沟消失，鼻翼抬高，鼻孔变形，可双侧发生。

3. X 线片不易发现，有时可见上颌骨表面的浅表性骨吸收。

4. 采用口内切口单纯摘除囊肿，一般无复发。

【病理要点】

鼻唇囊肿囊壁多呈皱褶状，衬里上皮一般为无纤毛的假复层柱状上皮，含黏液细胞和杯状细胞，也可见复层鳞状上皮或立方上皮。

第三节　假性囊肿

一、动脉瘤性骨囊肿

动脉瘤性骨囊肿（aneurysmal bone cyst）是一种膨胀性、单房或多房性溶骨性病损，组织学检查无上皮衬里，故称为假性囊肿。病损由纤维成分分割的血窦组成，含有破骨性多核巨细胞。一般认为它是一种反应性病变。某些原发于骨的先存病变可能引起血管畸形和局部血流动力学变化，继而发生囊肿性改变。颌骨纤维异常增殖症、中心性巨细胞肉芽肿、骨化纤维瘤、纤维肉瘤和骨肉瘤等均可成为引发动脉瘤性骨囊肿的原发性病损。

【临床特点】

1. 约占所有颌骨病变的 1.5%。任何年龄都可以发病，但约80% 以上为年轻患者，一般在 20 岁以下。性别差异不大，但发生于颌骨者男性多见。

2. 发生于颌骨者下颌多见（60% 以上），多累及颌骨后份（如下颌角、升支和磨牙区等），上颌骨病变易扩展至上颌窦内。

3. 临床上表现为颌骨膨隆，局部可有自发痛或压痛。受累牙可为活髓牙，但可出现松动或移位。发生于上颌骨者可累及上颌窦、鼻腔和眼眶，引起眼球突出。

4. 由于囊腔内充满血液，病变可发展较快，在数周或数月内增大一定体积，引起面部不对称。

5. X 线表现为囊性透射区，大多呈蜂窝状或肥皂泡样改变，可为单房或多房（图 6-14）。界限尚清，有时可见牙根吸收。

6. 可选择刮治，但较大或破坏性病损可选用方块切除术。复发率约为 10%，并伴软组织受累。

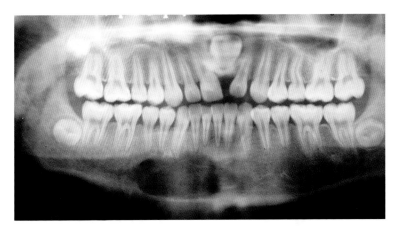

图 6-14　动脉瘤性骨囊肿的影像学表现，下颌病损呈边界清楚的单房性透射影

【病理要点】

1. 肉眼可见多个大小不等的囊腔，呈蜂窝状或海绵状，腔内充有血液。有时可见实性区域，可能是原发病损的一部分，也可以是先存的其他肿瘤，而动脉瘤性骨囊肿则是其继发的表现。

2. 动脉瘤性骨囊肿由许多充满红细胞的、大小不一的血窦或血腔构成，囊腔面无衬里上皮或内皮细胞，腔内可有血栓形成和机化（图 6-15）。囊壁为纤维结缔组织，含毛细血管和大量成纤维细胞，在出血灶附近有多核巨细胞。有时在囊性病变的周围可见骨纤维异常增殖症、骨化纤维瘤、成骨细胞瘤或巨细胞肉芽肿等病变。这些病变可能是引起动脉瘤性骨囊肿发生的原发病损。

【鉴别诊断】

1. 因动脉瘤性骨囊肿的囊壁内可含大量多核巨细胞，因此，应与颌骨其他含多核巨细胞的肿瘤或瘤样病变相鉴别。最重要的鉴别点在于动脉瘤性骨囊肿呈囊性，含血窦或血腔。

2. 但当有些肿瘤病变与其并发时，应注意鉴别，如成骨细胞瘤和骨化纤维瘤。对于这类并病变，其诊断应考虑为相并发的肿瘤，伴有动脉瘤性骨囊肿表现。

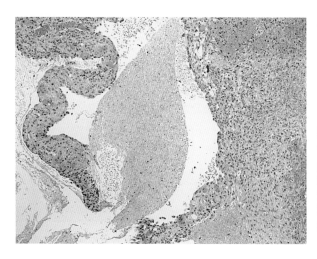

图 6-15 动脉瘤性骨囊肿

由许多大小不一的血窦或血腔构成，腔面无衬里上皮，纤维囊壁中可见出血灶，有多核巨细胞（HE，×100）

二、单纯性骨囊肿

单纯性骨囊肿（simple bone cyst）是无内衬上皮的骨囊肿，其腔内可无囊液或含浆液性囊液。一般认为本病是由外伤引起的。

【临床特点】

1. 颌骨少见，其发生率约占颌骨囊肿的 1%。多发生于青年人，年龄为 10～29 岁，男女性别无差异。

2. 在颌面部多发于下颌骨体部（双尖牙和磨牙区），上颌极为少见。大多数囊肿为单发，也可发生于颌骨双侧（约占 13%）。

3. 临床上多无症状，常在 X 线检查时偶然发现，有时可表现为颌骨膨胀及疼痛，甚至病理性骨折，邻近牙是活髓牙。

4. X 线表现为境界较清楚的单房性透射区，边缘有较薄的硬化带。牙根吸收和牙移位少见，病变区牙周膜和硬骨板完整。

5. 手术探查或刮治，可引起血液充盈，促进成骨修复。有复发报道。

【病理要点】

1. 肉眼见囊肿为卵圆形或不规则，囊腔内有少量液体，呈淡黄色或棕色，囊壁很薄。

2. 单纯性骨囊肿囊壁由纤维结缔组织构成，厚薄不一，无上皮衬里。囊腔内含凝血性物质和肉芽组织。

三、静止性骨囊肿

静止性骨囊肿（static bone cyst）实际上是发生于下颌骨后份舌侧的解剖切迹。它是由于发育过程中，涎腺和其他软组织的增殖或迷入而引起的下颌骨局限性缺损。X线片上可表现为囊肿样透射区。有时还可双侧同时发生。这型假性囊肿一般无症状，多在X线检查时偶然发现。囊肿好发于下颌磨牙及下颌角区，多位于下齿槽神经管的下方。X线表现为边缘致密的卵圆形透射区。组织学观察，骨缺损区不存在明显的囊肿，可见到涎腺组织、脂肪组织、纤维结缔组织和肌肉等。

第四节 口腔、面颈部软组织囊肿

一、皮样和表皮样囊肿

皮样或表皮样囊肿（dermoid or epidermoid cyst）是一组充满角化物的软组织囊肿，衬里上皮呈表皮样，囊壁内含有皮肤附属器者称为皮样囊肿，不含皮肤附属器者称为表皮样囊肿。

【临床特点】

1. 皮样或表皮样囊肿好发于颌面部，口底为口内最常见的部位，其次是舌。发生于口底较表浅者位于颏舌骨肌与口底黏膜之间（舌下位），较深在者位于颏舌骨肌与下颌舌骨肌之间（颏下位）。

2. 表面光滑，为圆形或卵圆形无痛性包块，生长缓慢，界限清楚，触之有生面团样柔韧感，波动感不明显，压迫之后可出现凹陷。

3. 单纯摘除可治愈。极少复发。

【病理要点】

1. 肉眼见囊壁较薄，囊腔内有灰白色豆腐渣样物质，皮样囊肿可含毛发。

2. 皮样或表皮样囊肿由角化的复层鳞状上皮衬里。结缔组织囊壁内没有皮肤附属器者称为表皮样囊肿；若囊壁内含有皮肤附属器，如毛发、毛囊、皮脂腺或汗腺等结构，则称为皮样囊肿（图 6-16）。

3. 囊腔内为排列成层的角化物质，偶见钙化。角化物质破入周围纤维组织内时，可见异物巨细胞反应、炎症细胞浸润及胆固醇结晶。

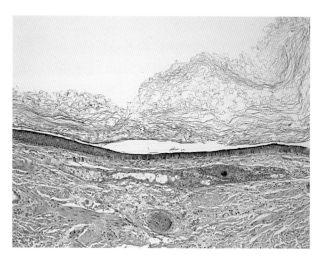

图 6-16　皮样囊肿
内衬角化的复层鳞状上皮，囊壁内含有皮肤附属器（如皮脂腺）（HE，×100）

二、鳃裂囊肿

鳃裂囊肿（branchial cleft cyst）又称颈部淋巴上皮囊肿（cervical lymphoepithelial cyst），一般认为鳃裂囊肿来自鳃裂或咽囊的上皮剩余。

【临床特点】

1. 鳃裂囊肿常位于颈上部近下颌角处，胸锁乳突肌上 1/3 前缘。约 95% 的鳃裂囊肿为第二鳃裂来源，发生于约相当肩胛舌骨肌水平以上和下颌角以下。其余 5% 分别来源于第一、第三和第四鳃裂，其中发生于下颌角以上和腮腺者常为第一鳃裂来源，发生于颈根区者为第三、第四鳃裂来源。

2. 该囊肿好发于 20～40 岁的年轻患者。囊性肿物柔软，界限清楚，可活动，无明显症状，继发感染时可伴疼痛。

3. 囊肿一般发生于单侧颈部。少数情况下，双侧颈部可同时发生囊肿。

4. 鳃裂囊肿手术摘除后几乎无复发，但文献中有鳃裂囊肿上皮癌变的零星报道。这些病例应与原发于鼻咽部恶性肿瘤的转移瘤相鉴别。

【病理要点】

1. 鳃裂囊肿内含物为黄绿色或棕色清亮液体，或含浓稠胶样、黏液样物。

2. 镜下 90% 以上的囊壁内衬复层鳞状上皮，可伴或不伴角化。部分囊肿可内衬假复层柱状上皮，纤维囊壁内含有大量淋巴样组织并形成淋巴滤泡（图 6-17）。

3. 第一鳃裂囊肿的囊肿壁内缺乏淋巴样组织，与表皮样囊肿相似。

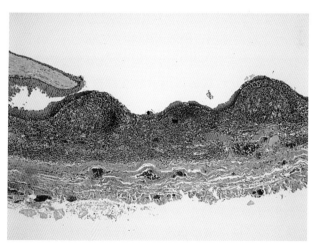

图 6-17 鳃裂囊肿
囊壁内含有大量淋巴样组织，内衬复层鳞状上皮，囊壁内的淋巴样组织可形成淋巴滤泡（HE，×40）

【鉴别诊断】

另有一类发生于口腔内的、具有与腮裂囊肿相似组织学特点的囊肿，称为口腔淋巴上皮囊肿（oral lymphoepithelial cyst）。这类囊肿发生于口腔内构成所谓 Waldeyer 环的淋巴组织内，与胚胎发育时内陷于这些区域的涎腺上皮成分的增殖和囊性变有关。好发部位包括口底、舌和软腭等处。近年来有研究显示在人类免疫缺陷病毒（HIV）感染者中腮腺淋巴上皮囊肿的发生率有所升高，这可能与 HIV 感染所致的腮腺内淋巴结病变有关。

三、甲状舌管囊肿

甲状舌管囊肿（thyroglossal tract cyst）是甲状舌导管残余上皮发生的囊肿。胚胎第 6 周时甲状舌导管开始退化，第 10 周时此管消失。如甲状舌导管不消失或发育异常可导致各种病损，如甲状舌管囊肿、甲状舌管瘘或甲状腺迷走组织等。

【临床特点】

1. 甲状舌管囊肿可发生于任何年龄，但青少年较多见。男女性别之比为 2：1。

2. 囊肿常位于颈部中线或近中线处，直径一般为 2～3 cm，表面光滑，边界清楚，触之有波动感，能随吞咽上下活动。

3. 手术摘除时，舌骨中段以及甲状舌管周围的肌肉组织应一并切除。复发率小于 10%。甲状舌管囊肿偶有癌变的报道，仅占所有甲状舌管囊肿病例的 1% 以下。

【病理要点】

1. 甲状舌管囊肿的囊内容物为清亮黏液样物质。如继发感染，则为脓性或黏液脓性内容物。

2. 囊壁可内衬假复层纤毛柱状上皮或复层鳞状上皮，常见两者的过渡形态。邻近口腔处的囊肿衬里多为复层鳞状上皮，而位置靠下方者多为纤毛柱状上皮衬里（图 6-18）。纤维性囊壁内偶见甲状腺或黏液腺组织。

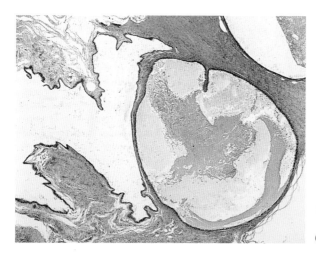

图 6-18 甲状舌管囊肿
内衬纤毛柱状上皮（HE，×40）

四、畸胎样囊肿

口腔畸胎样囊肿（oral teratoid cyst）又称为异位口腔胃肠囊肿（heterotopic oral gastrointestinal cyst），是一种罕见的发育性囊肿。口腔畸胎样囊肿的发病机制尚不清楚，一般认为其组织来源为异位的原始胃胚胎残余。外胚层上皮与内胚层上皮在口腔舌下区、舌体和舌尖区融合过程中，可残余一些多潜能细胞。这些胚胎残余可增生分化形成多种胚叶成分，从而形成畸胎样囊肿。

畸胎样囊肿多发于婴儿和少年，最常见于舌体部，其次是口底部，颈部少见。临床上无特殊症状，与表皮样囊肿或皮样囊肿不易区别。囊肿大小不一，直径为数厘米，生长缓慢，囊肿较大时可引起语言及吞咽困难。口腔畸胎样囊肿为良性病损，手术切除后预后良好。

组织学上，囊肿衬里上皮主要为复层鳞状上皮，部分上皮为胃肠道黏膜上皮，可类似于胃体和胃底黏膜，含壁细胞、主细胞、胃腺和肌膜等。有时囊肿衬里可含肠黏膜或阑尾黏膜上皮（图 6-19）。

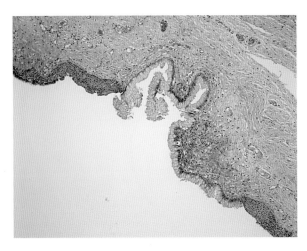

图 6-19　畸胎样囊肿
衬里上皮部分为胃肠道
黏膜上皮（HE，×100）

五、黏液囊肿

黏液囊肿（mucocele）是黏液外渗性囊肿和黏液潴留囊肿的统称，是一类由于小涎腺导管破裂或阻塞所致的黏液外渗或潴留而发生的软组织囊肿。

【临床特点】

1. 黏液囊肿常发生于下唇黏膜，其次为颊、口底、舌和腭部。黏液囊肿位于组织内的深度不同，可以为浅在性黏液囊肿，也可是深在性的。大小不等，直径可由几毫米至 1 cm。

2. 浅在者其病变表面呈淡蓝色，透明、易破裂；深在者表面黏膜与周围口腔黏膜颜色一致。

3. 黏液囊肿可自行消退或破溃，其黏液性内容物可以排出或不排出，故可反复发作。浅在型黏液囊肿更易复发。

【病理要点】

依据镜下黏液囊肿有无衬里上皮，又可将其分为外渗性和潴留性两种亚型。

1. 外渗性黏液囊肿（mucous extravasation cyst）　通常是机械性外伤致涎腺导管破裂，黏液外溢进入结缔组织内，黏液池被炎性肉芽组织和结缔组织包绕或局限，没有衬里上皮（图 6-20）。邻近的涎腺组织呈非特异性慢性炎症。

2. 潴留性黏液囊肿（mucous retention cyst）　被认为是涎腺导管阻塞，涎液潴留致导管扩张而形成囊性病损。发生于口腔的潴留性黏液囊肿相对少见，多见于 50 岁以后的患者，以口底、腭、颊和上颌窦部常见。囊腔内含有浓稠液物质，衬以假复层、双层柱状或立方状上皮细胞。部分潴留性黏液囊肿衬里中可见嗜酸性上皮细胞。

六、舌下囊肿

舌下囊肿（ranula）又称蛤蟆肿，是一种特指发生于口底的黏液囊肿。舌下囊肿病变中的黏液成分多来自舌下腺，但有些囊肿也可发生于颌下腺的导管。大多数舌下囊肿较为表浅，位于下颌舌骨肌以上的舌下区，少数深在的潜突型囊肿（plunging ranula）可穿过下颌舌骨肌位于颌下区或颏下三角。

舌下囊肿多见于青少年，男性稍多见。浅在的囊肿位于口底的一侧，生长缓慢，无痛。囊肿较大时，表面黏膜变薄，呈浅蓝色。深在的囊肿表现为颌下或颏下的柔软、无痛性肿物，可伴或不伴口底的肿物。舌下囊肿是一种临床名称。组织学上，它可表现为外渗

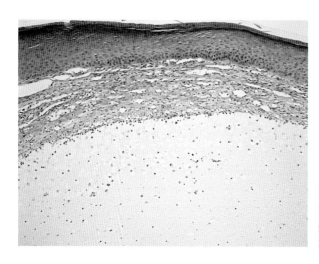

图 6-20　外渗性黏液囊肿

囊肿位于下唇黏膜下，无衬里上皮（HE，×100）

性黏液囊肿，也可表现为潴留性黏液囊肿，但大多数舌下囊肿为外渗性囊肿，因此无上皮衬里，少数潴留性囊肿可内衬立方状、柱状、假复层柱状或复层鳞状上皮。

参考文献

1. Barns L, Eveson J W，Reichart P, et al. World Health Organization Classification of Tumors. Pathology and Genetics of Head and Neck Tumors[M]. 2005: 70-72.

2. K. El-Naggar AK, Chan JKC, Grandis JR, et al. WHO Classification of Head and Neck Tumors[M]. 4th ed. Lyon: IARC, 2017: 232-242.

3. 于世风. 口腔组织病理学 [M]. 7 版. 北京：人民卫生出版社，2012：325-337.

4. 李铁军. 口腔病理诊断 [M]. 北京：人民卫生出版社，2011：131-137.

5. 李铁军. 颌骨肿瘤实例图谱及临床病理精要 [M]. 北京：人民军医出版社，2011：28-42.

6. Liu HG，Zhong M，et al. Head and neck diagnostic pathology[M]. Beijing：People's Medical Publishing House, 2008: 274-275.

7. Shear M. Cysts of the oral regions[M]. 3rd ed. Oxford：Wright，Butterworth-Heinemann，1992.

8. Li T-J. Odontogenic keratocyst: a cyst, or a cystic neoplasm[J]? J Dent Res，2011, 90: 133-142.

9. Shafer WG, Hine MK, Levy BM. A textbook of oral pathology[M]. 4th ed. Philadelphia: Saunders, 1983: 258-317.

（李铁军）

第七章

牙源性肿瘤和瘤样病变

牙源性肿瘤（odontogenic tumor）是由成牙组织，即牙源性上皮、牙源性间充质或牙源性上皮和间充质共同发生的一组肿瘤。它们主要发生于颌骨内，少数情况下也可发生于牙龈组织内（外周性或骨外性肿瘤）。这组病损中包括发育异常、良性肿瘤和恶性肿瘤，生物学行为各异。以往根据肿瘤的组织来源、上皮－间叶组织诱导特征以及生物学行为等，对牙源性肿瘤这组复杂的病损有过多种分类意见。1971 年，WHO 对牙源性肿瘤及其相关病损的组织学分类正式出版，从此对牙源性肿瘤的命名和诊断才有了国际统一的标准。1992 年、2005 年的第 2 和第 3 版分类分别对前一版进行了修改和补充，并得到了更为广泛的应用。2017 年，WHO 在前三版分类的基础上，根据近年来的研究成果又对牙源性肿瘤进行了新分类。本章对各类牙源性肿瘤的描述将主要依据这一新分类（表 7-1）。

表 7-1　牙源性肿瘤

一、良性牙源性上皮性肿瘤

  1. 成釉细胞瘤

    （1）成釉细胞瘤，单囊型

    （2）成釉细胞瘤，骨外或外周型

    （3）转移性成釉细胞瘤

  2. 牙源性鳞状细胞瘤

  3. 牙源性钙化上皮瘤

4. 牙源性腺样瘤

二、良性牙源性上皮和间叶组织混合性肿瘤

1. 成釉细胞纤维瘤

2. 牙源性始基瘤

3. 牙瘤

（1）组合性牙瘤

（2）混合性牙瘤

4. 牙本质生成性影细胞瘤

三、良性牙源性间叶性肿瘤

1. 牙源性纤维瘤

2. 牙源性黏液瘤或黏液纤维瘤

3. 成牙骨质细胞瘤

4. 牙骨质 – 骨化纤维瘤

四、牙源性癌

1. 成釉细胞癌

2. 原发性骨内癌，非特指（NOS）

3. 牙源性硬化性癌

4. 牙源性透明细胞癌

5. 牙源性影细胞癌

五、牙源性癌肉瘤

六、牙源性肉瘤

第一节　良性上皮性牙源性肿瘤

一、成釉细胞瘤

成釉细胞瘤（ameloblastoma）是一种可在骨内呈进行性生长的

牙源性上皮性良性肿瘤，常导致颌骨的膨隆，手术切除不充分具有复发倾向。2017 年 WHO 新分类将成釉细胞瘤这一名称用于专指所谓实性或多囊型或者经典的骨内型成釉细胞瘤，另外单列了单囊型、骨外或外周型和转移性成釉细胞瘤三种类型，因为它们与实性或多囊型成釉细胞瘤在临床处治和预后判断等方面均有不同。

【临床特点】

1. 成釉细胞瘤是除牙瘤之外最常见的牙源性肿瘤，可发生于 8～92 岁患者，高峰年龄在 30～49 岁，平均年龄 40 岁。男女性别无明显差异。

2. 约 80% 的成釉细胞瘤发生于下颌骨，以下颌磨牙区和下颌升支部最为常见。发生在上颌者，以磨牙区多见。

3. 临床上表现为无痛性、渐进性颌骨膨大，膨胀多向唇颊侧发展。骨质受压则吸收变薄，压之有乒乓球样感，肿瘤较大时可致面部变形。平均病程 6 年左右。肿瘤区可出现牙松动、移位或脱落，可见牙根吸收和（或）埋伏牙。下颌升支和上颌磨牙区肿瘤可直接扩展至颅底。

4. X 线可表现为单房或多房性透射影，边界清楚，可见硬化带。肿瘤生长可导致牙移位和牙根吸收（图 7-1）。

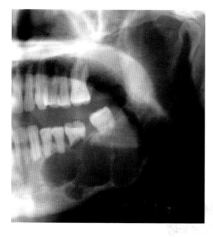

图 7-1　成釉细胞瘤的 X 线表现
左侧下颌磨牙及升支部多房性（皂泡样）透射影，可见牙根吸收，边界清楚

5. 成釉细胞瘤的治疗主要采用超出 X 线所示范围的扩大手术切除。保守性手术的术后复发率可高达 60% ~ 80%。超过 50% 的复发病例发生在首次手术之后的 5 年之内。

【病理要点】

1. 肉眼见肿瘤大小不一，可由小指头至小儿头般大。剖面常见有囊性和实性两种成分。通常在实性肿瘤的背景下，可有多处囊性区域。

2. 镜下典型成釉细胞瘤的上皮岛或条索由两类细胞成分构成，一种为瘤巢周边的立方状或柱状细胞，核呈栅栏状排列并远离基底膜，类似于成釉细胞或前成釉细胞；另一种位于瘤巢中央，排列疏松，呈多角形或星形，类似于星网状层细胞。但成釉细胞瘤的组织结构和细胞形态变异较大，可有多种表现，现分述如下。

（1）滤泡型（follicular type）（图 7-2A）：肿瘤形成孤立性上皮岛，上皮岛中心部由多边形或多角形细胞组成。这些细胞之间彼此疏松连接，类似于成釉器的星网状层。上皮岛周边围绕一层立方状或柱状细胞，类似于成釉细胞或前成釉细胞，细胞核呈栅栏状排列并远离基底膜。

（2）丛状型（plexiform type）（图 7-2B）：肿瘤上皮增殖呈网状联结的上皮条索，其周边部位是一层立方或柱状细胞，被周边细胞包围的中心部细胞类似于星网状层细胞，但其含量较滤泡型者少。

（3）棘皮瘤型（acanthomatous type）（图 7-2C）：是指肿瘤上皮岛内呈现广泛的鳞状化生，有时见角化珠形成。常出现在滤泡型成釉细胞肿瘤内。

（4）颗粒细胞型（granular cell type）（图 7-2D）：肿瘤中颗粒细胞可部分或全部取代肿瘤的星网状细胞。颗粒细胞大，呈立方状、柱状或圆形。其胞质丰富，充满嗜酸性颗粒，在超微结构和组织化学上类似于溶酶体。

（5）基底细胞型（basal cell type）：肿瘤上皮密集成团或呈树枝状，细胞小而一致，缺乏星网状细胞分化，较少见。

（6）角化成釉细胞瘤（keratoameloblastoma）：是一种罕见的组

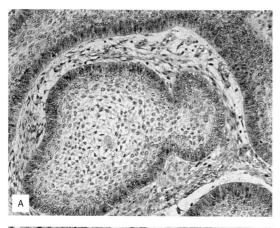

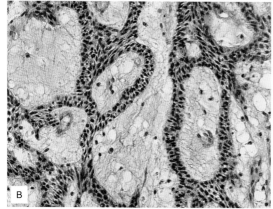

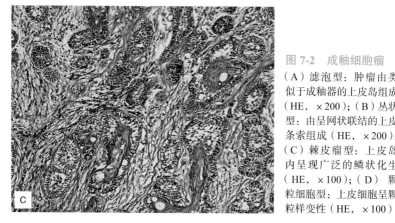

图 7-2　成釉细胞瘤

（A）滤泡型：肿瘤由类似于成釉器的上皮岛组成（HE，×200）；（B）丛状型：由呈网状联结的上皮条索组成（HE，×200）；（C）棘皮瘤型：上皮岛内呈现广泛的鳞状化生（HE，×100）；（D）颗粒细胞型：上皮细胞呈颗粒样变性（HE，×100）

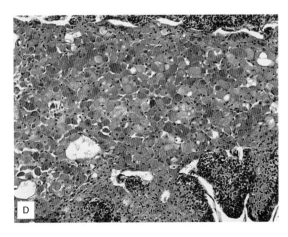

图 7-2　成釉细胞瘤（续）

织学亚型，肿瘤内出现广泛角化。镜下肿瘤巢中央发生显著角化，有时由多个充满角化物的微小囊肿构成。

上述组织学亚型中以滤泡型和丛状型最为常见，其中有些组织学亚型往往混合出现。这些组织学分型与肿瘤的临床行为之间并无明确的相关关系，因此，对上述组织学亚型的描述，只反映了成釉细胞瘤在组织学表现上的多样性，对临床治疗并无特殊意义。

【其他临床病理亚型】

在 WHO 的最新分类中，对成釉细胞瘤特别描述了以下三种临床病理亚型。

（一）单囊型成釉细胞瘤（unicystic ameloblastoma）

1. 单囊型成釉细胞瘤是指临床和 X 线表现为单囊性颌骨改变，类似于颌骨囊肿，但组织学检查见其囊腔的衬里上皮可表现为成釉细胞瘤样改变，增生的肿瘤结节可突入囊腔内和（或）浸润纤维组织囊壁。

2. 该型成釉细胞瘤多见于青年人，年龄在 10～29 岁，平均年龄 25 岁左右，好发于下颌磨牙区。采用刮治术后复发率较低（约为 10%），明显低于实性或多囊型成釉细胞瘤（50%～90%）。

3. 依据肿瘤的组成成分和结构不同，单囊型成釉细胞瘤又可分为三种组织学亚型：第 I 型为单纯囊性型，囊壁仅见上皮衬里，表现成釉细胞瘤的典型形态特点，包括呈栅栏状排列的柱状基底细胞（核深染且远离基底膜）和排列松散的基底上细胞（图 7-3）；第Ⅱ型伴囊腔内瘤结节增殖，瘤结节多呈丛状型成釉细胞瘤的特点；第Ⅲ型肿瘤的纤维囊壁内有肿瘤浸润岛，可伴或不伴囊腔内瘤结节增殖。

4. 由于第Ⅰ、Ⅱ型肿瘤仅表现囊性或囊腔内生长，其生物学行为类似于发育性牙源性囊肿，故单纯刮治后一般不复发。但第Ⅲ型肿瘤因其纤维囊壁内存在肿瘤浸润，局部侵袭性可能类似于实性型成釉细胞瘤，因此其治疗原则应与后者相同。另外，有报道单囊型成釉细胞瘤可于术后多年复发，有的复发间隔甚至长达 20 余年，因此术后对患者进行长期随访是必要的。

5. 由于单囊型成釉细胞瘤的临床和 X 线特点与牙源性颌骨囊肿相似，因此对其术前确诊是比较困难的，且这类颌骨病损往往不做术前活检。即使活检，小块囊壁组织也未必能够全面反映病变的性质。因此，临床医师在诊治所有颌骨囊性病损时，特别是发生于年轻患者下颌角及升支部的单房性、膨胀性、伴智齿阻生及牙根吸收的囊性病损，应将单囊型成釉细胞瘤作为重要的鉴别诊断之一。临床摘除或刮治时应力求彻底，因为病变的性质只能待术后完整标本的病检后才能确定。

6. 在对儿童或青少年患者的治疗过程中，有作者主张采用袋形术处理病变，以避免过度手术而造成损伤，减少手术对患者牙齿和

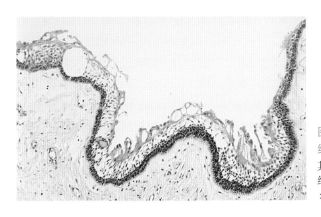

图 7-3　单囊型成釉细胞瘤
其衬里上皮表现成釉细胞瘤的特点（HE，×100）

颌面部发育的影响。但袋形术后的复发率较高，应定期密切随诊，常需二期刮除病变。

（二）骨外或外周型成釉细胞瘤（extraosseous or periopheral ameloblastoma）

1. 该亚型是指发生于牙龈或牙槽黏膜而未侵犯颌骨的一类亚型，占所有成釉细胞瘤的 1.3%～10%，患者平均年龄（男 52.9 岁，女 50.6 岁）显著高于骨内型成釉细胞瘤。

2. 组织学表现与骨内型成釉细胞瘤相同。肿瘤可完全位于牙龈的结缔组织内，与表面上皮无联系。有些病变却似乎与黏膜上皮融合或来源于黏膜上皮。

3. 由于其生长局限于牙龈，易于早期发现和手术切除，因此术后无复发。

（三）转移性成釉细胞瘤（metastasizing ameloblastoma）

1. 转移性成釉细胞瘤虽发生，但其转移灶表现成釉细胞瘤的良性组织学特点。原发肿瘤下颌多见于上颌，多为实性或多囊型，约 60% 的转移灶发生于肺部，其次为淋巴结（28%）和骨（12%）。

2. 转移性成釉细胞瘤的诊断，要求原发性和转移性病损均表现良性成釉细胞瘤的组织学特点，并无特异性指征可预测其是否发生转移。如组织学上存在异型性并发生转移的肿瘤，应考虑为成釉细胞癌。

3. 转移常常与原发肿瘤手术之间存在一个较长的潜伏期，常发生于反复手术治疗的成釉细胞瘤患者。总体 5 年生存率为 70%，主要取决于转移的部位以及可否手术，放疗和化疗的有效性尚不确定。

二、牙源性鳞状细胞瘤

牙源性鳞状细胞瘤（squamous odontogenic tumor）是一种少见的良性牙源性肿瘤，它由分化良好的鳞状上皮和纤维间质构成。

【临床特点】

1. 牙源性鳞状细胞瘤为罕见肿瘤，至今报道的病例数少于 50 例。患者年龄分布较广，平均年龄为 38 岁。男女之比约为 1.8∶1。

2. 多为发生于骨内的单发性肿物，上下颌发病几乎相等，以上颌切牙－尖牙区和下颌前磨牙区多见。

3. 临床上无明显症状，肿瘤生长缓慢，病史较长者可出现颌骨膨隆，有时受累牙出现松动和疼痛。

4. X线片表现多为单房性透射影，特征性的影像学特点是位于两牙根之间的三角形放射透光区，其三角形的底边朝向根尖，边界清楚，牙根吸收少见。

5. 本病属于良性肿瘤，大多数肿瘤行保守性手术摘除，术后很少复发。

【病理要点】

1. 肿瘤常为刮治后送检的散碎无定形组织块。

2. 其组织学特点是分化良好的鳞状上皮岛位于成熟的结缔组织间质内。肿瘤性上皮团块周边部的基底细胞呈扁平或立方状，缺乏成釉细胞瘤中的典型柱状细胞，细胞团块中央区细胞也缺乏星网状分化。

【鉴别诊断】

牙源性鳞状细胞瘤应与棘皮瘤型成釉细胞瘤和原发于骨内的鳞状细胞癌相鉴别。其肿瘤上皮团块周边的基底细胞扁平状、无极性排列等特点可与成釉细胞瘤相鉴别；其肿瘤上皮分化良好、无异型性等特征可与鳞状细胞癌相鉴别。

三、牙源性钙化上皮瘤

牙源性钙化上皮瘤（calcifying epithelial odontogenic tumor）又称 Pindborg 瘤（Pindborg tumor），是一种较少见、可分泌淀粉样蛋白并可钙化的良性上皮性牙源性肿瘤。

【临床特点】

1. 牙源性钙化上皮瘤较少见，年龄分布较广，20～59 岁多发，平均年龄为 40 岁左右。男女性别无差异。

2. 下颌比上颌多见（2∶1），最常见的部位是双尖牙和磨牙区。约 6% 的病例可发生于骨外，多发生于前牙区。

3. 一般无特殊症状，肿瘤生长缓慢，可见颌骨膨胀。

4. X线片表现为不规则透射区内含大小不等的阻射性团块（图7-4），大多数肿瘤为单房性病损，病变界限较清楚。

5. 尽管肿瘤可在松质骨之间浸润性生长，但不像成釉细胞瘤那样具有侵袭性。多数肿瘤可行局部手术切除，总体复发率约为15%。

【病理要点】

1. 肉眼观病变区颌骨膨大，肿瘤多为实性，切面呈灰白或灰黄色，伴有不等量的钙化，常可见伴随的埋伏牙。

2. 肿瘤由多边形上皮细胞组成，并常见清晰的细胞间桥。上皮细胞排列成片状或岛状，肿瘤细胞胞质微嗜酸性。胞核圆形或卵圆形，核仁清楚（图7-5）。有的胞核较大，有时见双核或多核。核多形性明显，但核分裂象罕见。这一点可与恶性肿瘤相鉴别。

3. 肿瘤组织内常见一种特征性圆形嗜酸性均质物质，分布于细胞之间，特殊染色（如硫代黄色T和刚果红等）证实这种物质为淀粉样物质（amyloid）。淀粉样物质内常发生钙化，钙化物呈同心圆沉积。

【鉴别诊断】

1. 牙源性钙化上皮瘤应与成釉细胞瘤相鉴别，但前者没有上皮团块周边基底细胞的极性排列，星网状层分化也不明显，同时出现

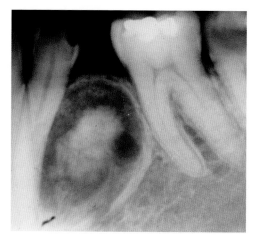

图 7-4　牙源性钙化上皮瘤的 X 线表现

为界限清楚的、含透射和阻射的混合性影像

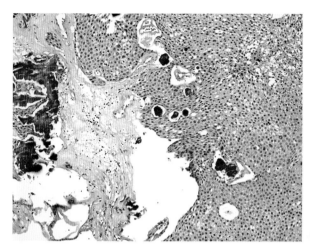

图 7-5 牙源性钙化
上皮瘤
肿瘤上皮细胞排列成
片状或岛状，肿瘤细
胞边界较清晰，肿瘤
内可见嗜酸性均质的
淀粉样物质，常发生
钙化（HE，×100）

淀粉样变和钙化等特征均可协助鉴别。

2. 牙源性钙化上皮瘤的多边形肿瘤细胞及其显著的核多形性有时可与鳞状细胞癌混淆，但前者核分裂象罕见，Ki-67 阳性细胞数较少，且间质有淀粉样变和钙化等，这些特点可以协助排除鳞癌。但文献中有少数恶性型牙源性钙化上皮瘤的病例报道。如牙源性钙化上皮瘤含大量透明细胞（透明细胞型），需与牙源性透明细胞癌或转移性透明细胞癌相鉴别。肿瘤间质中的淀粉样变性和易钙化的特点有助于鉴别诊断，同时，在牙源性透明细胞癌中常可检测到的 *EWSR1* 和 *ATF*1 基因移位，但在牙源性钙化上皮瘤中检测不到。

四、牙源性腺样瘤

牙源性腺样瘤（adenomatoid odontogenic tumor）是一种含有导管样或腺样结构的良性上皮性牙源性肿瘤。它曾被认为是成釉细胞瘤的一型，称为腺样成釉细胞瘤（adenoameloblastoma）。

【临床特点】

1. 占牙源性肿瘤的 5% 以下，女性比男性多见，男女之比为 1：2。好发于 29 岁以前的患者，约 2/3 的病例发生于 10～19 岁，30 岁以上的病例极为少见。

2. 约 95% 以上发生于颌骨内，上颌好发，是发生于下颌病例的 2 倍，颌骨前份好发，以上颌单尖牙区最多见，约 3/4 的肿瘤与未萌牙有关，并环绕其牙冠，未萌的尖牙约见于 60% 的病例。

3. 生长缓慢，有人认为其为错构瘤，而非真性肿瘤。一般无明显症状。肿瘤一般较小，直径 1 ~ 3 cm。

4. X 线多表现为边界清楚的单房性透射影，常围绕一个阻生牙的牙冠，因此其 X 线特点与含牙囊肿相似（图 7-6）。病变一般呈 X 线透射区，但有时可见不透光的钙化颗粒。

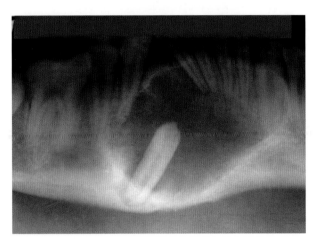

图 7-6　牙源性腺样瘤的 X 线表现
下颌前份病变示一边界清楚的单房性透射影，包绕未萌的下颌尖牙牙冠

5. 刮治后一般不复发。

【病理要点】

1. 肉眼观肿瘤较小，包膜完整。切面呈囊性或实性。实性部分呈灰白色。囊性部分大小不等，腔内含淡黄色胶冻状物质或血性液体，腔内可含牙。

2. 肿瘤常有包膜，上皮可形成不同结构：

（1）结节状实性细胞巢，由梭形或立方状上皮细胞组成，形成玫瑰花样结构（rosette-like structure）。在上皮细胞之间以及玫瑰花样结构的中心部可见嗜酸性物质沉积（图 7-7）。

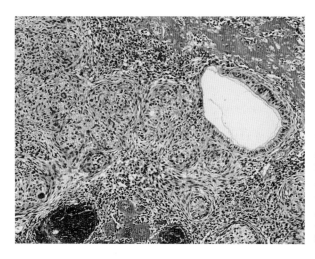

图 7-7 牙源性腺样瘤

肿瘤中可见玫瑰花样结构，梭形或柱状上皮细胞之间有嗜酸性物质沉积；右上方的腺管样结构由立方状或柱状细胞组成（HE，×100）

（2）腺管样结构，立方状或柱状细胞形成环状的腺管样结构，胞核远离腔面。管状腔隙内可含有嗜酸性物质和细胞碎屑（图 7-7）。

（3）梁状或筛状结构，见于肿瘤的周边部或实性细胞巢之间。细胞呈圆形或梭形，核着色深。常常是 1~2 层的细胞条索形成筛状。

（4）有时肿瘤中可见第四种结构，即由多边形嗜酸性鳞状细胞组成的小结节，细胞间有细胞间桥和钙化团块以及淀粉样物质沉着，与牙源性钙化上皮瘤相似，因此称为"牙源性钙化上皮瘤样区"。

【鉴别诊断】

牙源性腺样瘤有时可伴发其他牙源性病损，如牙瘤和牙源性钙化上皮瘤等，其中伴发牙源性钙化上皮瘤的报道超过 25 例。有学者认为这可能代表所谓"杂交瘤"。多数学者认为牙源性腺样瘤中的牙源性钙化上皮瘤区域可能只是一种伴随表现。

第二节　良性牙源性上皮和间叶组织混合性肿瘤

一、成釉细胞纤维瘤

成釉细胞纤维瘤（ameloblastic fibroma）是一种较少见的牙源性肿瘤，其主要特征是牙源性上皮和牙乳头样间叶组织同时增殖，但不伴牙本质和牙釉质形成，因此它是一种真性混合性牙源性肿瘤。

【临床特点】

1. 占所有牙源性肿瘤的 1.5% ~ 6.5%，多见于儿童和青年成人，平均年龄为 15 岁，约 80% 的患者年龄小于 22 岁。男女性别之比为 1.4 : 1。

2. 下颌与上颌之比为 3.3 : 1，最常见的部位是颌骨后份（约 82% 的病例），特别是下颌磨牙区（74%）。

3. 肿瘤生长缓慢，除颌骨膨大外，无明显症状。

4. X 线表现为界限清楚的放射透光区，有时与成釉细胞瘤不易区别。

5. 对较小、无症状、特别是发生于儿童的肿瘤，应采用保守性手术切除，复发率约 16%，术后密切随诊是必要的。

6. 较大、具有破坏性的肿瘤应采取根治性手术治疗。成釉细胞纤维瘤有时可发生恶变成为肉瘤，约 50% 的恶变病例发生于复发性成釉细胞纤维瘤。

【病理要点】

1. 肉眼观肿瘤在颌骨内呈膨胀性生长，有包膜而无局部浸润。切面呈灰白色，与纤维瘤相似。

2. 肿瘤由上皮和间充质两种成分组成。肿瘤性上皮呈条索状或团块状排列。上皮条索或团块的周边层为立方或柱状细胞，中心部细胞类似于星网状层，但星网状细胞量很少（图 7-8）。

3. 间叶成分由较幼稚的结缔组织组成，细胞丰富，呈圆形或多角形，颇似牙胚的牙乳头细胞。在上皮与结缔组织之间的界面，有时可见狭窄的无细胞带，有时为呈玻璃样变的透明带（图 7-8）。这

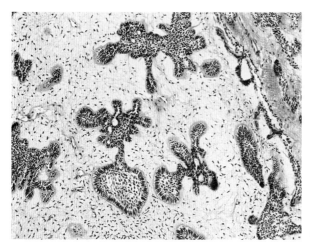

图 7-8 成釉细胞纤维瘤

肿瘤性上皮呈条索状或团块状排列，间叶成分由较幼稚的结缔组织组成，上皮与间质之间的界面可见狭窄的无细胞透明带（HE，×100）

类似于牙发育过程中所见的牙源性上皮和间叶组织之间的诱导现象。

【鉴别诊断】

有学者提出成釉细胞纤维瘤实际上可能是幼稚的、正处于发育中的混合性牙瘤。如果不予治疗，该肿瘤最终可发育成熟为牙瘤。也就是说，成釉细胞纤维瘤、成釉细胞纤维 – 牙本质瘤和成釉细胞纤维 – 牙瘤实际上是代表同一疾病过程的不同阶段。

关于成釉细胞纤维 – 牙本质瘤（ameloblastic fibrodentinoma）和成釉细胞纤维 – 牙瘤（ameloblastic fibro-odontoma），目前 WHO 新分类已将两者删除，主要观点是认为这两类病损可能代表发育中的牙瘤。然而，临床上遇到生长缺乏自限性的病损，特别是有些患者年龄大于 22 岁时，很难都用发育中的牙瘤来解释。所以对这类病损，应特别注意患者年龄、病损部位以及病损大小。如发生于儿童、位于一未萌牙牙冠上方的病变，可能提示是发育中的牙瘤，可采取保守观察的处置。但对于波及范围较大、引起颌骨明显膨隆和破坏的病损，可采用保守手术摘除肿瘤并密切随诊的处置方式。

二、牙源性始基瘤

牙源性始基瘤（primordial odontogenic tumor）是此次 WHO 新

分类中新描述的一种牙源性肿瘤。这型肿瘤少见，目前文献中仅报道 7 例。患者年龄为 3～19 岁，平均年龄 12.5 岁，无性别差异。发生于颌骨内，下颌明显高发（上、下颌骨比为 1∶6）。所有病例表现为界限清楚的放射透射影，与一未萌牙（多为下颌第三磨牙）有关，并表现为环绕牙冠的透射影特点。多无症状，可表现为骨皮质膨隆，相邻牙移位和牙根吸收。该肿瘤局部切除可治愈，尚无复发病例报道。镜下，它由类似于牙乳头的、细胞多少不一、呈疏松排列的纤维组织所组成，几乎均被一层类似于成釉器内釉上皮的立方或柱状上皮所环绕（图 7-9）。

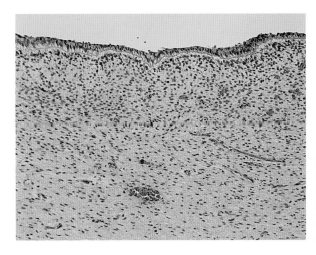

图 7-9　牙源性始基瘤
肿瘤由类似牙乳头样组织组成，呈疏松排列的纤维组织被一层类似于成釉器内釉上皮的立方或柱状上皮所环绕（HE，×100）

三、牙瘤

　　牙瘤（odontoma）是成牙组织的错构瘤（hamartoma）或发育畸形（malformation），不是真性肿瘤。肿物内含有成熟的牙釉质、牙本质、牙骨质和牙髓组织。根据这些组织排列结构不同，可分为组合性牙瘤（compound odontoma）和混合性牙瘤（complex odontoma）两种。

　　【临床特点】

　　1. 牙瘤是最常见的牙源性肿瘤，多发生于 20 岁以前的患者，男女性别无差异。

2. 虽然牙瘤可发生于任何承牙区的颌骨内，组合性牙瘤好发于上颌切牙 – 尖牙区，而混合性牙瘤以下颌前磨牙区和磨牙区多见。

3. 牙瘤常与一颗未萌牙有关，在常规 X 线检查时发现。一般无症状，但可因外伤或牙萌出继发感染，而导致邻牙的阻生、错位或失活，其直径从小于 1 cm 到 6 cm 不等。较大的牙瘤可导致颌骨膨隆，多发性牙瘤也有报道。

4. 组合性牙瘤的 X 线显示形态及数目不一的牙样物堆积在一起（图 7-10A）。混合性牙瘤的 X 线片表现为境界清楚的放射透光区，其中可见放射阻射性结节状钙化物（图 7-10B）。

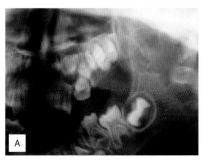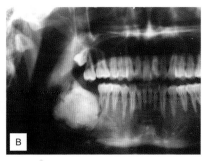

图 7-10 牙瘤的影像学表现

（A）组合性牙瘤，X 线示形态及数目不一的牙样物；（B）混合性牙瘤，X 线示放射阻射性结节状钙化物，无牙样形态

5. 牙瘤可采用保守性手术切除，完整切除后无复发，预后好。

【病理要点】

1. 组合性牙瘤常有数枚白色的牙样物，形状、大小不一。混合性牙瘤则表现为无定形、白色、骨样硬组织块。两型牙瘤均有厚薄不一的软组织包膜包绕。

2. 组合性牙瘤由许多牙样结构所组成。这些牙样结构虽然不同于正常牙，但牙釉质、牙本质、牙骨质和牙髓的排列如同正常牙的排列方式（图 7-11A），周围的纤维结缔组织类似牙囊样结构。混合性牙瘤内牙体组织成分排列紊乱，相互混杂，而无典型的牙结构（图 7-11B）。

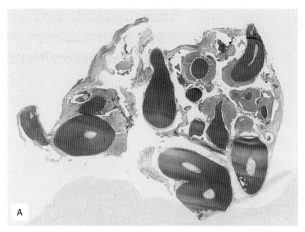

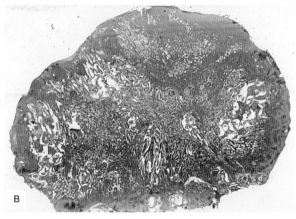

图 7-11 组合性牙瘤
（A）组织学见组合性牙瘤由牙样结构组成（HE，×12.5）；（B）混合性牙瘤由排列紊乱的成熟牙体组织组成（HE，×12.5）

较成熟的混合性牙瘤由含牙本质小管牙本质包绕釉质基质，可见缩余釉上皮和散在影细胞等结构，在包块的周边部常见一薄层牙骨质。

四、牙本质生成性影细胞瘤

牙本质生成性影细胞瘤（dentinogenic ghost cell tumor）是一种良性但具有局部侵袭性的牙源性肿瘤，在成熟的结缔组织间质中可见成釉细胞瘤样上皮岛、影细胞和伴有数量不等的发育不良的牙本质（类牙本质或骨样牙本质）形成。

【临床特点】

1. 牙本质生成性影细胞瘤是最少见的影细胞病损（仅占3%），目前约有45例病例报道，一半以上的患者为亚洲人。男性患者约为女性患者的2倍，发病年龄11岁至79岁不等，高发年龄为40~60岁。

2. 大多数肿瘤发生于颌骨内，骨外型较少见。可发生于颌骨承牙区的任何部位，后份（尖牙至第一磨牙区）常见，下颌较上颌稍多见（53%）。

3. 多数患者表现为颌骨膨隆，疼痛见于52%的患者。

4. X线可表现为透射或透射与阻射混合影，78%的病损呈单房性，22%为多房性，一般边缘较清楚（68%），邻近牙的根吸收较常见。

5. 在所报道的45例中，40例的治疗方法有记录，保守性手术（包括刮治、摘除和单纯切除）应用于21例患者，复发率为73%（随访时间1~20年）。其余19例采用了较彻底的治疗方法（边缘性或截断性切除），复发率为33%（随访时间≥1年）。

【病理要点】

1. 大体观可类似成釉细胞瘤，肿瘤呈实性，可导致颌骨的膨隆破坏。切面见区域可钙化，有微小囊肿形成。

2. 在成熟的结缔组织间质中，可见牙源性上皮巢和成釉细胞瘤样上皮团块。病变内可见影细胞和钙化灶，间质内有成片的发育不良的牙本质形成（图7-12）。这些类牙本质或骨样牙本质常直接在上皮下形成。有时上皮岛可陷入这些无细胞性的均质物质，表现透明样胞质。

【鉴别诊断】

牙本质生成性影细胞瘤应与含影细胞的成釉细胞瘤相鉴别，含影细胞的颌骨病损还有牙源性钙化囊肿。类牙本质或骨样牙本质的存在是诊断牙本质生成性影细胞瘤的重要指征。牙源性影细胞癌是牙本质生成性影细胞瘤的恶性形式，其主要鉴别点是细胞学和组织学上的恶性指征。混合性或组合性牙瘤中有时也可伴有影细胞灶形成，特别是在包绕矿化结构的软组织中，应注意甄别。

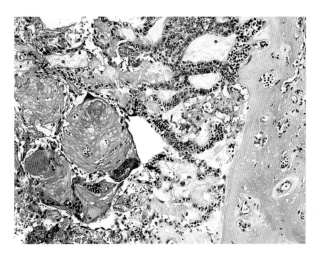

图 7-12 牙本质生成性影细胞瘤

肿瘤由成釉细胞瘤样上皮岛或条索构成。上皮岛内有特征性的影细胞灶。影细胞呈卵圆形，胞质红染，胞核消失而不着色，肿瘤间质中（右侧）可见所谓发育不良的牙本质（HE，×100）

第三节　良性牙源性间叶性肿瘤

一、牙源性纤维瘤

　　牙源性纤维瘤（odontogenic fibroma）是一种由成熟纤维结缔组织组成的少见肿瘤，其中含有数量不等的非活跃性牙源性上皮，伴或不伴钙化。

　　【临床特点】

　　1. 约占牙源性肿瘤的 5%。中心性牙源性纤维瘤患者的年龄分布为 9～80 岁，平均年龄为 30 岁，女性较男性稍多发。

　　2. 上下颌的发生率基本一致，大多数上颌的中心性牙源性纤维瘤发生于前部，而约一半的下颌病例发生于第一磨牙的后方。外周性牙源性纤维瘤多发生于前部的牙龈。

　　3. 临床表现为颌骨渐进性膨大，生长缓慢、无痛。较小的牙源性纤维瘤常常无明显症状，较大的肿瘤可出现疼痛和失牙。

　　4. X 线表现为界限清楚的单房或多房透射影像，常有硬化的边缘，可导致牙移位和牙根吸收。

5. 外周性牙源性纤维瘤为发生于附着龈的质硬包块，有蒂或无蒂，一般为单发局限性病损。X 线片常见软组织包块中存在密度增高或钙化物质，但其下方的骨质无破坏。

6. 为良性肿瘤，不浸润周围骨组织，仅引起压迫性吸收。刮治后极少复发。外周性牙源性纤维瘤生长较局限，局部切除可治愈。

【病理要点】

1. 发生于颌骨内的肿物界限清楚，有包膜，中等硬度，切面呈浅粉色。外周性病损为切除的散碎牙龈软组织包快，包膜不明显。

2. 中心性肿瘤由细胞丰富的纤维性结缔组织构成，梭形的成纤维细胞形态、大小一致，上皮丰富型肿瘤的胶原纤维之间散在着牙源性上皮岛或条索（图 7-13）。这些细胞体积小，呈立方状，胞质少而透亮，核深染，排列紧密，似牙周膜中的上皮剩余。肿物中可见似发育不良牙本质或牙骨质小体的钙化物。黏液样变明显的区域，细胞数量少，呈星状。

3. 外周性肿瘤无明显包膜，界限不清，纤维组织以胶原为主，或细胞丰富，或呈黏液样改变。牙骨质、骨样或牙本质样物质可沉积于基质中，有时还可见多核巨细胞。数量不一的牙源性上皮岛或条索可分布于纤维组织中。这些上皮岛缺乏高柱状基底细胞和星网

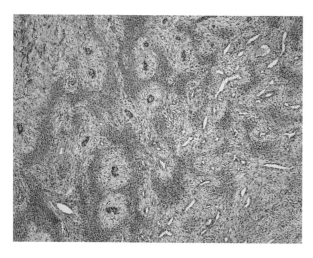

图 7-13 中心性牙源性纤维瘤

肿瘤由细胞丰富的纤维性结缔组织构成，有时可见牙源性上皮岛或条索（HE，×100）

状细胞的分化，其周围常有透明、无形物质环绕。

【鉴别诊断】

1. 颌骨内增生的牙滤泡（hyperplastic dental follicle） 有时可被误诊为牙源性纤维瘤。增生的牙滤泡通常包绕一个未萌牙冠（多为第 3 磨牙）。X 线表现类似含牙囊肿。镜下见牙滤泡有纤维结缔组织构成，可致密，也可呈疏松的黏液样，可含或不含牙源性上皮岛。

2. 牙源性龈上皮错构瘤（odontogenic gingival epithelial hamartoma）是一种特殊的龈病损，有时也需与外周性牙源性纤维瘤相鉴别。前者由牙源性上皮岛和条索组成，间质为成熟的纤维性组织，包块直径在 1 cm 以下，不引起肿瘤下方的骨吸收。这种病损以上皮增殖为主，属于错构瘤，不是真性肿瘤。

二、牙源性黏液瘤或黏液纤维瘤

牙源性黏液瘤（odontogenic myxoma）又称为黏液瘤（myxoma）或黏液纤维瘤（myxofibroma），是一种良性但有局部浸润的牙源性间叶源性肿瘤，较牙源性纤维瘤多见。该肿瘤由星形细胞和梭形细胞组成，分布于丰富的黏液基质中。当肿瘤中胶原纤维成分较多时，又称为黏液纤维瘤。

【临床特点】

1. 牙源性黏液瘤是继牙瘤和成釉细胞瘤之后第三种常见的牙源性肿瘤。可发生于 1～73 岁的患者，高发年龄在 20～39 岁，10 岁以前和 50 岁以后较少见。女性患者是男性的 2 倍，但在非洲人群中性别无明显差异。

2. 2/3 的牙源性黏液瘤发生于下颌，发生于上颌者占 1/3，常位于下颌双尖牙和磨牙区，偶可发生于髁突。发生于上颌骨的肿瘤常常波及上颌窦。仅有极少病例发生于骨外和牙龈软组织内。

3. 肿瘤生长缓慢，可导致颌骨膨大、变形，有时可伴疼痛。下颌病例可伴有下唇麻木，常见牙松动、移位和阻生。上颌肿瘤波及上颌窦时可表现鼻塞和鼻息肉的症状。

4. X线片显示为单房或多房性透射影，由大小不等的蜂窝状或囊状阴影组成，相互之间有薄的骨隔，界限尚清（图 7-14）。CT 或 MRI 可显示更清晰的边界。牙根移位和吸收常见。

5. 此肿瘤生长缓慢，但可浸润骨组织，甚至穿破骨皮质进入邻近软组织。由于肿瘤呈局部浸润性生长，加之肿瘤本身质脆、呈胶冻状，故手术不易完全切除，术后易复发，但一般不发生转移。较小的肿瘤可采用较保守的刮治术，复发率不会很高，但对于较大的病损，需具有安全边界的完整切除。复发率在不同的报道中有所不同，平均约为 25%，但预后较好。

【病理要点】

1. 肉眼观肿瘤为实性，剖面为灰白色或淡黄色，半透明、质脆、富有黏液。肿瘤较大时无明显包膜。

2. 镜下肿瘤细胞呈梭形或星形，排列疏松，核卵圆形，染色深，偶见双核或不典型核，大小、形态不一，但核分裂象罕见。肿瘤细胞间有大量淡蓝色黏液基质（图 7-15）。肿瘤有时生长加快，可能是黏液基质堆积的结果。肿瘤内有时见有少量散在的牙源性上皮剩余。肿瘤中常常可见纤细的残余骨小梁。这些结构与 X 线中表现的较薄的骨隔相对应。

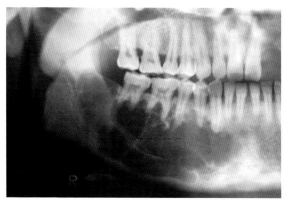

图 7-14　牙源性黏液瘤的 X 线表现
右下颌的多房性透射影像，其中有薄的骨隔，边界尚清

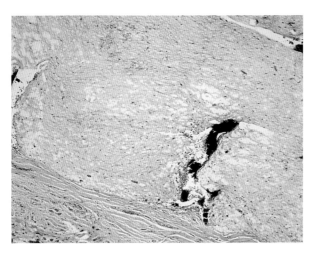

图 7-15　牙源性黏液瘤

肿瘤由排列疏松的黏液样结缔组织构成，右下角为肿瘤中残留的骨小梁（HE，×100）

3. 胶原纤维较多时，又可称为黏液纤维瘤，但其临床表现并无明显差异。

【鉴别诊断】

从组织学形态来看，牙源性黏液瘤与发育牙胚中的牙乳头以及所谓增生的牙囊组织均十分相似，因此密切联系临床及 X 线特点，对于牙源性黏液瘤的诊断非常重要，可避免不必要的误诊。波及上颌窦的肿瘤需与鼻息肉相鉴别。因为任何可以形成牙体硬组织的牙源性肿瘤，均可含有牙乳头或牙囊样的区域，比如牙瘤和牙源性始基瘤等，应注意区分。由于牙源性黏液瘤的局部侵袭性生长特点，还应注意与黏液样神经鞘瘤、软骨黏液样纤维瘤、低级别黏液纤维肉瘤和其他黏液样肉瘤相鉴别。

三、成牙骨质细胞瘤

成牙骨质细胞瘤（cementoblastoma）又称为真性牙骨质瘤（true cementoma），是一种以形成牙骨质样（cementoid）组织为特征的肿瘤，常与牙根相连，肿瘤性牙骨质样物质直接沉积在牙根表面。

【临床特点】

1. 成牙骨质细胞瘤较少见，仅占所有牙源性肿瘤的 1%～6%。

文献中迄今只有约 100 例报道。患者年龄在 8～44 岁，平均年龄为 20.7 岁，3/4 的患者年龄小于 30 岁，男性较常见。

2. 肿瘤多发生于下颌磨牙或前磨牙区，约占 75% 的病例。上颌也是磨牙和前磨牙区多见。与乳牙相关的病例非常少见。

3. 成牙骨质细胞瘤常表现为患区颌骨的膨隆。疼痛是本病的一个特点，表现为锐痛，类似于牙痛。肿瘤生长缓慢，但如不治疗，可不断长大。

4. X 线片显示肿瘤常围绕牙根生长，表现为界限清楚的致密钙化团块。在钙化团块的周围有一带状放射透光区环绕，提示为未矿化组织和细胞丰富区域。通常相关牙的牙根吸收而变短，并与肿瘤性硬组织融合，常导致牙根的结构不清。

5. 本病为良性肿瘤，容易摘除，术后很少复发。

【病理要点】

1. 成牙骨质细胞瘤表现为附着于牙根的钙化团块，常有一层不规则软组织环绕。肿瘤常常与所累及牙一起完整摘除，直径约为 2 cm。

2. 肿瘤由牙骨质样组织所组成，有的呈片状排列，类似于有细胞牙骨质，可见较多嗜碱性反折线（reversal line），与 Paget 病所见相似；有的呈圆形或卵圆形矿化团块，似牙骨质小体。在上述矿化组织的周边区或其他生长活跃区，可见呈放射状排列的嗜酸性未矿化的牙骨质样组织，其周围可有一列或数列排列的成牙骨质细胞（图 7-16）。成牙骨质细胞有时大小不一，胞核浓染，肿瘤间质为富于血管的疏松纤维结缔组织。肿瘤周围有包膜。

【鉴别诊断】

成牙骨质细胞瘤周边区富于成牙骨质细胞的区域在组织学上与成骨细胞瘤、甚至与非典型骨肉瘤的特点相似，但成骨细胞瘤不附着于牙根，因此可以结合 X 线检查相鉴别。成牙骨质细胞瘤中虽然可见细胞丰富区，但成牙骨质细胞一般没有骨肉瘤中常见的核异型或核分裂象。

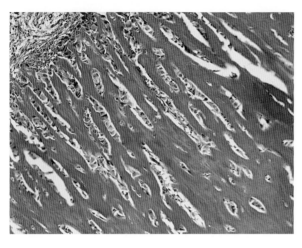

图 7-16 成牙骨质细胞瘤

肿瘤外层有呈放射状排列均质红染结构，周围有成牙骨质细胞成列排列（HE，×100）

四、牙骨质 – 骨化纤维瘤

牙骨质 – 骨化纤维瘤（cemento-ossifying fibroma）是一种特殊类型的骨化纤维瘤（ossifying fibroma）。它发生于颌骨的承牙区，被认为是牙源性来源。详细内容将在第八章的第三节中讨论。

第四节　牙源性癌

原发于颌骨的牙源性癌（odontogenic carcinoma）可以是由先存的成釉细胞瘤恶变而来，也可直接发生于牙源性上皮剩余，也可以是其他牙源性肿瘤的恶性型或是由牙源性囊肿衬里上皮的恶变而来。牙源性癌较少见，约占所有牙源性肿瘤的 1.6%。

一、成釉细胞癌

成釉细胞癌（ameloblastic carcinoma）是一种少见的原发性牙源性恶性肿瘤。肿瘤具有成釉细胞瘤的某些组织学特征，但表现为明显分化不良、细胞异型性和核分裂象增加。

【临床特点】

1. 成釉细胞癌较为罕见，将近 2/3 的成釉细胞癌发生于下颌，男性稍多于女性，大多数患者年龄大于 45 岁。

2. 颌骨后部是最常见部位，约一半到 2/3 的病例发生于下颌。大多数病例为原发恶性肿瘤，但有些可发生于先存的成釉细胞瘤。少数病例还可发生于外周性成釉细胞瘤。原发性和继发性肿瘤在组织学表现和生物学行为方面无显著差别。

3. 较大和病程较长的肿瘤常表现为界限不清或边缘不整齐的透射影，有时可侵犯骨皮质造成穿孔，侵犯邻近软组织。但有些病变可表现为良性肿瘤的 X 线特点。文献中有 1 例伴高钙血症的病例报道。

4. 彻底手术切除是首选治疗方案，其复发率约为 28%，放疗的疗效不佳。约 1/3 的患者发生肺转移，颈部淋巴结转移不常见。总体生存时间中位数约为 5 年，其中上颌肿瘤的致死率是下颌的 2 倍。发生于上颌骨的成釉细胞癌约有 1/3 以上的病例出现与肿瘤相关的死亡或肺转移。下颌骨病变常在转移前出现局部复发。

【病理要点】

1. 肿瘤在整体上表现成釉细胞瘤的组织学特点，细胞具有恶性特点，如细胞多形性、核分裂象、局部坏死、神经周浸润及核深染（图 7-17）。

2. 成釉细胞癌可表现滤泡型或丛状型成釉细胞瘤的结构类型，也可呈上皮条索或团块状。其上皮周边的细胞呈栅栏状排列，核极

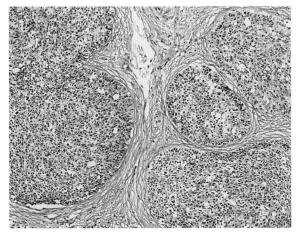

图 7-17 成釉细胞癌
组织学特点类似成釉细胞瘤，但细胞呈多形性，核深染，核分裂象多见，上皮巢的周边细胞呈栅栏状排列（HE，×100）

性倒置，至少部分区域可以表现这些特点。上皮岛中央的细胞可呈基底细胞样、棘皮瘤样或梭形，星网状层细胞可消失。

【鉴别诊断】

在成釉细胞瘤与成釉细胞癌之间确定一个明确界限有时是困难的，应避免过度诊断。恶性指征如多形性、核质比增加、核深染、核分裂象、病理性核分裂和血管或神经周围浸润等均可出现，肿瘤坏死可能是一个重要指标。如仅有核分裂象增加，则不足以诊断恶性。有时切口活检后肿瘤中的核分裂象可增加，发生于上颌的成釉细胞瘤可表现细胞丰富和核分裂象增多，也不足以诊断恶性。对于浸润性生长的评估要十分小心，因为良性的成釉细胞瘤也可表现骨髓腔内的浸润性生长。还应关注临床方面的鉴别点。成釉细胞癌好发年龄偏大（平均年龄 57 岁，成釉细胞瘤为 32 岁），生长速度快，常有骨皮质穿孔、疼痛或感觉异常等症状。

有时成釉细胞癌部分或大部分呈梭形细胞分化，与牙源性癌肉瘤或牙源性肉瘤难以区分，角蛋白免疫组化染色可能有助于鉴别。

如果肿瘤中难以找到类似成釉细胞瘤的形态区域，应考虑原发性骨内癌或牙源性透明细胞癌的诊断。区分这些肿瘤有时是不容易的，因为成釉细胞癌中可表现角化和透明细胞的特点。

二、原发性骨内癌，非特指

原发性骨内癌，非特指（primary intraosseous carcinoma，NOS）是原发于颌骨内、不能做其他分类的癌，与口腔黏膜没有原始联系，可能来源于牙源性上皮。有些病例也可能发生于牙源性囊肿或其他牙源性良性肿瘤。它还曾被命名为原发性骨内鳞状细胞癌、原发性牙槽骨内上皮样癌和原发性牙源性癌。

【临床特点】

1. 原发性骨内癌较少见，可发生于各年龄组，但多见于 45 岁以上的中老年人，男性较女性多发。

2. 下颌后份为原发性骨内癌的常见部位，上颌病损常发生于前份，来源于牙源性囊肿的肿瘤多见于下颌。

3. 多数病例可无明显症状，仅在 X 线检查时偶然发现。有些病例可表现为颌骨肿大、疼痛、牙齿移位及松动、牙缺失以及拔牙后牙槽窝不愈合等症状，以后可穿破骨皮质，侵犯软组织，口腔黏膜可出现溃疡。

4. X 线表现为颌骨的弥漫性透射影像，边界不清，一般呈口小底大或者骨内蚕食影。由于骨破坏明显，但受累牙的牙根吸收不明显，常常表现为肿瘤区域的"悬浮牙"现象。较大的肿瘤可导致病理性骨折。来源于牙源性囊肿的骨内癌可表现为多房性、扇形透射影。

5. 原发性骨内癌预后较差，癌的组织学分级与预后密切相关。根治性切除加颈淋巴结清扫术（伴转移的患者）是首选治疗方法。总体复发率约为 60%，远处转移少见，多见部位为肺。

【病理要点】

1. 镜下肿瘤一般表现为无角化的鳞状细胞癌（图 7-18A）。癌细胞排列成团块或丛状癌巢。癌巢的周边细胞呈栅栏状排列，有时可发生角化（图 7-18B）。

2. 少数发生角化的鳞状细胞癌与发生于口腔黏膜的鳞癌难以鉴别，往往需结合临床和放射学检查来确诊。多数骨内癌呈中等程度分化，坏死不明显。

3. 如组织学上可证实颌骨中心性癌发生于牙源性囊肿的衬里上皮，可确定颌骨为原发部位。

【鉴别诊断】

原发性骨内癌的诊断实际上是排除性的，需要综合考虑组织学、影像学和临床特点，以排除转移癌、特殊类型的牙源性癌、上颌窦癌、鼻黏膜癌以及骨内唾液腺肿瘤。区分这些肿瘤仅靠组织学检查是有困难的，CK19 常常可作为牙源性上皮的标志。

牙源性鳞状细胞瘤和实性型牙源性角化囊肿也需与原发性骨内癌相鉴别。

发生于牙源性囊肿的骨内癌有时可同时存在癌和良性的囊肿成分，但最终将由恶性成分完全取代。有报道鳞状细胞癌还可发生于成釉细胞瘤或其他良性牙源性肿瘤。

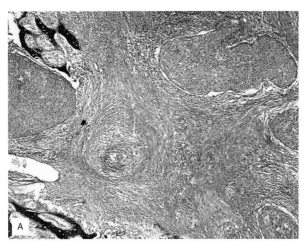

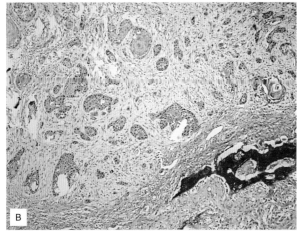

图 7-18 原发性骨内癌

（A）多表现为无角化的鳞状细胞癌（HE，×100）；（B）有时也可发生角化（HE，×100）

原发于颌骨内的另一种较为常见的恶性肿瘤是黏液表皮样癌。它与原发性骨内癌的鉴别并不困难，因为后者含产黏液细胞。一般认为它可能发生于牙源性囊肿或肿瘤的黏液或腺性化生成分。

三、牙源性硬化性癌

牙源性硬化性癌（odontogenic sclerosing carcinoma）是一种原发于颌骨内的癌，在显著硬化的间质内见上皮条索呈浸润性生长，迄今仅有零星病例报道，是此次 WHO 分类中新添加的牙源性癌。

【临床特点】

1. 牙源性硬化性癌可导致颌骨膨隆，有时有神经症状，下颌骨多发，以前磨牙和磨牙区多见，上颌病例也发生于前份和磨牙区。

2. X 线表现为界限不清的透射影，常有骨皮质破坏和牙根吸收，上颌窦也可受累。

3. 目前认为硬化性牙源性癌属于低度恶性，手术切除为治疗选择，仅有一例在刮治后复发，无转移的报道，放疗的疗效不明确。

【病理要点】

1. 肿瘤由单列上皮细胞条索分布于致密、硬化的间质内。上皮和间质成分在不同区域的分布有所不同，上皮巢常常被挤压呈较细的条索（图 7-19），有时通过免疫组化染色才能被发现。

2. 从细胞形态看，其间变并不明显，核分裂象并不常见，胞质可呈空泡状或部分透明，没有鳞状上皮分化。尽管其组织象呈良性表现，但肿瘤可浸润骨骼肌和神经，坏死不常见。

3. 上皮细胞表达 CK19、CK5/6 和 p63，但仅 CK7 呈灶性阳性，E-cadherin 呈细胞膜阳性。

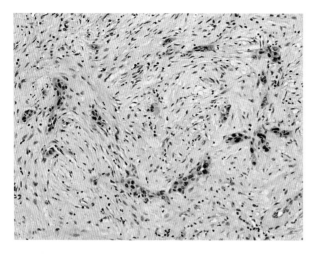

图 7-19　牙源性硬化性癌

镜下表现为小条索分布于纤维丰富的间质中；肿瘤细胞核深染，有一定异型性，核分裂象可见（HE，×200）

【鉴别诊断】

诊断牙源性硬化性癌时应注意排除转移癌、上皮丰富型牙源性纤维瘤、牙源性钙化上皮瘤（含朗格汉斯细胞型）以及牙源性透明细胞癌。硬化性牙源性癌的最重要诊断指标是其浸润性生长的特点。目前它是否为一种独立疾病尚无定论，还需要更多病例的观察以明确其临床病理特点。

四、牙源性透明细胞癌

牙源性透明细胞癌（clear cell odontogenic carcinoma）是一种少见的由空泡状或透明细胞为主组成的牙源性恶性肿瘤。

【临床特点】

1. 该肿瘤较少见，女性多见，男女之比为 1 : 1.6，平均年龄为 53 岁，但多数患者年龄在 40 ~ 70 岁。

2. 发生于下颌的牙源性透明细胞癌约为上颌的 3 倍，约 43% 发生于下颌体部后份或升支区。

3. 临床病期分别为数月至数年不等。主诉为颌骨肿胀，并累及邻近牙，引起牙松动。拔牙后有肿物长出或牙龈溃疡。

4. X 线片示颌骨呈边界不清的透射区，较广泛的骨质破坏甚至侵犯软组织。

5. 牙源性透明细胞癌的临床行为表现为低度至中度恶性，完整的手术切除术是首选治疗方法。辅助放疗的作用并不确定，但可能适用于波及软组织、侵袭性生长以及手术边界不完整的病例。约 12% 的病例发生颈部淋巴结和肺部转移，但多发生于复发病例。约 15% 的患者可因肿瘤致死。复发和转移可发生于手术后多年，因此长期术后随访是必需的。

【病理要点】

1. 肉眼见肿瘤无被膜，切面实性、色灰白，可浸润颌骨组织。

2. 肿瘤由片状、岛状和条索状排列的上皮细胞构成（图 7-20A）。大部分肿瘤细胞胞质透明，细胞界限明显，胞核位于细胞中心或偏向细胞一侧，较深染，可见分裂象。

3. 肿瘤中还可见少量基底样细胞，胞质少，弱嗜酸性，与透明细胞有形态上的过渡（图 7-20B）。有时上皮巢周边的基底细胞也可呈柱状，且其细胞核可表现为极性排列，相似于成釉细胞瘤，但这只是局部的灶性表现。

4. 间质为成熟的结缔组织，有时可见上皮下间质的诱导性变化，呈均质红染的透明状，甚至可见可形成牙本质样的物质。

5. 该肿瘤的肿瘤细胞常表现轻度异型，核分裂象并不多见，肿

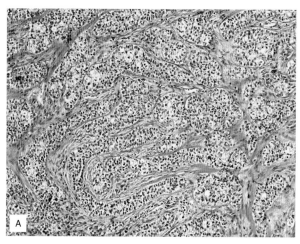

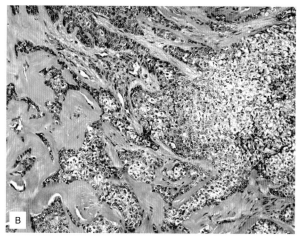

图 7-20 牙源性透明细胞癌

（A）肿瘤由以透明细胞为主的上皮巢组成，由纤维间质分隔；（B）区域可见少量基底样细胞，胞质少，弱嗜酸性，上皮岛周围间质呈均质红染的诱导现象（HE，×100）

瘤坏死、神经或血管周围浸润等特点仅见于高级别肿瘤中。

6. 肿瘤中的透明细胞呈 PAS 阳性染色，富含糖原，但不含黏液。透明细胞角蛋白（CK14、CK19、AE1/AE3）免疫组化染色呈阳性，但不表达波形蛋白、S-100、SMA 和 HMB45 等。

【鉴别诊断】

牙源性透明细胞癌应与口腔颌面部可能出现的透明细胞性肿瘤相鉴别。首先，涎腺肿瘤中可富含透明细胞，可根据肿瘤的原发部位、黏液成分的特殊染色（涎腺肿瘤的透明黏液细胞阳性）、淀粉酶或（和）溶菌酶的免疫组织化学染色（腺泡细胞癌阳性）、S-100 及 actin 染色（透明细胞肌上皮瘤阳性）来鉴别。

其次，部分牙源性钙化上皮瘤和成釉细胞瘤中也可出现透明细胞。前者肿瘤中有钙化物，牙源性透明细胞癌中无钙化物；在后者透明细胞占小部分，主要区域为典型的成釉细胞瘤图像。另外，还应做全身检查，以排除转移性肾透明细胞癌的可能。

五、牙源性影细胞癌

牙源性影细胞癌（odontogenic ghost cell carcinoma）是指具有牙源性钙化囊肿（或牙本质生成性影细胞瘤）特征，包括含量不等的影细胞或发育不良的牙本质，又具有恶性细胞学特征和呈浸润性生长的牙源性肿瘤。它可以由先存的良性病变恶变而来，也可为原发的恶性肿瘤。

【临床特点】

1. 牙源性影细胞癌是最少见的含影细胞的病损，仅占少于 3% 的病例。文献中约有 40 例报道，一半以上的病例为亚洲人。男性较女性多见（4∶1），年龄范围在 11 ~ 79 岁，平均年龄 39.7 岁，高发年龄 40 ~ 60 岁。

2. 上颌骨肿瘤的发病率是下颌的 2 倍。下颌骨肿瘤常发生于磨牙区。所有报道的病例均发生于骨内，约 40% 的病例发生于先存的良性病损（如牙源性钙化囊肿或牙本质生成性影细胞瘤），其余为原发恶性。

3. 颌骨膨大为常见症状，上颌骨肿瘤最终可侵犯上颌窦和鼻腔。肿瘤缓慢生长，伴疼痛、黏膜溃疡、失牙及神经症状。

4. X线表现为界限不清的透射影，约一半的病例可见不规则阻射物质，可能为钙化的影细胞灶、类牙本质样物质以及先存的良性病损成分。肿瘤可导致唇颊侧骨板破坏，侵犯软组织。

5. 肿瘤呈浸润性生长，术后易复发，有肺转移甚至致死的病例报道。扩大的手术切除是首选治疗方法，约 2/3 的病例疗效佳，仅有少数病例附加放疗，其疗效还有待证实。在最初报道的 16 例中，总体 5 年生存率为 73%。

【病理要点】

1. 肿瘤呈实性或多囊性，破坏颌骨明显，切面质韧，有沙砾感。

2. 镜下表现牙源性钙化囊肿或牙本质生成性影细胞瘤的某些特征，如肿瘤上皮岛具有排列规则的基底细胞，并含数量不等的影细胞和中央的星网状细胞。但肿瘤表现细胞和胞核的多形性，核分裂象多见（图 7-21）。

3. 有时可见肿瘤坏死以及周围组织侵犯。肿瘤中还可见邻近上皮的牙本质样物质（juxta-epithelial dentinoid）。

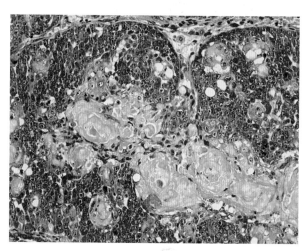

图 7-21　牙源性影细胞癌

肿瘤呈巢状或大片状，肿瘤细胞呈多边形，具有异型性，核大、深染，核分裂象多见，肿瘤巢内可见呈均质红染的影细胞灶（HE，×200）

第五节　牙源性癌肉瘤

牙源性癌肉瘤（odontogenic carcinosarcoma）是极为罕见的恶性混合性牙源性肿瘤，其组织学表现类似成釉细胞纤维肉瘤，但其上皮及间叶组织均呈恶性表现。目前文献中仅有零星病例报道，均发生于下颌，其中 2 例为男性（分别为 52 岁和 55 岁），1 例女性（19 岁）。由于病例数过少，且随访资料不全，故其预后信息尚不明确。

第六节　牙源性肉瘤

牙源性肉瘤（odontogenic sarcoma）是指一组混合性牙源性肿瘤，上皮成分表现良性，但其间叶成分表现肉瘤的特征。其中最常见的是所谓成釉细胞纤维肉瘤（ameloblastic fibrosarcoma）。它类似于成釉细胞纤维瘤的组织结构，但间叶成分呈恶性表现。如肿瘤中形成釉质或牙本质样结构，还可称为成釉细胞纤维牙本质肉瘤或成釉细胞纤维牙肉瘤，但后两者很少见。

【临床特点】

1. 该肿瘤极为少见，可发生于任何年龄（3 岁至 89 岁不等），好发于中青年人，平均年龄在 30 岁左右，男性多见。

2. 下颌与上颌发生肿瘤之比为 4∶1，好发于颌骨后份。

3. 肿瘤生长较快且伴疼痛，大多数患者疼痛发生在肿胀之前，此为诊断要点。

4. X 线显示颌骨边界不清的透射区，并伴骨组织破坏。如肿瘤形成牙本质样物质，可表现阻射影。

5. 大约 1/3 的病例由成釉细胞纤维瘤的间叶成分恶变而来，往往与成釉细胞纤维瘤术后复发有关。成釉细胞纤维肉瘤呈局部高度浸润性生长，较少发生远处转移（＜ 5%）。治疗一般采用手术切除，应保证有足够的安全边界。

【病理要点】

1. 肉眼见肿物为分叶状，质较软。剖面为淡粉红色，无明显纤维束，无包膜。

2. 牙源性肉瘤的上皮成分较少，呈团块状或条索，上皮分化较好。间叶成分表现为明显间变，细胞密集，呈多形性，肿瘤细胞大小不一，有核浓染、异型性，核分裂象多见（图7-22），且可有瘤巨细胞。

3. 有些复发肿瘤，其原有的上皮成分消失。这是由于肉瘤成分生长加速，上皮成分因缺乏生长优势而萎缩、消失。

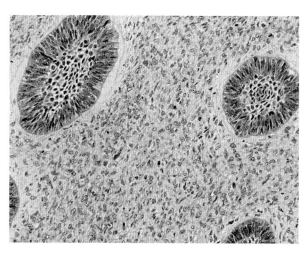

图 7-22 成釉细胞纤维肉瘤
上皮呈团块状散在于间质，且细胞分化良好，似成釉器，间叶细胞成分密集，并表现明显的间变和异型性，肿瘤细胞大小不一。核深染，病理性核分裂象多见（HE，×200）

参考文献

1. Barns L，Eveson JW，Reichart P, et al. World Health Organization Classification of Tumors. Pathology and genetics of head and neck tumors[M]. 2005: 70-72.

2. El-Naggar AK, Chan JKC, Grandis JR, et al. WHO Classification of Head and Neck Tumors[M]. 4th ed. Lyon: IARC, 2017: 204-231.

3. 于世风 . 口腔组织病理学 [M]. 7 版. 北京：人民卫生出版社，2012：338-366.

4. 李铁军 . 口腔病理诊断 [M]. 北京：人民卫生出版社，2011：105-130.

5. 李铁军 . 颌骨肿瘤实例图谱及临床病理精要 [M]. 北京：人民军医出版社，2011：44-199.

6. Shear M. Cysts of the oral regions[M]. 3rd ed. Oxford: Wright, Butterworth-Heinemann, 1992.

7. Li T-J. Odontogenic keratocyst: a cyst, or a cystic neoplasm[J]? J Dent Res, 2011, 90: 133-142.

8. Shafer WG, Hine MK, Levy BM. A textbook of oral pathology[M]. 4th ed. Philadelphia: Saunders, 1983: 276-317.

9. Li T-J, Wu Y-T, Yu S-F, et al. Unicystic ameloblastoma: a clinicopathological study of 33 Chinese patients[J]. Am J Surg Pathol, 2000, 24: 1385-1392.

10. Luo H-Y, Li T-J. Odontogenic tumors: a study of 1309 cases in a Chinese population[J]. Oral Oncol, 2009, 45: 706-711.

（李铁军）

第八章

颌骨骨及软骨源性肿瘤和瘤样病变

与全身其他部位骨骼相比，颌骨在结构和功能等方面均具有特殊性。颌骨中因含有牙发育过程中残留的某些组织结构（如牙源性上皮剩余），因而是全身骨骼中最好发上皮性囊肿和肿瘤的部位。发生于颌骨和颞下颌关节的肿瘤和瘤样病变具有特殊性，其与牙、牙槽骨和颞下颌关节的特殊关系均给这类病损的诊断、治疗及预后判断带来挑战。除前述的牙源性肿瘤和囊肿外，颌骨还可发生骨及软骨源性肿瘤和瘤样病变，本章着重对这类病变（表 8-1）进行描述。

表 8-1　颌骨骨及软骨源性肿瘤和瘤样病变

一、良性骨及软骨性肿瘤

　　1. 骨瘤

　　2. 骨样骨瘤

　　3. 成骨细胞瘤

　　4. 软骨瘤

　　5. 软骨黏液样纤维瘤

　　6. 促结缔组织增生性纤维瘤

　　7. 骨软骨瘤

　　8. 滑膜软骨瘤病

　　9. 婴儿黑色素神经外胚瘤

二、恶性骨及软骨性肿瘤

　　1. 骨肉瘤

　　　（1）骨肉瘤，NOS

续表

（2）低级别中心性骨肉瘤

（3）软骨母细胞瘤性骨肉瘤

（4）骨旁骨肉瘤

（5）骨膜骨肉瘤

2. 软骨肉瘤

3. 间叶性软骨肉瘤

三、纤维 – 骨性病变

1. 骨化纤维瘤

2. 家族性巨大牙骨质瘤

3. 纤维结构不良

4. 牙骨质 – 骨结构不良

四、巨细胞性病变

1. 中心性巨细胞肉芽肿

2. 巨颌症

3. 甲状旁腺功能亢进性棕色瘤

4. 畸形性骨炎

5. 弥漫型腱鞘巨细胞瘤

五、其他肿瘤

1. 浆细胞骨髓瘤

2. 尤文肉瘤（或原始神经外胚层肿瘤）

3. 颌骨转移性肿瘤

第一节　良性骨及软骨性肿瘤

一、骨瘤

骨瘤（osteoma）是由分化成熟的骨组织构成的良性肿瘤。关于其属于真性肿瘤还是错构瘤尚有争论。它容易与外伤和炎症刺激引起的反应性骨组织增生、呈进行性骨化的牙骨质 – 骨化性纤维瘤以及骨软骨瘤相混淆，与骨隆突和外生骨疣等发育异常的区别也不明显。

【临床特点】

1. 骨瘤可发生于任何年龄，好发于 20 ~ 49 岁。男性多见，为女性的 2 倍。

2. 根据发病部位不同，骨瘤主要分为中心型（central type）和表面型（surface type）两种。发生于骨内者为中心型骨瘤，表面型骨瘤发生于骨膜下，可在骨表面形成有蒂或无蒂的局灶性肿物。少数情况下，骨瘤也可发生于软组织。下颌骨比上颌骨多见，发生于下颌骨者，多见于髁突、下颌骨体的舌侧及下颌角下缘部位。

3. 骨瘤常表现为颌骨膨胀，压迫神经时可出现疼痛及局部麻木感，发生于髁突时可引起开口受限。一般为单发，也有双侧或多发性病例。颌骨和颅骨多发性骨瘤同时伴有大肠多发性息肉者、皮肤纤维瘤、表皮样囊肿、牙阻生或牙瘤者，称为 Gardner 综合征。

4. X 线表现为界限清楚的阻射影像（图 8-1），常小于 2 cm。

5. 手术切除后极少复发。

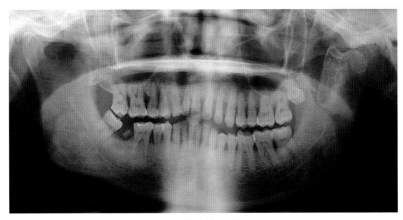

图 8-1　骨瘤的 X 线表现

曲面体层片示左侧髁突中心型骨瘤，表现为边界清楚的密度增高区

【病理要点】

1. 肉眼观周围型骨瘤呈圆形或卵圆形，表面光滑或呈结节状，有宽广的基底附着于骨面。中心型骨瘤周围有被膜，切面呈海绵状骨或致密骨。

2. 镜下骨瘤由成熟的骨小梁构成，排列不规则。骨小梁间有纤维、血管和脂肪等组织。根据骨与纤维的比例不同，骨瘤可分为致密性骨瘤（compact osteoma）和海绵状骨瘤（cancellous osteoma）。致密性骨瘤质地硬，主要由缺乏骨髓腔的骨密质构成。海绵状骨瘤质地较软，由成熟的层板骨性骨小梁构成。骨小梁略稀疏、较细，骨小梁之间有大量纤维，可含红骨髓或黄骨髓。

二、骨样骨瘤

骨样骨瘤（osteoid osteoma）由 Jaffe 于 1935 年最先报道。一般认为它是真性肿瘤，也有人认为它是骨的外伤或炎症性病变。

【临床特点】

1. 此肿瘤占骨良性肿瘤的 10%，发病部位以股骨、胫骨、肋骨、腕骨、桡骨和椎骨多见，偶尔也发生于颌骨。好发于 30 岁以下的男性（男女之比为 2∶1）。

2. 该肿瘤直径多在 1 cm 左右，不超过 2 cm。其生长缓慢，可出现疼痛。疼痛常呈间歇性钝痛，夜晚加重，可持续数周或数年，且可被阿司匹林等止痛药缓解，一般认为与肿瘤中前列腺素水平升高有关。

3. X 线表现为小的圆形或卵圆形透射影，其中可有钙化灶，周围有反应性新生骨形成的骨硬化带。

4. 手术治疗后极少复发。

【病理要点】

1. 肉眼病变由中心区和周围区构成，中心区呈暗红色肉芽组织状，相当于 X 线密度减低的部分。周围区骨厚薄不一，相当于 X 线显示的骨硬化带。

2. 镜下骨样骨瘤与成骨细胞瘤特点基本一致，只是前者病损一般小于 2 cm，且其周围有硬化骨的区带。早期骨样组织呈小梁状散在分布，其周围可见成骨细胞，后期病变中骨样组织增宽、致密、逐渐钙化，出现骨陷窝，间质减少。

三、成骨细胞瘤

成骨细胞瘤（osteoblastoma）是一种少见的良性成骨性肿瘤，其特征是肿瘤产生针状的编织骨，其周围排列着明显的成骨细胞。肿瘤大小一般大于骨样骨瘤，起病较急，且常引起疼痛，因此有时可与骨源性恶性肿瘤相混淆。

【临床特点】

1. 成骨细胞瘤约占全部骨肿瘤的 1%，占良性骨肿瘤的 3% ~ 4%，肿瘤高发年龄为 10 ~ 19 岁，85% ~ 90% 发生于 30 岁之前的年轻人，发生于颌骨者，男女比例没有明显差异。

2. 大多数成骨细胞瘤发生于骨髓腔内（骨内型），少数发生于骨膜（外周型）。颌面部成骨细胞瘤少见。下颌为上颌的 2 ~ 3 倍，且以下颌骨后部多见。

3. 成骨细胞瘤直径多数为 2 ~ 4 cm。疼痛是最常见的症状，多为持续的自发性钝痛，伴局部肿胀及触痛，部分患者有发热、体重减轻和头痛等。颌骨肿瘤还可累及邻近牙，导致牙松动和移位。

4. X 线成骨细胞瘤多表现为界限清的圆形或椭圆形透射影，内部有钙化区，可呈斑片状或云雾状的阻射影。肿瘤导致表面骨皮质膨隆、变薄，甚至破坏骨皮质进入软组织。有时肿瘤边缘可见一层骨硬化带。

5. 手术切除不全可复发。直径不超过 4 cm 的成骨细胞瘤生物学行为一般为良性，但一种交界性的肿瘤有局部侵袭性，直径超过 4 cm，称为侵袭性成骨细胞瘤（aggressive osteoblastoma）或恶性成骨细胞瘤（malignant osteoblastoma）。

【病理要点】

1. 肉眼肿瘤一般为圆形或椭圆形。由于肿瘤血管丰富，切面常呈红色或红褐色，与正常骨组织之间界限清楚，总有一层薄的反应性成骨。

2. 镜下肿瘤内含大量相互交织的类骨质小梁或骨针，形成幼稚的编织骨结构。小梁的形态不规则，排列紊乱，矿化程度不一，其周围有一至数层浆细胞样或多边形成骨细胞围绕（图8-2）。成骨细胞的胞质较丰富，嗜酸性，有明显的核和单个核仁，少见细胞异型和核分裂象。

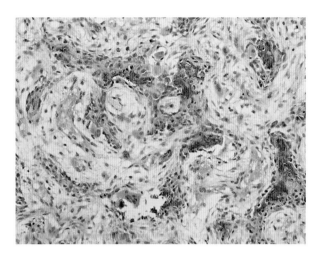

图 8-2 成骨细胞瘤

肿瘤中可见形态不规则、排列紊乱、矿化程度不一，幼稚骨小梁周围数层圆大的成骨细胞围绕，浆细胞样或多边形成骨细胞围绕刚矿化的骨基质岛（HE，×200）

【鉴别诊断】

1. 骨样骨瘤　骨样骨瘤很少发生于颌面部，其在临床及 X 线上的表现与成骨细胞瘤非常相似，肿瘤的核心处与成骨细胞瘤在组织学上没有显著差异。两者的主要区别是：骨样骨瘤一般小于 1 ~ 2 cm，核心外周有厚而致密的反应性骨围绕；且临床上疼痛较剧烈，有夜间痛。

2. 成牙骨质细胞瘤　它是牙源性肿瘤，常发生于年轻人的下颌后部，可伴肿胀和疼痛，组织学的特点是相互连接的矿化小梁，细胞肥胖，呈多边形。两者的主要区别是成牙骨质细胞瘤的钙化成分与一个或多个牙的牙根相融合。

3. 骨肉瘤　有时成骨细胞瘤的 X 线表现可类似于骨肉瘤，但骨肉瘤的肿瘤细胞更大，核质比更高，核深染及细胞异型性更明显，且分裂象及病理性分裂象多见。成骨细胞瘤的边缘一般呈"推进式"生长，而骨肉瘤呈侵袭性，直接侵犯宿主骨。

四、软骨瘤

软骨瘤（chondroma）是以透明软骨为主要病变的良性肿瘤，分内生性（髓腔性、中央型或孤立型内生性）软骨瘤和骨膜下（皮质旁或骨旁或骨膜）软骨瘤两种，其中内生性软骨瘤更多见。

【临床特点】

1. 软骨瘤多见于青少年，单发者多见。发生于颌骨者极为少见，发病无明显性别差别。

2. 颌骨软骨瘤见于磨牙区、前牙区、硬腭、髁状突及喙突等。

3. 临床上多无自觉症状，局部逐渐肿胀。肿物较大时，可引起局部畸形和压迫症状，局部肿胀或疼痛。发生于颌骨者可因牙槽骨和牙根吸收导致牙齿松动，发生于髁状突者可引起下颌运动障碍。

4. X线检查见病变局部呈界限清楚的溶骨性改变，内有间隔或斑点状、絮状或弧状钙化影，周边骨皮质可膨胀变薄。骨膜软骨瘤者可见局部骨皮质呈蝶形凹陷，中央不规则钙化，局部骨皮质反应性硬化。

5. 软骨瘤属于良性，完整手术切除效果良好，很少复发或恶变。

【病理要点】

1. 肉眼见内生性软骨瘤呈分叶状淡蓝色软骨样肿块，剖面可见到淡黄色钙化区和灰红色斑点，可呈黏液样质地。通常体积较小，直径2~3 cm，呈分叶状。

2. 分化成熟的透明软骨细胞分布在淡蓝色均匀粉染的软骨基质陷窝中。软骨细胞胞质丰富，呈圆形或卵圆形，核小而圆，深染。肿瘤基质中局部可见钙化与骨化，或有黏液样基质形成。有的细胞大而规则，偶见双核（图8-3）。

【鉴别诊断】

由于颌骨极少发生软骨瘤，所以所有发生于颌骨的软骨性病变均应排除软骨肉瘤的可能。

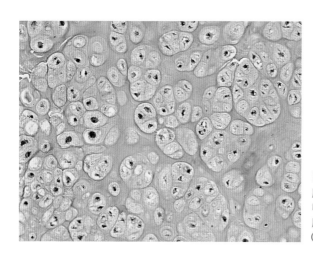

图 8-3　软骨瘤
肿瘤由分叶状的成熟透明软骨组成，卵圆形细胞大而规则，多含单核（HE，×200）

五、软骨黏液样纤维瘤

软骨黏液样纤维瘤（chondromyxoid fibroma）是一种少见的以形成软骨样、黏液样和成纤维细胞样成分的良性肿瘤，呈分叶状，来源于成软骨性结缔组织。

【临床特点】

1. 软骨黏液样纤维瘤较少见，仅占所有颌面骨肿瘤的 5%。多见于 10 ~ 30 岁，男性多见。

2. 软骨黏液样纤维瘤可发生于所有骨骼，颌骨受累稍多见，约 3/4 发生于下颌骨。

3. 临床上约 3/4 的患者出现肿胀，亦有患者无任何症状。

4. X 线检查示病灶呈局限性透射影像，伴有硬化或扇形边缘，有时病损中央可见密度增高。肿瘤的大小一般在 1 ~ 6.5 cm。

5. 本病虽属于一种良性肿瘤，但约 25% 的长骨病例可于刮治后复发。发生于颌骨的软骨黏液样纤维瘤一般体积较小，可采用刮治术治疗，复发不多见。

【病理要点】

1. 肉眼肿瘤类似纤维软骨，呈圆形、椭圆形或分叶状。切面发白，边缘清晰，质硬、有弹性。

2. 肿瘤由多少不一的纤维组织、黏液样组织和软骨样组织构成。肿瘤呈不规则分叶状，小叶中细胞稀疏，肿瘤细胞呈梭形，小叶周围细胞较密集（图 8-4A），可见软骨黏液样基质，胞核深染、多核巨细胞、钙化以及软骨样组织较为常见（图 8-4B）。

【鉴别诊断】

临床上软骨黏液样纤维瘤需要与骨巨细胞瘤相鉴别，但两者组织学上差异较大，不难鉴别。

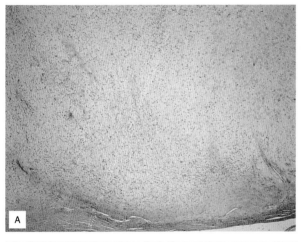

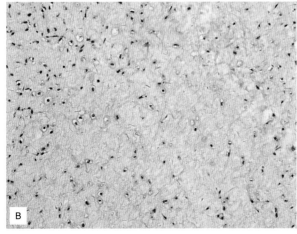

图 8-4　软骨黏液样纤维瘤

（A）肿瘤边界清楚，有包膜，呈不规则分叶状（HE，×100）；（B）小叶中细胞稀疏，可见软骨黏液样基质（HE，×200）

六、促结缔组织增生性纤维瘤

促结缔组织增生性纤维瘤（desmoplastic fibroma）是发生于骨的具有局部侵袭性的成（肌）纤维细胞性肿瘤。

【临床特点】

1. 可发生于任何年龄，但以 30 岁前多见（70%～80%），性别差异不明显。发病部位以长骨为多，发生率占 56%，其中股骨和胫骨分别为第 1、2 位。发生于颌骨者极为少见，女性多见。

2. 多发生于颌骨后份，约 90% 以上见于下颌骨，好发部位依次为体部、下颌角和升支。

3. 常表现为颌骨无痛性膨大，部分也可生长较快，伴有疼痛、麻木等神经症状及牙松动。多数病变可逐渐穿破颊、舌侧骨皮质致周围软组织受累。

4. X 线主要表现为溶骨性、膨胀性骨破坏。骨皮质变薄，呈周界清晰或模糊的单房或多房透射性病变。有的不规则，呈地图状。病变内可见假骨小梁形成，很少有骨膜新骨形成的硬化边缘。

5. 与软组织韧带样纤维瘤类似，本病具有局部侵袭性，不完全切除容易复发，但一般不发生转移。

【病理要点】

1. 肉眼见肿瘤无明显的周界，剖面质硬韧，呈灰白色。

2. 肿瘤主要由波浪状和旋涡状交错编织的丰富的成熟成（肌）纤维细胞构成，其间被不同程度玻璃样变性的粗大胶原纤维分隔。有的细胞生长比较活跃，但无多形性、坏死和核分裂象（图 8-5），其间血管较少，但血管周围水肿明显。

3. 有些成纤维细胞可呈 SMA 阳性染色。有病例报道可发生 *CTNNB1* 或 *APC* 基因突变。

【鉴别诊断】

有时促结缔组织增生性纤维瘤与分化良好的纤维肉瘤难于区分，也有学者认为促结缔组织增生性纤维瘤具有潜在恶性。

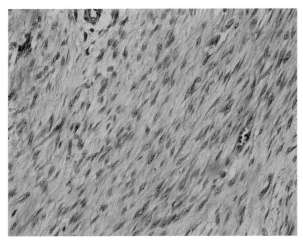

图 8-5　促结缔组织
增生性纤维瘤
肿瘤由波浪状交错编
织的梭形成纤维细胞
构成，细胞丰富，梭
形成纤维细胞形态
成熟，无核分裂象
（HE，×200）

七、骨软骨瘤

骨软骨瘤（osteochondroma）是指发生在骨表面、覆以软骨帽的疣状骨性隆起，与下方的骨组织相连续。一般认为其属于良性肿瘤，而非反应性病损。又称骨软骨性外生性骨疣。

【临床特点】

1. 骨软骨瘤是最常见的发生于长骨的良性肿瘤，约占良性骨肿瘤的 1/3。但其在颌面骨中较为少见，因为骨软骨瘤只发生于软骨内成骨的部位，少于 1% 的骨软骨瘤发生于头颈部。发生于颌面部的骨软骨瘤多见于 30～49 岁患者，而发生于全身其他部位者多以青少年为主。

2. 所报道的颌面部骨软骨瘤的部位包括颅底、上颌窦、颧骨、下颌髁突和喙状突。

3. 其临床症状与发生部位有关，发生于下颌髁突或喙状突的肿瘤常导致面部不对称、咬合紊乱、疼痛和张口受限。

4. X 线检查见骨表面有蒂或无蒂的骨性突起，顶端有软骨覆盖——软骨帽盖，厚薄不一，薄者仅呈线状透明区，厚者可呈菜花样稍密阴影。

5. 手术切除可治愈，但切除不全可复发。恶变较为少见。

【病理要点】

1. 肉眼见肿物有蒂或无蒂，外凸的肿物表面有一薄层纤维性软骨膜，其下为帽状的灰蓝色透明软骨样的软骨结构，再下方为成熟的骨小梁结构，与周围正常骨相连。

2. 镜下见外凸的肿物表面有一薄层血管稀少的纤维性软骨膜，其下为帽状的透明软骨样的软骨结构，再下方为成熟的骨小梁结构。软骨帽厚度一般小于 2 cm，骨、软骨交界的区域类似于软骨内成骨的生长带，即软骨骨化形成成熟小梁骨的区域（图 8-6）。

3. 软骨成分无异型性，双核细胞少见，骨软骨瘤中不表达 BCL2，这一特点有助于与软骨肉瘤相鉴别。

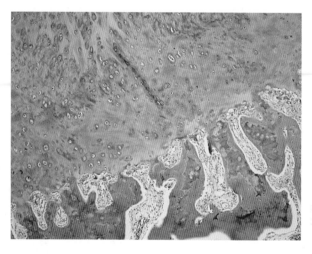

图 8-6　骨软骨瘤
透明软骨样结构与骨组织相移行（HE，×100）

八、滑膜软骨瘤病

滑膜软骨瘤病（synovial chondromatosis）是一种滑膜来源的良性结节性软骨增生，主要发生于关节，少数情况下见于有滑膜衬覆的滑囊及腱鞘。

【临床特点】

1. 主要发生于大关节，膝关节占所有病变的 70%，其次是髋关节和肘关节，颞下颌关节等小关节很少受累，至今文献报道不过 100 例。多见于中年人，平均年龄 40~50 岁，发生于颞下颌关节者以女性多见。

2. 在颌面部主要累及颞下颌关节，通常局限于单侧。

3. 颞下颌关节区疼痛、肿胀、开口受限、捻发音或关节弹响、开口时下颌向患侧偏斜、咬合紊乱等，甚至可出现头痛、听力下降和面瘫等神经症状。

4. 影像学上，大小不等的结节游离于关节内呈圆形、卵圆形或不规则形的阻射影（游离体），关节间隙增宽、不规则，关节窝及髁突变形、硬化或表面破坏。

5. 治疗是以手术方法摘除所有受累的滑膜和游离体。本病预后良好，切除后复发率较低，复发多与切除不彻底有关。

【病理要点】

1. 肉眼观关节腔内可见数个到数百个游离体，部分随滑膜液流出。这些软骨结节为发亮的蓝白色圆形、卵圆形或不规则小体，大小不等，小的如粟粒，大者可融合成数厘米的实性团块。

2. 镜下软骨结节由透明软骨组成，表面覆盖一层纤细的纤维组织。结节内软骨细胞疏密不等，多比一般的透明软骨中细胞多。细胞成群或岛状，肿瘤细胞团间有丰富的基质（图 8-7A）。软骨细胞多数核固缩、深染，但也可有轻度异型性，如核大、泡状核、核仁明显、双核或多核等，但分裂象少见（图 8-7B）。

【鉴别诊断】

由于滑膜软骨瘤病在组织学上可表现一定程度的核异型性和细胞丰富，有时需与软骨肉瘤相鉴别。通常滑膜软骨瘤病病变局限于关节间隙及滑膜浅层，而不侵及骨及滑膜深层，一般结合临床可鉴别。但部分病变呈侵袭性生长并累及关节周围组织时，影像学上则难以与软骨肉瘤累及关节或罕见的滑膜原发性软骨肉瘤进行鉴别。但在组织学上，软骨肉瘤没有滑膜软骨瘤病中软骨细胞成团聚集的特征，肿瘤细胞密集成片，肿瘤周边细胞梭形，丰富且密集，可见坏死及分裂象。

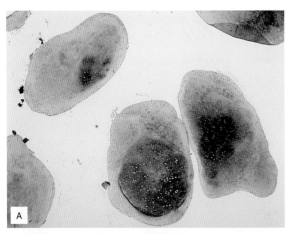

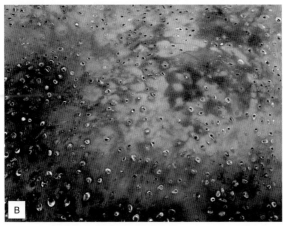

图 8-7　滑膜软骨瘤病
（A）低倍镜下见大小不等的结节由透明软骨组成，内部染色深浅不一，部分结节表面可见薄层纤维组织覆盖（HE，×12.5）；（B）高倍镜下见圆形软骨细胞聚集，肿瘤细胞团间有丰富的基质，多数胞核固缩、深染（HE，×100）

九、婴儿黑色素神经外胚瘤

婴儿黑色素神经外胚瘤（melanotic neuro-ectodermal tumor of infancy）是婴幼儿少见的肿瘤，由神经母细胞和色素上皮细胞两种细胞成分组成。1918 年由 Krompecher 首先报道，为少见肿瘤。由于其与牙关系密切，曾认为该病为牙源性肿瘤。

【临床特点】

1. 常见于 1 岁以下婴儿（95%），80% 的病例小于 6 个月，个别见于年龄较大者，男性稍多见。

2. 90% 以上的病例发生于颅颌面部，最常见的部位为上颌骨（60% 以上），之后是颅骨、下颌骨（6%）和脑组织。除头颈部以外，还可见于肩胛部、子宫、附睾、纵隔、大腿和前臂等部位。

3. 肿瘤表现为无痛性快速长大的包块，可引起面部变形和喂养困难。肿物可表现为非溃疡性蓝黑色牙龈部或骨内包块。X 线显示为界限不清的透光区，发生于上颌骨者可累及上颌窦、鼻腔或眼眶。肿瘤可以含有发育牙并可导致牙移位。

4. 尽管婴儿黑色素神经外胚瘤生长迅速，并具有局部破坏性，但大多数病例可通过完整切除而治愈。约有 20% 的病例可在术后 6 个月内复发。与复发相关的因素是婴儿的年龄，复发率最高者见于出生 2 个月以内即被诊断的婴儿。而在 4 个半月之后确诊的婴儿中，复发率最低。虽然多数病例属于良性肿瘤，但约 3% 的病例可发生淋巴结、肝、骨、肾上腺和软组织等部位的转移。除非有转移证据，否则应避免放疗和化疗。

【病理要点】

1. 肉眼见肿物表面黏膜无溃破，边界不清，无包膜。切面呈灰色或深黑色。

2. 光镜下见肿瘤由上皮样细胞和淋巴细胞样细胞组成。上皮样细胞和淋巴细胞样细胞可单独各自组成灶性聚集，但多是两种细胞混杂在一起成巢状。上皮样细胞体积较大，呈立方状或多边形，核大而淡染，胞质丰富，含黑色素，或色素不明显。上皮样细胞排列不一，成片块状、索状、裂隙样或导管状（图 8-8）。导管或裂隙内可含淋巴细胞样细胞。

3. 电镜下，证实小细胞内有神经内分泌颗粒和神经突起，大细胞内包含黑色素小体和前黑色素小体。

4. 免疫组化特点　上皮样细胞表达 CK 和 HMB45。有些显示 Vimentin 和 NSE。小圆形神经母细胞则表达 NSE、Lev-7 和突触素。C-myc 在两种细胞均呈阳性表达。Desmin、CEA、NF 和 S-100 在两种细胞中均呈阴性。

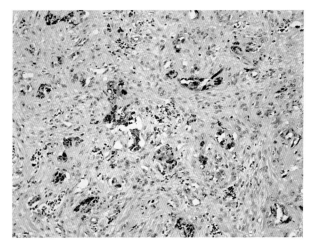

图 8-8 婴儿黑色素神经外胚瘤

肿瘤由两种细胞排列为不规则的腺泡样、裂隙状结构，间质为致密纤维组织，大的上皮样细胞呈泡状或腺管状排列，管腔内和纤维间质中可见小的圆形或卵圆形的神经母细胞样细胞，核深染，胞质少（HE，×200）

第二节 恶性骨及软骨性肿瘤

一、骨肉瘤

骨肉瘤（osteosarcoma）是指肿瘤细胞能直接形成肿瘤性类骨或骨组织的一组恶性肿瘤，一般型骨肉瘤（非特指，NOS）属于高级别的恶性肿瘤，骨膜骨肉瘤（periosteal osteosarcoma）是中间级别的恶性肿瘤，而低级别中央型骨肉瘤（low-grade central osteosarcoma）和骨旁骨肉瘤（parosteal osteosarcoma）为低度恶性亚型。

【临床特点】

1. 骨肉瘤较少见，其总体发病率为每 10 万人口每年约有 4 例发病，大多数病例属于高级别恶性肿瘤（一般型），常累及儿童和青少年长骨的干骺端，最好发于股骨、胫骨和肱骨，颌骨为第 4 好发部位，约占所有病例的 6%。长骨的骨肉瘤发病年龄较小，发生于颌骨的患者比发生于四肢骨者年长 10～20 岁，男女发病率相似。与四肢骨骨肉瘤类似，2%～8% 的颌面部骨肉瘤属于低级别或中等级别的肿瘤，以低级别中央型骨肉瘤为主。

2. 颅颌面骨均可受累，颌骨（特别是下颌骨）易患骨肉瘤。

3. 临床上持续性疼痛、局部肿胀和牙松动等是主要症状，发生于上颌者可累及相邻结构引起鼻出血和眼球突出；发生于下颌者可致张口受限。软组织受累可致局部溃疡等。

4. X线检查示骨肉瘤常表现为混合性透射影，见髓腔内骨质破坏呈虫蚀状或不规则密度减低，也可见到反应性成骨（图8-9），如骨膜反应或放射状骨刺，骨膜与骨皮质间形成特征性的Codman三角等。

5. 与长骨骨肉瘤相比，颌骨骨肉瘤较少发生转移（6%～21%的病例），且多在晚期患者，因此，切除时是否具有充分的安全边缘是影响预后最重要的因素，有安全边缘者10年生存率可大于80%。低级别骨肉瘤行完整切除可治愈，不需要其他辅助治疗。

【病理要点】

1. 肉眼观可因肿瘤中基质成分的类型、多少以及是否矿化而表现不同的剖面特征，如呈实性、鱼肉样、灰白软组织、稍韧的纤维样、有弹性的软骨样或骨样、沙砾样等硬软不等的表现，常见出血、坏死或局部囊性变。

2. 骨肉瘤的肿瘤性成骨细胞可以向不同方向分化，形成骨、软骨或纤维等，肿瘤内形成不规则骨样基质——肿瘤直接成骨是诊断骨

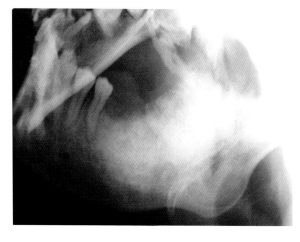

图8-9　骨肉瘤的影像学特点

侧位片示局部呈密度不均的高密度放射性骨刺样改变，病变周边界限不清

肉瘤的重要依据。颌骨骨肉瘤以一般型为主，尤其成骨细胞型几乎占全部病例的一半。一般型骨肉瘤可见多种形态分化的肿瘤细胞，如圆形、梭形或多边形细胞等，细胞异型性明显，核深染、偏位，核分裂象多见，胞质丰富、嗜酸，可见细胞周围有花边样骨基质形成，局部可见分叶的、细胞丰富的软骨样分化区，或多少不等的梭形细胞性纤维肉瘤样结构（图 8-10）。肿瘤中的基质成分变化较大，可表现为灶性、不成熟的骨样组织，也可呈不同程度的钙化，形成硬化的骨组织。骨肉瘤一般呈侵袭性生长，破坏并取代了正常骨及骨髓组织，因此，残余的骨小梁常常被肿瘤细胞或肿瘤性骨样组织包绕。

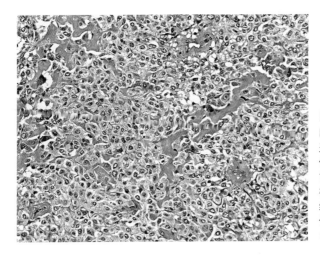

图 8-10　骨肉瘤
肿瘤细胞呈圆形或多边形细胞，细胞异型性明显，嗜酸胞质丰富，核深染、偏位，核分裂象多见，可见细胞周围有花边样骨基质形成（HE，×200）

3. 根据骨肉瘤基质成分的不同和多少，一般型骨肉瘤可分为成骨细胞、成软骨细胞和成纤维细胞三种亚型。成软骨细胞型骨肉瘤按比例在颌骨相对多见，其在组织学上与软骨肉瘤相似，但后者在颌面骨极少发生。

4. 低级别和中间级别骨肉瘤的细胞异型性较轻，核分裂象少见。低级别中央型和骨旁骨肉瘤由纤维样细胞和骨样基质构成，纤维成束交织或玻璃样变，表现为轻度细胞异型性，可有不规则钙化，免疫组化呈 MDM2 和 CDK4 阳性染色，以此可与其他良性纤维 – 骨性病损相鉴别。骨膜骨肉瘤多以成软骨细胞样分化成分为主，肿瘤细胞呈中等程度的异型性。此外，还有少数骨肉瘤可继发于骨的良性病变。

二、软骨肉瘤

软骨肉瘤（chondrosarcoma）是一种伴有透明软骨分化的骨组织恶性肿瘤，肿瘤可形成软骨样基质。

【临床特点】

1. 软骨肉瘤在颌面骨较少见，占全部软骨肉瘤的 3%~4%。可发生于任何年龄，中年男性稍多见。

2. 上颌骨和鼻中隔较下颌骨多见，与骨肉瘤更好发于下颌骨不同，软骨肉瘤可发生于任何颌面部骨。

3. 临床主要症状是局部肿胀和疼痛，但发生于头颈部者常无明显的疼痛，主要表现为缓慢生长的无痛性肿物。肿瘤累及周围结构后可出现下唇麻木、牙松动、牙痛、听力及视力障碍、头痛和鼻塞等。

4. X 线检查见中心型软骨肉瘤呈界限不清的透射影，内有分布不均的斑点状、云雾状或"爆米花样"阻射影，为肿瘤中钙化或骨化的区域。软骨肉瘤常造成骨皮质的破坏并侵入软组织，骨膜反应少见。

5. 软骨肉瘤是生长缓慢但具有侵袭性的恶性肿瘤，手术完整切除为首选治疗方案。颌骨软骨肉瘤多为 I 级，病程较长，可为数月至数年，预后相对较好，肿瘤转移较少见，转移率较低，多发生于晚期，常转移至肺和骨。

【病理要点】

1. 肉眼见肿瘤呈分叶状，剖面见呈灰蓝色或灰白色半透明的软骨样外观，常有散在的黄白色钙化灶，可伴有黏液样变、坏死和囊性变。周围呈侵袭性生长，尤其是扁骨的病变常突破骨皮质侵入软组织。

2. 软骨肉瘤形成大小和形状不同的结节，其中有大量蓝灰色软骨基质，成簇的肿瘤性软骨细胞位于软骨陷窝内，呈圆形或椭圆形，胞质呈空泡样肿胀。细胞密集并有一定的异型性，如核质比增加、泡状核、核膜不规则、核仁明显、双核及多核细胞增多等,但核分裂象少见(图 8-11)。结节内可发生钙化及骨化,但与骨肉瘤不同的是没有由肿瘤细胞直接形成的骨或类骨质,形态似正常骨。也可见黏液变、坏死、细胞变成梭形、侵袭性生长、核异型及分裂象等。组织学上根据肿瘤细胞的形态特点(分化和增殖程度)分为三级(Ⅰ级、Ⅱ级和Ⅲ级):

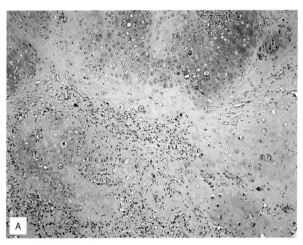

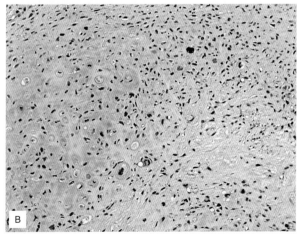

图 8-11 软骨肉瘤
(A)肿瘤呈结节状,有大量蓝色软骨基质,成簇的肿瘤性软骨细胞位于软骨陷窝内,区域有骨化(红染区域),但肿瘤细胞并没有直接成骨(HE,×100);(B)高倍镜下见成软骨细胞有一定异型性(HE,×200)

Ⅰ级：细胞中等致密，核深染，但大小比较一致，双核少；

Ⅱ级：细胞密度增加，核更深染，大小不一，异型明显；

Ⅲ级：细胞致密，核异型和分裂象易见。

免疫组化的辅助诊断作用有限，但软骨肉瘤肿瘤细胞呈 S-100、SOX9 和 podoplanin 阳性染色。

【鉴别诊断】

1. 高分化的软骨肉瘤与良性软骨瘤在组织学上进行鉴别常较困难。由于颌面部软骨瘤极为罕见，因此发生于该区域的呈软骨性分化的肿瘤，除非可诊断为其他肿瘤，否则应高度怀疑软骨肉瘤。

2. 成软骨细胞型骨肉瘤在颌面部更常见，其与软骨肉瘤的主要区别是：骨肉瘤内可见异型性明显的成骨细胞和肿瘤性类骨质形成，其形态明显异常，常呈带状。只要见到由肉瘤细胞直接形成类骨质，即使肿瘤中可见大片软骨样区域，也应诊断骨肉瘤。

3. 当有大片黏液样基质，肿瘤细胞分散并有细胞内空泡时，不易与好发于筛骨和蝶骨的脊索瘤相区分，常需行免疫组化染色鉴别，脊索瘤细胞呈 CK 和 EMA 阳性，而这两者在软骨肉瘤中均不表达。

三、间叶性软骨肉瘤

间叶性软骨肉瘤（mesenchymal chondrosarcoma）是由分化良好的软骨岛和高度富于血管的梭形或小圆形间叶细胞组成的、具有双相分化的恶性肿瘤。

【临床特点】

1. 间叶性软骨肉瘤极为少见，一般发生于 10～39 岁，男女性别无差异。

2. 大部分肿瘤发生于骨（65%～79%），少数也可发生于邻近的软组织。颅面骨（特别是颌骨）是最好发的部位。

3. 临床症状不特异，取决于发病部位。发生于颌骨者可表现为持续性疼痛和渐进性肿胀。

4. X 线片见骨组织呈不规则溶解破坏，内有不规则斑点状钙化，有时可见硬化边缘。

5. 虽然可有较长病史，但恶性程度高，易发生远隔部位转移，预后差。手术切除后长期随访是必要的。

【病理要点】

1. 肉眼见肿物结节或分叶状，周界清楚，大小不等。剖面实性，灰白色或灰红色，质地软，内有不规则软骨区，局部可见坚硬的钙化灶，或可见坏死和出血。有时骨内肿物可突入软组织。

2. 镜下肿瘤区域有分化良好的透明软骨岛，另一些区域有致密排列的未分化的小圆形或梭形细胞，其间富于血管，肿瘤细胞间偶见软骨样基质。两者或者移行，或者混杂存在（图 8-12）。小圆形肿瘤细胞核深染，胞质较少，核分裂象、甚至病理性核分裂象常见。免疫组化肿瘤细胞呈 SOX9 阳性染色。

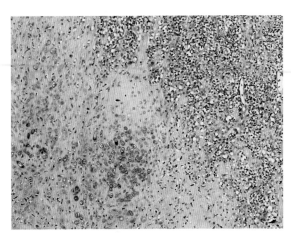

图 8-12 间叶性软骨肉瘤
未分化的小细胞成分与软骨成分直接相移行，小细胞深染、较幼稚，呈圆形或短梭形，核深染，染色质较粗，可见核分裂象，肿瘤中的软骨灶分化良好

第三节　纤维 – 骨性病变

一、骨化纤维瘤

骨化纤维瘤（ossifying fibroma）为一种边界清楚、由富于细胞的纤维组织和表现多样的矿化组织构成的良性肿瘤。有三种临床

病理亚型，被认为是牙源性来源的牙骨质 – 骨化纤维瘤（cemento-ossifying fibroma）和两型青少年骨化纤维瘤：青少年小梁状骨化纤维瘤（juvenile trabecular ossifying fibroma，JTOF）及青少年沙瘤样骨化纤维瘤（juvenile psammomatoid ossifying fibroma，JPOF）。以往使用过的病名还有青少年（活跃性或进展性）骨化纤维瘤［juvenile（active/aggressive）ossifying fibroma］等。

【临床特点】

1. 骨化纤维瘤较少见，高发年龄在 20～39 岁。女性多见，男女之比在 1：5 左右。不同组织学亚型的发病年龄有差异。JTOP 发病年龄较小（8.5～12 岁），男女性别无差异；JPOF 患者平均年龄约 20 岁左右，而经典的骨化纤维瘤为 35 岁。

2. 牙骨质 – 骨化纤维瘤只见于上下颌骨的承牙区，下颌远比上颌多见，下颌前磨牙和磨牙区是最常见部位。JTOF 好发于上颌骨，颌骨外的病例极少；而 JPOF 主要发生于颌骨外的颅颌面骨，特别是眶周、额部、筛状骨以及鼻旁窦的骨壁。

3. 骨化纤维瘤常表现为无痛性颌骨膨隆，较大的病变可引起下颌骨内侧壁和上颌窦底壁的膨隆，可由于颌骨膨隆而引起牙移位、关系紊乱和颌面部变形。

4. X 线表现为境界清楚的单房性密度减低区。由于伴有硬组织形成，在病变的中央区域常见不透光区（图 8-13）。JTOF 表现为受累骨的进展性、有时是快速性膨隆。发生于上颌者，可引起鼻道堵塞和鼻出血。X 线表现为界限较清楚的膨隆，透射区内有不同程度的阻射灶，骨皮质变薄和穿孔时有发生。JPOF 常表现为眼眶、鼻骨和上颌窦受累。肿瘤的膨隆可引起眼球突出、视觉症状和鼻塞。有些病例呈快速生长，可能与伴发动脉瘤性骨囊肿有关。

5. 治疗应完整切除。尽管青少年小梁状骨化纤维瘤在形态学上表现极为活跃，但保守性手术后一般无复发。长期未治疗的较大肿瘤有时可能需要骨的方块切除。尽管 JTOF 和 JPOF 经保守性切除后有多次复发的报道，但目前尚无发生肉瘤变的病例。

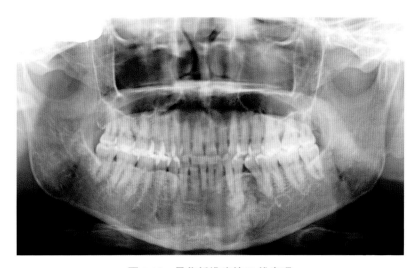

图 8-13　骨化纤维瘤的 X 线表现

曲面体层片示左下颌切牙至第一磨牙区有一密度高低不均匀区，边界清楚，矿化成分
与牙根关系密切，提示为牙骨质 – 骨化纤维瘤

【病理要点】

1. 肉眼观肿瘤界限清楚，有包膜，剖面呈黄白色、实性，有时有出血灶。JTOF 切面的曲线状出血条索为其独有的特征。

2. 骨化纤维瘤边界清楚，可有包膜。肿瘤由富含成纤维细胞的结缔组织构成，其细胞丰富程度可有较大差异。肿瘤中的钙化结构很多样，小梁状编织骨（trabeculae of woven bone）较常见，其周围绕成排的成骨细胞。这些骨小梁可相互连接成网；有时可见宽大的板层骨（lamellar bone）结构和营养不良性钙化；肿瘤中常可见无细胞的嗜碱性类牙骨质沉积物，呈圆形或卵圆形，周边光滑，类似于牙骨质小体（cementicle）（图 8-14）。

3. JTOF 由含丰富细胞的纤维组织构成，其中可见含细胞的带状类骨质，另外可见纤细幼稚的骨小梁，内有骨陷窝和骨细胞。骨小梁外周密集围绕一排较大的成骨细胞。这些骨小梁相互吻合成网状，细胞丰富区域可见核分裂象。

4. JPOF 的特征是在成纤维性间质内含有丰富的沙瘤样骨小

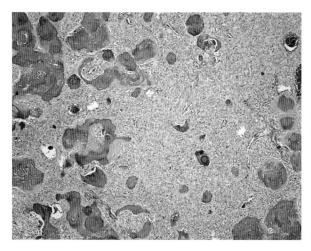

图 8-14　骨化纤维瘤
在增生的纤维组织背景中有大量散在分布的嗜碱性钙化团块。肿瘤由丰富的成纤维细胞构成，可见大量无细胞的碱性类牙骨质沉积物，呈圆形或卵圆形，周边光滑（HE，×100）

体。这些卵圆形或弯曲的骨小体中可无细胞，也可见散在细胞。与牙骨质小体不同，骨小体边缘没有放射状的胶原纤维。骨小体本身可相互融合，形成具有反转线的小梁结构。

【鉴别诊断】

在组织学上，骨化纤维瘤与纤维结构不良有时很难鉴别，主要依据其 X 线及临床特点。骨化纤维瘤好发于下颌，界限清楚，有包膜，同时所形成的骨小梁周围常见到成排的成骨细胞，以此可与纤维结构不良相区别。骨化纤维瘤有时可发生 *CDC73*（又称 *HRPT2*）基因突变，但无 *GNAS* 突变，但 80% 以上的纤维结构不良可携带 *GNAS* 突变，以此可协助鉴别两者。

二、家族性巨大牙骨质瘤

家族性巨大牙骨质瘤（familial gigantiform cementoma）是一种少见的颌骨纤维 – 骨性病损，患者起病早，多发或累及四个象限，病变呈进行性颌骨膨隆，可导致面部显著畸形。

【临床特点】

1. 家族性巨大牙骨质瘤较少见，仅见于颌骨。大多数患者从十几岁开始出现影像学改变，男女性别无显著差异。有些病例表现为常染色体显性遗传，有些有家族史，不伴任何遗传特点的散发性病例也有报道。

2. 该病呈多发性，常累及上下颌骨四个象限。

3. 虽然患者的病程各不相同，但大多数表现颌骨膨隆，导致面部显著畸形，常可引起受累牙疼痛、牙阻生、移位以及牙列排列紊乱。如不治疗，骨膨隆可能在患者 40～50 岁以后停止。

4. 其影像学特征表现为上下颌骨多象限或四个象限根尖区的透射影和致密阻射影的混合病灶，患区常因受累牙疼痛而被拔除，大部分病损边界尚清（图 8-15）。

5. 对处于进展期的病损，简单手术整形或刮治常复发，这是由于发育不良的牙骨质或骨质可迅速再生。推荐较为广泛地切除并做面部骨及软组织重建。对于处于疾病晚期（静止期）的病损，采用单纯切除治愈率较高。

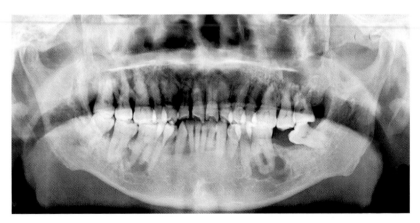

图 8-15　家族性巨大牙骨质瘤的 X 线表现
上下颌骨四个象限均有与受累牙根关系密切的透射和阻射影

【病理要点】

镜下家族性巨大牙骨质瘤与牙骨质 – 骨结构不良类似，由丰富的成纤维细胞和胶原纤维组成，不成熟骨小梁和牙骨质样钙化结构散在分布于病变中，类牙骨质结构常有嗜碱性线，有些类似于牙骨质小体（图 8-16）。这些区域与骨化纤维瘤的组织学表现也很相似。

【鉴别诊断】

家族性巨大牙骨质瘤的诊断应密切结合临床及影像学特征，家族史、多病灶以及病变与受累牙根的紧密关系常有助于诊断。但有时对于无任何遗传特点的散发性病例，与所谓繁茂性牙骨质 – 骨结构不良或多发性骨化纤维瘤的鉴别比较困难，未来从分子遗传学方面研究可能有助于更为精确的鉴别诊断。

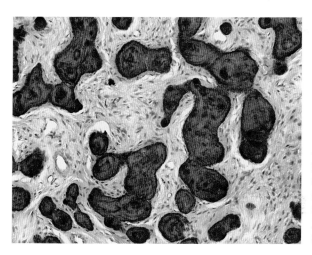

图 8-16　家族性巨大牙骨质瘤

与牙骨质 – 骨结构不良类似，在丰富纤维组织的背景下，分布着数量不一的不成熟骨和牙骨质样结构，类牙骨质结构中常见嗜碱性线（HE，×200）

三、纤维结构不良

纤维结构不良（fibrous dysplasia，FD）是一种正常骨组织被大量纤维组织和钙化不良、排列紊乱的幼稚骨组织所取代的骨病损，又称为纤维异常增殖症。它可以仅累及单骨（monostotic），也可累及多骨（polyostotic），多种内分泌异常合并多骨性纤维结构不良者，称为 McCune-Albright 综合征。虽然 FD 发生于相邻的多个颅面骨时仍被考虑为单骨性病损，但最好将其命名为颅面骨纤维结构不良（craniofacial fibrous dysplasia）。

【临床特点】

1. FD 约占所有良性骨肿瘤的 7%。它发生于处于生长中的骨，大多数病例初发于儿童和青少年。单骨性病损多见，是多骨性病损的 6 ~ 10 倍。

2. 颅面骨和股骨是单骨性和多骨性 FD 的两个好发部位，但任何骨均可患本病。在颌骨，FD 多见于上颌骨，可累及邻近的颧骨和蝶骨。

3. 本病一般无明显症状，受累骨呈缓慢性增大，常引起面部不对称。患者常于 20 岁前患病，发生于颌骨者可引起牙齿移位和咬合紊乱，累及鼻旁窦、眼眶和颅底的病例可表现多种不同症状，如鼻塞、视觉丧失、头痛和听觉丧失等。

4. 典型的 X 线表现为病变区骨阻射性降低，呈磨玻璃样改变，病变与周围正常骨的界限不明显（图 8-17）。病变区纤维成分较多时，可表现为囊性密度减低区，类似于囊肿或囊性肿瘤。病变内骨化明显时，则可见散在斑块状密度增高区。CT 和 MRI 可进一步明确病变的特征和程度。

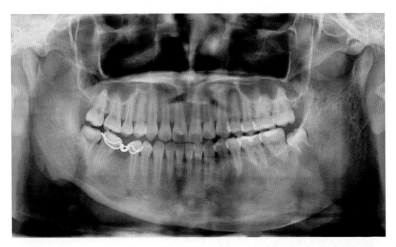

图 8-17　纤维结构不良的 X 线表现

曲面断层片示左下颌骨膨隆，从右下切牙至左下颌升支乙状切迹，呈透射阻射混合影像，边界不清，与正常骨组织移行

5. FD 生长缓慢，青春期后渐趋静止，所以年轻患者的手术干预应尽可能延后。较小的病变一般无须治疗。引起面部畸形者，可行局部成形术，术后复发约见于 30% 的患者。但是 1% 的患者可发生恶变，一般为多骨性病例。快速增大和出现疼痛可提示恶变的可能。

【病理要点】

1. 肉眼见病变部位骨膨胀，剖面显示骨皮质密度减低，与骨松质之间无明显界限。骨髓腔被灰白色结缔组织代替，从质韧到沙砾样逐渐移行，可有出血或囊性变，囊内为淡黄色液体。

2. 镜下见细胞丰富的纤维组织代替了正常骨组织。纤维组织背景下可见呈均匀分布、形态不一的编织状骨小梁。这些幼稚的骨小梁彼此缺乏连接，无层板结构，纤细呈弓形或分支状，类似 O、C、U、L 等英文字母的形态（图 8-18）。

3. 这些骨小梁的周围往往缺乏成排的成骨细胞，提示骨小梁结构可能由周围纤维组织化生而来，骨小梁之间的胶原纤维排列疏松或呈漩涡状，成纤维细胞大小一致，呈梭形或星形。增生的纤维结缔组织中富于血管，有时还可见到骨样组织、软骨岛、破骨细胞、泡沫细胞、多核巨细胞及继发性动脉瘤样骨囊肿或黏液变等继发性改变。

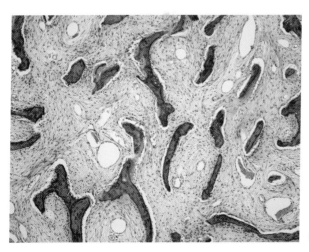

图 8-18　纤维结构不良
病变由纤维组织和形态不一的编织状骨小梁构成，无层板结构，纤细呈弓形或分支状，类似英文字母的形态。骨小梁的周围缺乏成排的成骨细胞（HE，×100）

【鉴别诊断】

1. 纤维结构不良与骨化纤维瘤两者在组织病理学、X 线及临床表现等方面均有重叠之处。由于两者的病变性质和处理方法均有区别，因此对于两者的鉴别诊断十分重要。大多数纤维结构不良（约80%）是因编码 Gs 蛋白 α 亚单位的 *GNAS1* 基因突变所致，但骨化纤维瘤无该基因突变，故对 *GNAS1* 基因的突变检测可以辅助诊断。纤维结构不良发病年龄较早，病期较长，以上颌骨为多见，可为多发性（多骨性）病损。纤维结构不良与骨化纤维瘤最重要的鉴别还是通过临床和 X 线检查，纤维结构不良与正常组织无明显界限，在X 线上表现为颌面骨广泛性或局限性透射影或磨玻璃样改变，沿骨长轴方向发展。但骨化纤维瘤常界限较清楚，透射区内有不同程度阻射灶。

2. McCune-Albright 综合征患者除表现多骨性 FD 损害外，还伴有皮肤色素沉着和女性性早熟和（或）甲亢等内分泌异常。

四、牙骨质 – 骨结构不良

牙骨质 – 骨结构不良（cemento-osseous dysplasia）是发生于颌骨承牙区的非肿瘤性纤维 – 骨性病损，也称为骨结构不良、牙骨质结构不良和牙骨质瘤。

【临床特点】

1. 牙骨质 – 骨结构不良是颌骨最常见的良性纤维 – 骨性病损，好发于中年黑人女性。

2. 牙骨质 – 骨结构不良只发生于颌骨的承牙区。

3. 牙骨质 – 骨结构不良可依据其发病部位，分为三种亚型。发生于下颌前部、仅累及少数牙时，称为根尖周牙骨质 – 骨结构不良（periapical cemento-osseous dysplasia），发生于颌骨后牙区的类似局限性病变称为局灶性骨异常增殖（focal cemento-osseous dysplasia）。所谓繁茂性牙骨质 – 骨结构不良（florid cemento-osseous dysplasia）常指多灶性病损，可累及颌骨的多个象限。

4. 患者常无症状，行牙科 X 线检查时偶然发现。受累牙活力正常。颌骨膨胀不是牙骨质－骨结构不良的常见表现，但繁茂性牙骨质－骨结构不良可引起颌骨膨隆，并可在继发感染后出现疼痛和流脓症状。

5. 牙骨质－骨结构不良可以透射影为主、阻射影为主或透射或阻射混合影（图 8-19）。随病变时间的推移，阻射影改变有逐渐增加的趋势。病变界限清楚，周边常有一较薄的透射影区带，牙周膜结构完整，病变与牙根不融合。一般可依据其 X 线及临床表现而诊断，无须病理活检。

6. 一旦确诊，牙骨质－骨结构不良一般不需要治疗，定期随诊即可。但繁茂性病损继发感染或造成面部畸形时，需做相应的临床处理。

【病理要点】

各型牙骨质－骨结构不良均由富于细胞的纤维组织构成，其中含有层板骨和牙骨质样物质（图 8-20）。病变无包膜。大多数病变中的硬组织成分与受累牙牙根表面不融合，但与周围的骨组织相连。繁茂性牙骨质－骨结构不良可发生继发感染。

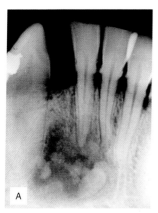
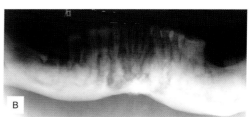

图 8-19　牙骨质－骨结构不良的 X 线表现

（A）根尖周牙骨质－骨结构不良累及下颌前部少数牙；（B）繁茂性牙骨质－骨结构不良呈多灶性改变，累及下颌所有牙

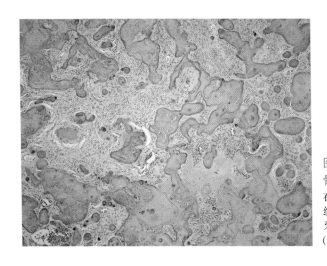

图 8-20　牙骨质 –
骨结构不良
在富于细胞的纤维组织背景中可见骨样和牙骨质样钙化物质
（HE，×100）

第四节　巨细胞性病变

一、中心性巨细胞肉芽肿

中心性巨细胞肉芽肿（central giant cell granuloma）为颌骨内的非肿瘤性、含有大量多核巨细胞的病变，虽属良性病变，但有时可表现为进行性溶骨性破坏。20 世纪 50 年代以前，几乎所有含多核巨细胞的颌骨病变均被考虑为骨巨细胞瘤。随着多种含多核巨细胞的特殊性颌骨疾病，如甲状旁腺功能亢进性棕色瘤、家族性巨颌症、动脉瘤性骨囊肿和纤维结构不良等被先后独立描述，Jaffe 于 1953 年将剩余的一组含多核巨细胞的颌骨病变命名为"巨细胞修复性肉芽肿"（giant cell reparative granuloma），认为它们与发生于长骨骺端的经典骨巨细胞瘤不同，为非肿瘤性、修复性疾病。其发展缓慢，不穿破骨皮质，单纯刮治即可治愈，很少复发。然而，随后的临床病理观察发现有一部分病例呈"侵袭性"生长，采用保守术式治疗后易复发，因此，多数学者主张应将上述名称中的"修复性"一词删去。

【临床特点】

1. 中心性巨细胞肉芽肿约占所有颌骨良性肿瘤的 10%，女性多见，多发于 20 岁以前的患者。

2. 本病好发于下颌骨的前牙区，多发性病例应考虑排除 Noonan 综合征、LEOPARD 综合征或神经纤维瘤病 I 型。

3. 中心性巨细胞肉芽肿常表现为缓慢生长、无明显症状、颌骨膨隆及吸收破坏，常引起牙的位置异常、松动或脱落。

4. X 线呈现为境界明显的密度减低区（图 8-21），有时表现为多房性骨吸收，一般无牙根吸收。这种表现常需同成釉细胞瘤和黏液瘤鉴别。大约 30% 的病例表现侵袭性特点，可有疼痛、牙吸收和移位、骨皮质穿孔和侵犯颌骨周围软组织。MRI 和 PET-CT 有助于明确是否有软组织受累和多中心性病灶。

5. 临床行为具有一个较宽的变化谱，可表现为非侵袭性和侵袭性特点。多数发展缓慢，不穿破骨皮质，单纯刮治即可治愈，很少复发。

【病理要点】

1. 肉眼观骨质膨隆，剖面呈灰白色或红褐色。病变较大时可有出血、坏死和囊性变。

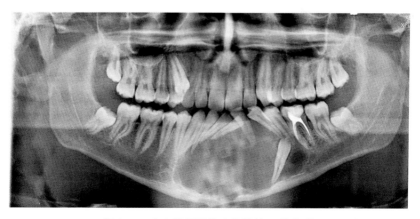

图 8-21　中心性巨细胞肉芽肿的 X 线表现
颌骨为境界清楚的密度减低区，牙移位，但牙根吸收不明显

2. 镜下见病变由纤维结缔组织构成，其中含有多核巨细胞。血管较丰富，并常见出血，还可见少许骨样组织。多核巨细胞多在新生骨周围或围绕出血区呈灶性分布（图 8-22）。类似于骨巨细胞瘤，但纤维结缔组织成熟，由梭形的成纤维细胞和胶原纤维构成。巨细胞分布不均匀，数量少，而且多核巨细胞较小，所含细胞核的数量也少。

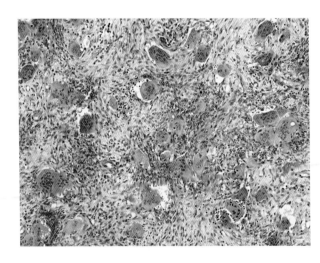

图 8-22　中心性巨细胞肉芽肿

多核巨细胞围绕出血灶，在梭形成纤维细胞之间有淋巴细胞浸润（HE，×200）

3. 有关病变中多核巨细胞的性质和组织来源目前仍存在争议。最近研究证实：这些细胞不仅可表达单核 – 巨噬细胞相关抗原（如 α_1- 抗胰蛋白酶、α_1- 抗糜蛋白酶、溶菌酶、MAC-387 和 CD68 等），同时还具有破骨细胞特异性酶——抗酒石酸酸性磷酸酶的活性。体外培养还证实这些多核巨细胞具有破骨能力，表明这些细胞同时具有单核 – 巨噬细胞和破骨细胞的某些特性。它们既不是成熟的巨噬细胞，也不是成熟的破骨细胞。

【鉴别诊断】

目前有关颌骨巨细胞肉芽肿的病变性质以及颌骨是否发生真性骨巨细胞瘤的问题尚无一致意见。传统观点认为两者均可发生于颌骨，巨细胞肉芽肿是对颌骨内出血灶和损伤的局部修复或反应，而骨巨细胞瘤为颌骨的真性肿瘤。然而，大量临床病理观察发现，发生于颌骨的所谓真性骨巨细胞瘤极为少见，以往用以鉴别颌骨巨细胞肉芽肿和巨细胞瘤的组织学指标之间存在相当的重叠，且这组病损的临床行为与病变的组织学表现往往缺乏相关性。因此，目前国外多数学者主张将两者统称为颌骨巨细胞病变（giant cell lesions of the jaws），其临床行为具有一个较宽的变化谱，可表现非侵袭性和侵袭性特点。

二、巨颌症

巨颌症（cherubism）是一种良性的具有自限性的颌骨疾病，常有家族倾向，是一种常染色体显性遗传性疾病，又称家族性颌骨纤维结构不良（familial fibrous dysplasia of the jaws）或家族性颌骨多囊性病（familial multilocular cystic disease of jaws）。

【临床特点】

1. 巨颌症较为少见，仅发生于儿童或青春前期，男性约为女性的 2 倍，病变到成人期后发展渐缓或停止进行。大多数病例有家族史，新发的散发病例也有发生。

2. 巨颌症可累及上下颌骨，但主要侵犯下颌骨，多见于下颌角区，常为颌骨对称性肿大。

3. 缓慢、对称性颌骨膨隆是本病的主要特点，病变一般在 6 岁前发展明显。下颌病损导致牙槽突膨胀，使舌抬起，影响言语、咀嚼、吞咽和呼吸。上颌骨也可受累。若侵犯眶底，可将眼球抬高，露出巩膜。上颌受累者常同时伴有下颌骨的广泛病变。颌骨表面光滑或呈不规则形，乳牙移位，牙列不整，牙间隙增大或牙缺失，恒牙也可发生移位，萌出困难。可伴颌下区和颈部的淋巴结肿大。

4. X 线表现为颌骨对称性膨胀，有多囊性密度减低区（图 8-23），边界清楚，有少量骨间隔。早期病变仅限于下颌磨牙区或下颌角，继而可向升支及喙突发展，骨皮质变薄甚至消失。上颌结节及上颌窦也可被侵，但病变不如下颌清晰。常见多个未萌牙或移位牙位于囊性透射区。

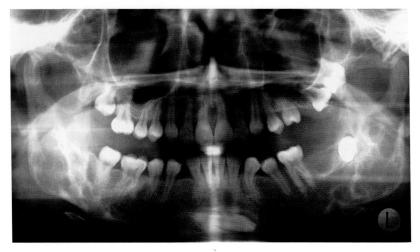

图 8-23　巨颌症的 X 线表现

曲面断层片见上下颌均呈广泛多囊性阴影，多个牙阻生、易位和畸形

5. 巨颌症是一种良性自限性疾病，通常青春期后进展速度减慢，或者逐渐消退，三四十岁时逐渐完成骨改建，成年后甚至见不到曾经发生病变的骨组织的异常表现，但也有个别病例病变到了成年也不静止，且不断进展。手术仅适用于颌骨膨隆严重影响形态和功能的患者。

【病理要点】

1. 肉眼观病变组织呈红褐色或灰褐色，质软易碎。

2. 镜下见病变处骨组织被富于血管的纤维结缔组织代替。成纤维细胞较多，有明显的核仁，纤维纤细，排列疏松，其间有大量弥漫性或灶性分布的多核巨细胞（图 8-24）。多核巨细胞大小不一，胞质内含细小的嗜酸颗粒。血管丰富，壁薄，在血管周围有嗜酸性物质呈袖口状沉积，多核巨细胞常围绕或紧贴血管壁，有的在血管腔内。有新旧出血及少量炎症细胞浸润。病变后期纤维成分增多，巨细胞减少，同时可见新骨形成。

3. Ueki 等对 12 个巨颌症家系通过连锁分析，证实 *SH3BP2* 基因是巨颌症的致病基因。SH3BP2 作为 Syk 蛋白 – 酪氨酸激酶的底

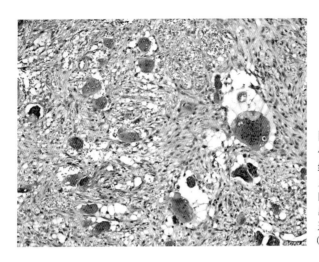

图 8-24　巨颌症

骨组织被大量纤维结缔组织取代，其中可见呈弥漫分布的多核巨细胞，病变局部有出血现象，出血灶周边见多核巨细胞聚集（HE，×200）

物，参与了破骨细胞早期的生长和分化，因此其可能是巨颌症病变引起骨吸收的重要分子。

【鉴别诊断】

一般可根据临床表现、X线特点以及家族史等方面的资料来协助巨颌症的诊断。在临床上，双侧颌骨肿胀病例应注意与甲状旁腺功能亢进、婴儿骨皮质肥厚症和多发性牙源性角化囊肿相鉴别。单侧肿胀病例的鉴别诊断应包括纤维结构不良、中心性巨细胞肉芽肿、朗格汉斯细胞组织细胞增生症以及牙源性肿瘤等。

三、甲状旁腺功能亢进性棕色瘤

甲状旁腺功能亢进性棕色瘤（brown tumor of hyperparathyroidism）是指由于甲状旁腺素（parathyroid hormone，PTH）分泌过多导致的全身代谢异常性病变即甲状旁腺功能亢进症（简称甲旁亢）引起的颌骨局部病变。由于局部病变中伴有大量陈旧性出血，含铁血黄素沉积，局部肉眼和镜下均可见呈棕色改变而得名。甲旁亢分为原发性、继发性、三发性和假性四种。原发性甲旁亢（primary hyperparathyroidism）是指甲状旁腺疾病本身引起的 PTH 分泌亢进，见于甲状旁腺的腺瘤、肥大和腺癌。继发性甲旁亢（secondary hyperpara-thyroidism）是由慢性肾功能不全、妊娠、维生素 D 代谢异常和低磷血症等原因引起的甲状旁腺持续性分泌功能亢进。三发性甲旁亢是指在继发性甲旁亢基础上，由于甲状旁腺受到较强的刺激，使甲状旁腺过度增生，形成了部分自主性腺瘤，导致持续性自主分泌 PTH 形成的甲旁亢。假性甲旁亢又称异位性甲旁亢，主要由肺、肾、肝、卵巢和胰腺等恶性肿瘤引起。肿瘤分泌甲状旁腺素样多肽物质、溶骨性因子或前列腺素 E 等，刺激破骨细胞，引起高钙血症，常伴有骨吸收。此外，还有一种常染色体显性遗传性甲旁亢，与染色体 1q2l-q3l 的内分泌肿瘤基因 HRPT2 的异常有关。

【临床特点】

1. 原发性甲旁亢可发生于任何年龄，尤其中年以上女性多见，继发性、三发性和假性甲旁亢取决于原发病变的形成。通常本病发展缓慢。

2. 本病是一种系统性疾病，可累及颌骨。

3. 甲状旁腺素可促进溶骨作用，被溶解的钙进入血液，可使血钙升高，继而引起一系列症状和体征。患者轻者无症状，随高钙血症的加重，出现疲倦和肌力低下。如果进一步发展，则出现肾结石、骨病变、消化性溃疡和胰腺炎等。肾、骨病及高血钙为诊断本病的重要三种表现。血清学检查可见血清钙和血清 PTH 升高，并且常见血清磷降低，以及血清碱性磷酸酶升高。颌骨受累时可增大。由于支持牙的骨组织很快被吸收，所以出现牙松动、移位和咬合关系紊乱。

4. X 线表现为界限清楚的局限性囊肿样的密度减低区，可单房或多房，牙槽骨的硬骨板（lamina dura）部分或全部消失。

5. 本病的预后取决于原发病变病因的治疗情况，主要危害为全身骨组织的大量钙盐丢失和异常沉积所致的并发症。

【病理要点】

1. 病变初期主要表现为骨改建亢进（high-turnover state），破骨细胞性骨吸收和成骨细胞性骨形成均处于亢进状态，在某种程度上保持着骨吸收和骨形成的平衡。

2. 随着病变进一步发展，骨小梁中可出现穿凿性吸收（tunneling resorption）。吸收区被富含血管的纤维组织所取代，病变中可见较多的多核巨细胞（图 8-25）。血管外红细胞聚集和含铁血黄素沉积，使病变呈棕褐色，因此本病才有"棕色瘤"之称。在吸收区也可见反应性的新生骨。有时病变中的纤维组织成分可因液化坏死而发生囊性变。

【鉴别诊断】

本病从临床体征及病理学表现上应该与巨颌症和颌骨纤维结构不良等鉴别。

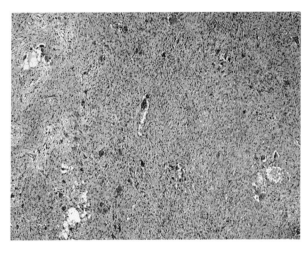

图 8-25 甲状旁腺功能亢进的颌骨病变
见大量增生的纤维组织、多核巨细胞及出血灶。多核巨细胞大小不一，分布不均（HE，×100）

四、畸形性骨炎

畸形性骨炎（osteitis deformans）是一种慢性进行性骨代谢异常性疾病。由于患者骨吸收和生成都明显增多，导致骨重建异常，引起一系列临床特征性改变。本病又称为 Paget 病或变形性骨炎。

【临床特点】

1. 本病发生有一定的区域性，白种人多发，我国少见。病因不明，少数有家族遗传倾向。近年多数学者认为是一种慢性病毒感染和遗传相关疾病。

2. 临床上多见于 40 岁以上，多呈单发，少数多发者为非对称性受累。易累及的部位主要是髂骨和股骨上段，其他如脊柱、胫骨和颅骨等，颌骨受累少见。

3. 患者多无自觉症状，只表现为肢体畸形，头颅或颌骨增大，少数有脑神经或脊神经压迫，或出现病理性骨折。实验室检查示血清中碱性磷酸酶升高，尿中羟脯氨酸水平升高。

4. X线片见病变骨的皮质和松质界限消失，骨小梁粗大、稀疏，密度不均，排列紊乱，条索状高密度影交织呈网格状改变。

5. 本病本身长期渐进性发展，可形成骨变形和骨折等并发症。有报道本病有 1%～4% 的患者可继发骨肉瘤、恶性纤维组织细胞瘤或纤维肉瘤等，故应密切观察和定期随访。

【病理要点】

1. 受累骨的破骨活动和形成功能均异常，导致肉眼见骨皮质和骨松质界限消失，部分骨小梁间被软组织充入。

2. 镜下见破骨细胞及成骨细胞均增生活跃，骨小梁不规则增厚，骨髓腔被纤维结缔组织及血管所替代。由于骨病理性反复吸收与沉积，导致板层骨和编织骨方向突然中断及改变，形成特征性改变——在增宽的骨小梁内可见大量蓝染的迂回曲折的嗜碱性间歇线形成（图 8-26）。

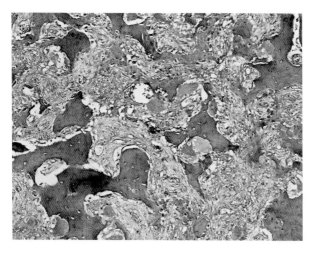

图 8-26 畸形性骨炎
病变骨中破骨细胞及成骨细胞均增生活跃，骨小梁不规则增厚，骨髓腔被纤维结缔组织及血管所替代，增宽的骨小梁内可见嗜碱性间歇线形成（HE，×100）

【鉴别诊断】

临床上要注意与甲状旁腺功能亢进性骨病、骨巨细胞瘤、浆细胞性骨髓瘤及骨转移性肿瘤相鉴别。

五、弥漫性腱鞘巨细胞瘤

弥漫性腱鞘巨细胞瘤（diffuse type giant cell tumor of tendon sheath）是一种主要在关节外软组织内生长的纤维组织细胞性肿瘤，与其相对应的在关节内生长的肿瘤称色素性绒毛结节性滑膜炎（pigmented villonodular synovitis，PVNS）。两者主要起源于大关节的关节滑膜、关节囊和腱鞘。在大多数情况下，弥漫性腱鞘巨细胞瘤可能是关节内病变的关节外延伸。而发生于指（趾）等小关节的有包膜的相应病变，则称局限性腱鞘巨细胞瘤。

【临床特点】

1. 弥漫性腱鞘巨细胞瘤主要发生在大关节，其中膝关节最常见（75%~80%），仅有少数发生在颞下颌关节。迄今文献中有 20 余例报道。这些报道中多使用色素性绒毛性结节性滑膜炎的诊断。发生在颞下颌关节的弥漫性腱鞘巨细胞瘤可以发生在任何年龄，30~50 岁为高发年龄，患者无明显性别差异。

2. 通常病情进展缓慢，平均病程约为 11 个月。临床表现为颞下颌关节区或腮腺区肿块，仅 30% 左右的患者可有颞下颌关节的症状，包括咀嚼时疼痛、张口时下颌偏斜、张口度变小和关节肿胀等，偶有牙关紧闭、呕吐和听力丧失等症状。

3. 影像学上表现为关节旁肿物，界限不清或欠清。早期可无明显骨质改变，后期可见不同程度的骨质破坏。

4. 由于该肿瘤呈侵袭性生长，因此彻底的手术治疗是首选方法，应在保存功能的前提下尽可能彻底切除肿瘤。弥漫性腱鞘巨细胞瘤存在复发的可能，复发率为 40%~50%，术后随访至关重要。但恶变及远处转移很少发生。

【病理要点】

1. 该肿瘤外观呈结节状，多呈浸润性生长，包膜不完整或无包膜，有撕裂状间隙或有滑膜被覆的腔隙。

2. 组织学上肿瘤常呈弥漫性或浸润性生长，可见裂隙样腔隙。肿瘤主要由梭形或椭圆形的单核细胞组成，胞质浅染或嗜酸性。细胞核小，椭圆形或多边形，染色质细腻，可见核仁。有时可见核沟，也可见较大的单核细胞，圆形，胞质丰富，常可见含铁血黄素沉积，核分裂象可见（图 8-27）。多数病例可见成片的泡沫细胞及含铁血黄素沉积。与局限性病变相比，多核巨细胞相对较少。可见少量反应性骨和软骨的形成，有所谓网格状钙化。

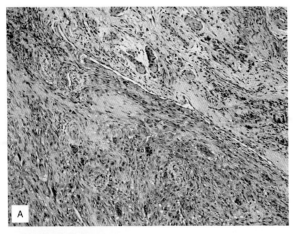

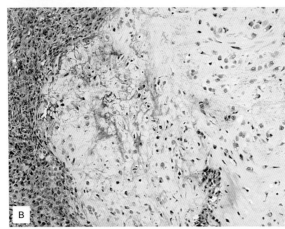

图 8-27 弥漫性腱鞘巨细胞瘤
（A）主要由梭形或卵圆形的单核细胞组成，期间散在分布多少不等的多核巨细胞，有含铁血黄素颗粒沉积（HE，×100）；（B）肿瘤中可见反应性软骨形成，其中有典型的网格状钙化（HE，×100）

3. 肿瘤起源于滑膜，表现出间叶细胞、组织细胞双相分化的特征，免疫组化标志见 Vim 和 CD68 阳性，部分细胞肌源性标志如 Des 及 MSA 阳性。

【鉴别诊断】

发生在颞颌关节区的弥漫性腱鞘巨细胞瘤要注意与巨细胞瘤和巨细胞修复性肉芽肿鉴别。由于目前普遍认为颌骨及颅面骨中很少发生巨细胞瘤，有学者曾考虑过此类病变为巨细胞肉芽肿，但其组织学形态与巨细胞瘤更为接近。通过仔细观察，发现此类病变并不真正原发于骨内，总是与关节腔有关，组织学上常见腱鞘组织、滑膜组织或滑膜裂隙。综合以上特征，弥漫性腱鞘巨细胞瘤应是最合适的诊断。

第五节 其他肿瘤

一、浆细胞骨髓瘤

浆细胞骨髓瘤（plasma cell myeloma）是骨髓源性浆细胞的单克隆性增生性肿瘤。肿瘤细胞来源于骨髓中 B 细胞系的干细胞，特点是具有浆细胞的功能性分化，能产生并分泌单克隆免疫球蛋白（M 蛋白），轻链类型是单一的 κ 或 λ 链。该瘤又称为骨髓瘤（myeloma）。由于骨髓瘤往往为多中心发生，故又称多发性骨髓瘤（multiple myeloma）。根据发病部位、临床特点和生物学行为的不同，分为多种亚型，如孤立性浆细胞瘤（solitary plasmacytoma）及髓外浆细胞瘤（extramedullary plasmacytoma）等。浆细胞瘤（plasmacytoma）这一名称只用于单灶性病变，颌骨主要发生孤立性浆细胞瘤。

【临床特点】

1. 浆细胞骨髓瘤是非洲人好发，多原发于骨和淋巴结中，其次好发于白种人，很少见于 40 岁以下（少于 10%），多发生于 50～70 岁，平均年龄男性 68 岁，女性 70 岁，没有性别差异。

2. 在成人多数易累及含有红骨髓的骨的部位，如脊椎、肋骨、颅骨、骨盆、股骨、锁骨和肩胛骨。颌骨发生者多为单骨性，也可有广泛骨破坏者。

3. 由于广泛的溶骨性骨病变，使患者骨疼痛，高血钙、贫血，腰或胸部受累区域往往疼痛，通常病理性骨折是首发症状，且多见脊椎骨折。神经受累症状来源于脊椎脚或神经根的病变。另外，肿瘤也可扩展到骨外软组织中形成软组织肿瘤。发生于颌骨者多见于下颌磨牙区、下颌角或升支等部位，局部出现肿胀、疼痛、麻木或牙松动、移位，甚至病理性骨折。

4. X线检查可见不同程度的穿凿性溶骨性透射影，颌骨单发性病变者多呈界限清楚的穿凿性透射影，但溶骨区病变可以互相融合。多发性骨髓瘤则可见到多骨呈溶骨破坏改变，且无骨膜形成，有的甚至呈全身骨质稀疏或弥漫性骨破坏影像。

5. 浆细胞性骨髓瘤分化程度不同，预后差别很大，有时弥漫浸润骨髓，X线上表现为全身骨髓疏松。多发性骨髓瘤一般采用化疗，预后差，5年生存率仅有25%；而单纯侵犯单骨的孤立型骨髓瘤相对预后好些，通常也采用化疗。虽然大多数病例手术切除并非首选，但少数病例可取得较好的疗效。长期随访发现，多数单发的骨髓瘤最终发展为多发性骨髓瘤。

【病理要点】

1. 肉眼见骨髓腔内充满肿瘤，呈多个结节，骨被溶解变薄甚至穿通，肿瘤灰白色，质软，局部可有出血、囊性变或坏死区。

2. 镜下见肿瘤由弥散的骨髓瘤细胞组成，无结构形成，缺乏分化的间质，间质中血管丰富。肿瘤细胞依病变不同，分化也不同。分化好的似成熟浆细胞，分化差的似浆母细胞（图8-28），分化更差者可见双核和多核瘤巨细胞，细胞异型明显。

3. 免疫组化染色，浆细胞瘤特异性表达浆细胞相关抗原PCA和CD38，且呈单一胞质型Ig着色，缺乏细胞表面Ig，85%可以表达轻链和重链，其余者只表达轻链。如果单一只表达κ链或λ链，或两者比例失衡，则可确诊为恶性。骨髓瘤细胞还表达自然杀伤抗原CD56/58，CD138可以明确鉴别是正常浆细胞还是肿瘤性浆细

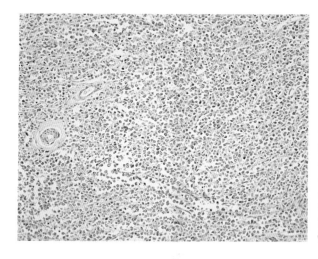

图 8-28　浆细胞骨髓瘤

肿瘤细胞单一性分化，弥漫分布，其内小血管较多，间质很少，肿瘤细胞含有丰富的嗜酸性胞质，细胞界限清楚，核偏位（HE，×100）

胞。骨髓瘤细胞中 EMA 可呈阳性表达。

【鉴别诊断】

各型的组织学表现类似，但由于治疗方法及预后明显不同，因此应根据临床体征和放射影像学特征做出确切诊断。孤立性骨髓瘤应该和浆细胞肉芽肿进行鉴别。有一种浆细胞白血病（plasma cell leukemia），即血液中出现浆细胞超过 20% 或浆细胞绝对计数超过 $20 \times 10^9/L$，是指浆细胞弥漫而广泛地取代了正常造血细胞的一种白血病，预后不良，而非浆细胞单克隆增殖性肿瘤。此外，X 线上不同程度的穿凿性溶骨改变有时应与骨转移性肿瘤相鉴别。

二、尤文肉瘤（原始神经外胚叶肿瘤）

尤文肉瘤（Ewing sarcoma，EWS）也称原始神经外胚叶肿瘤（primitive neuroectodermal tumour，PNET）是一组有不同程度神经上皮分化的具有相同超微结构改变和免疫、遗传学表型的骨内小圆细胞恶性肿瘤。最初认为是儿童原发性骨肿瘤，早期称其为骨的弥漫性血管内皮瘤，或网状肉瘤。现在认为是具有原始神经外胚叶分化的小圆细胞肿瘤。WHO（2002 年）分类将尤文肉瘤和原始神经外胚叶肿瘤归为一类，统称 EWS/PNET。

【临床特点】

1. 尤文肉瘤约占所有原发性骨恶性肿瘤的 6%～8%，也可发生于骨外。发病年龄多见于青少年，约 80% 的患者被诊断时小于 20 岁，以男性略多见。

2. 全身骨骼均可发病，但以四肢长骨的骨干（股骨、胫骨及肱骨等）、骨盆、肋骨、椎骨、下颌骨和锁骨等为好发部位，少数发生在干骺端及骨骺。颌骨受累并不常见，颌面部发生的 EWS/ PNET 只占 1%～2%。

3. 疼痛是最常见的临床症状。多数患者可有间歇性疼痛，或渐进的持续性疼痛，且可向邻近骨放射。邻近关节者，可影响关节功能，或有关节积液，但很少合并病理性骨折。局部肿块往往从髓腔开始生长很快，逐渐穿破骨皮质至软组织，使表面红、肿、热、痛，压痛时更明显，表面可有血管怒张。患者可伴有全身症状，如体温升高达 38～40 ℃、周身乏力及贫血等。发生于颌骨者常表现为颌骨肿大、局部疼痛，可引起唇麻木。如果破坏骨组织，也可突破入软组织，或形成局部黏膜溃疡。实验室检查可有贫血、白细胞增多及红细胞沉降率加快；血清乳酸脱氢酶活性升高，白细胞常增多，达 1 万～3 万。

4. X 线检查多见骨皮质增厚，髓腔增宽，并随着病变进展出现反应性骨膜成层沉积呈洋葱皮样，或与皮质呈一定角度沉积。血管造影显示 90% 的病灶内可见血管增多且扩张。CT 显示好像源于骨组织的软组织肿块，骨质广泛破坏。核素骨扫描不仅可显示原发病灶的范围，而且还可发现全身其他病灶。MRI 可见瘤体处广泛性骨质破坏，呈软组织肿块影。

5. 尤文肉瘤发展很快，早期即可发生广泛血行转移，常转移至肺、肝和其他骨等，很少通过淋巴道转移。目前治疗包括联合手术、放疗和多药物化疗，已大幅提高生存率。肿瘤的部位、大小和组织学分化等都是影响预后的重要因素。原发位于肢体者较位于骨盆和骶骨等躯干者预后好；肿瘤小、组织学分化好的，预后相对好。有报道认为 PNET 预后比 EWS 更差，初诊时约 40% 的病例已有转移，因此需要对大多数患者进行化疗。

【病理要点】

1. 肉眼见肿瘤呈结节状，质地柔软，无包膜。切面呈灰白色，部分区域因出血或坏死而呈暗红色或棕色。肿瘤坏死可形成假囊肿，其内充满液化的坏死物质。肿瘤破坏骨皮质后，可侵入软组织，在骨膜及其周围形成成层的骨膜增生。

2. EWS/ PNET 由小而一致的实性成片的细胞组成，其间由纤维性条索分隔。肿瘤细胞呈圆形或多角形，形态一致，胞质少，染色淡，胞膜不清楚，细胞核圆形或椭圆形，大小一致，染色质颗粒细且分布均匀，分裂象多见。肿瘤细胞丰富，往往排列成巢状，有的呈器官样排列，双层细胞条索间由细丝和血管间质分隔开，即"金银丝工艺品状"（filigree pattern）或偶见假玫瑰花环结构（图8-29）。肿瘤组织常有大片坏死。有的区域肿瘤细胞较大，异型性明显。肿瘤周边可有反应性新骨形成。有学者主张，组织学上呈明显分叶状，并有明显菊形团结构时应该诊断为 PNET。

3. 免疫组化染色 vimentin、低分子量角蛋白、CD99、NSE、神经特异性烯醇酶、蛋白基因产物 9.5、Leu7 和神经微丝等可呈阳性表达，O13 细胞膜蛋白（其编码基因位于 X、Y 染色体短臂上）恒常表达。有报道嗜铬素 Ⅱ 和 cholestokinin 基因也可检出阳性。

【鉴别诊断】

1. EWS/ PNET 的诊断必须与其他常见的好发于年轻患者、累及骨及软组织的原始小细胞肿瘤相鉴别，其中包括转移性神经母细胞瘤、恶性淋巴瘤、小细胞骨肉瘤和胚胎性横纹肌肉瘤。神经母细胞瘤骨转移多见于幼儿，多来源于腹膜后，常无明显原发病症状，转移处有肿胀和疼痛，尿液检查示儿茶酚胺升高。组织学上神经母细胞瘤可见真性菊花样结构，电镜下肿瘤细胞内有分泌颗粒，可做鉴别。免疫组化染色可辅助鉴别淋巴瘤和骨肉瘤。对疑似尤文肉瘤的老年患者，要注意与转移性小细胞癌相鉴别。

2. 过去认为 PNET 在某些方面与 EWS 相似，但又有不同。近年免疫组化研究发现，PNET 与 EWS 均表达 CD99 和 NSE，遗传学

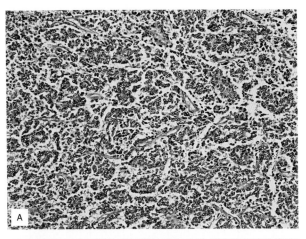

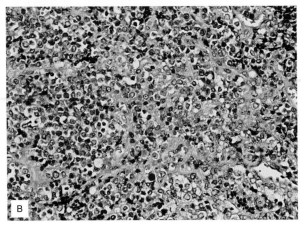

图 8-29 尤文肉瘤 （A）肿瘤细胞为一致的密集小细胞，可见肿瘤细胞环绕血管排列，形成所谓假玫瑰花环结构（HE，×100）；（B）有些区域肿瘤细胞较大，异型性明显，核分裂象多见（HE，×200）

均存在频发、非随机性染色体易位 t（11：22）（q24；q12），只是 EWS 缺乏神经上皮样分化，不同于软组织中 PNET 的组织学表现。

三、颌骨转移性肿瘤

【临床特点】

1. 多种恶性肿瘤（乳腺癌、前列腺癌、肺癌和肾癌等）易发生骨转移，常见的转移部位是椎骨、肋骨、骨盆和颅骨。恶性肿瘤发生颌面部骨转移的较少，占全部骨转移性肿瘤的 1% 以下。一般来说，当肿瘤发生口腔颌面部转移时，已是晚期，多伴有全身广泛转移，但 25%～58% 的患者发现口腔转移灶时并未察觉原发肿瘤。文献中，发生口腔颌面部转移性肿瘤患者的年龄大多数在 40～70 岁，平均年龄男性为 57.1 岁，女性为 51.6 岁。颌骨转移性肿瘤患者的平均年龄为 42 岁，较发生于口腔软组织转移性肿瘤的患者（52 岁）年龄偏小，可能是因为儿童好发的神经母细胞瘤更易发生骨转移所致。发生颌骨转移的男女患者比例大致相等。

2. 在口腔颌面部骨及软组织发生的转移性肿瘤中，下颌骨是最常见的转移部位，尤其是下颌磨牙区，其次为双尖牙区。有学者认为具红骨髓的骨易吸引转移性肿瘤细胞，而下颌骨血运较丰富，骨代谢活跃，下颌骨后部往往在成年后还保存一定造血功能的部位。Shen 等统计了文献中 392 例颌面部骨转移性肿瘤，发生于下颌骨的占 72%，远远高于上颌骨（15%）、颞骨（7%）、额骨（2%）和颧骨（1%）等。

3. 转移至口腔的肿瘤在临床和放射学上往往没有特异性表现。软组织转移灶可能被误诊为化脓性肉芽肿、血管瘤、巨细胞肉芽肿、龈瘤和刺激性纤维瘤等。颌骨转移灶的症状可能与牙痛、脓肿、颞下颌关节紊乱、骨髓炎和不典型的三叉神经痛等相似。

4. 颌骨发生转移性肿瘤时，X 线片上最常见的表现（约 86%）是边界不清的"虫蚀状"溶骨性破坏。但有些转移性肿瘤边界清楚，可类似于囊肿。部分转移性颌骨肿瘤可引起成骨，表现为阻射影或透射与阻射混合影（图 8-30），如前列腺癌、乳腺癌及甲状腺腺癌。有时，X 线表现可能被误诊为牙周病、囊肿和成釉细胞瘤等。因此详细询问病史，结合全身系统检查，是避免漏诊转移性肿瘤的关键。

5. 颌骨转移性瘤多为肿瘤晚期表现，预后很差。明确原发肿瘤的部位与类型非常重要，它直接影响治疗方法的选择和预后判断。

【病理要点】

1. 颌骨转移性肿瘤往往呈多灶性，质地软。最常见的肿瘤多为来自乳腺、肺和肾等的不同类型肿瘤，因此其组织学可以为各种透明细胞肿瘤或腺癌等。

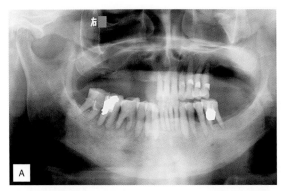

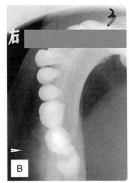

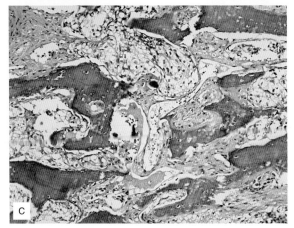

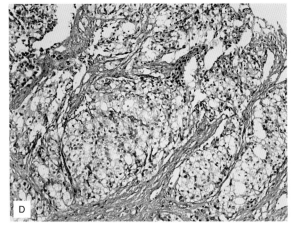

图 8-30　前列腺癌颌骨转移病例

（A）曲面断层片示右下颌骨体部密度弥漫性增高；（B）咬合片示颊侧骨质呈放射状增生（箭头），类似骨肉瘤表现；（C）镜下示以透明细胞为主构成的细胞巢分布于骨小梁之间（HE，×100）；（D）肿瘤细胞界限清楚，胞质丰富而透亮，区域可见管腔样结构（HE，×100）

2. 如果患者就诊时还未发现原发病变，组织学检查就成为极关键的环节。因为颌骨转移性肿瘤有时会侵入周围软组织，而有些口腔颌面部原发的恶性肿瘤，特别是唾液腺源性的肿瘤可能与远处转移来的肿瘤在组织学表现上相似，如唾液腺腺癌与肺部或肠道转移性腺癌、唾液腺透明细胞癌与肾透明细胞癌、口腔鳞状细胞癌与肺部转移来的鳞状细胞癌等，仅依靠组织学很难区分。免疫组化染色有时可以辅助鉴别诊断（表 8-2），但颌骨转移性肿瘤的诊断，必须结合病史和其他检查做出综合判断。

表 8-2　四种常见的颌骨转移性肿瘤的免疫组化表型

抗体	肿瘤原发部位			
	乳腺	肺	结直肠	前列腺
CK7	+	+	−	−
CK20	−	−	+	−
甲状腺转录因子 1（TTF1）	−	+	−	−
前列腺特异性抗原（PSA）	−	−	−	+

参考文献

1. El-Naggar AK, Chan JKC, Grandis JR, et al, editors. World Health Organization classification of head and neck tumours[M]. Lyon: IARC, 2017.

2. 李铁军. 颌骨肿瘤实例图谱及临床病理精要 [M]. 北京：人民军医出版社，北京，2010.

3. 李铁军. 口腔病理诊断 [M]. 北京：人民卫生出版社，2011.

4. 朱增雄. 介绍 WHO（2002）骨肿瘤分类 [J]. 诊断病理学杂志，2002，10（4）：201-204.

5. Christopher DM. Fletcher K. Krishnan U. Fredrik M.World Health Organization Classification of tumours: pathology and genetics of tumours of soft tissue and bone[M]. Lyon：IARC Press, 2002.

6. Shi R-R, Li X-F, Zhang R, et al. *GNAS* mutational analysis in differentiating fibrous dysplasia and ossifying fibroma of the jaws[J]. Mod Pathol, 2013, 26(8): 1023-1031.

7. Wang T-T, Zhang R, Wang L, et al. Two cases of multiple ossifying fibromas

in the jaws[J]. Diag Pathol, 2014, 9:75.

8. Li C-Y, Yu S-F. A novel mutation in the SH3BP2 gene causes cherubism: case report[J]. BMC Med Genet, 2006, 7:84.

9. Liu B, Yu S-F, Li T-J. Multinuclear giant cells in various forms of giant cell containing lesions of the jaws express features of osteoclasts[J]. J Oral Pathol Med, 2003, 32: 367-375.

（李铁军）

第九章

口腔颌面部软组织肿瘤和瘤样病变

　　软组织主要由胚胎时期的中胚层衍化而来，少部分来自神经外胚层。它是指除骨骼、淋巴造血组织和神经胶质以外的所有非上皮性组织，如纤维组织、脂肪组织、平滑肌组织、横纹肌组织、脉管组织以及周围神经组织。口腔颌面部软组织发生的肿瘤涉及种类多，组织形态多样，十分复杂。本章参照WHO软组织的最新分类，仅就口腔颌面部较常见且有一定特征的肿瘤和瘤样病变分良性、中间型和恶性叙述（表9-1）。对口腔瘤样病变的认识，不仅需要组织学诊断，也需熟知其临床表现和生物学行为。许多瘤样病变与刺激因素有关，深知消除刺激因素的重要，有助于防止切除后的复发。

表 9-1　口腔颌面部软组织肿瘤和瘤样病变

一、良性肿瘤及瘤样病变

　　1. 牙龈瘤

　　　　（1）纤维性牙龈瘤

　　　　（2）血管性牙龈瘤

　　　　（3）巨细胞性牙龈瘤

　　2. 结节性筋膜炎

　　3. 纤维瘤

　　4. 肌纤维瘤

　　5. 脂肪瘤

　　6. 血管瘤和血管畸形

续表

（1）血管瘤

    1）婴儿血管瘤

    2）分叶状毛细血管瘤

（2）血管畸形

    1）静脉畸形

    2）混合畸形

7. 淋巴管瘤

8. 疣状黄瘤

9. 平滑肌瘤

10. 神经鞘瘤

11. 神经纤维瘤

12. 先天性牙龈瘤

13. 颗粒细胞瘤

14. 骨和软骨迷芽瘤

15. 颈动脉体副神经节瘤

16. 神经胶质异位

二、交界性或潜在低度恶性肿瘤

1. 侵袭性纤维瘤病

2. 隆突性皮肤纤维肉瘤

3. 孤立性纤维性肿瘤

4. 炎性成肌纤维细胞肿瘤

5. 低度恶性成肌纤维细胞肉瘤

三、恶性肿瘤

1. 成年型纤维肉瘤

2. 脂肪肉瘤

3. 平滑肌肉瘤

4. 横纹肌肉瘤

续表

5. 恶性周围神经鞘膜瘤	
6. 滑膜肉瘤	
7. 腺泡状软组织肉瘤	
8. 口腔转移性肿瘤	

第一节　良性肿瘤及瘤样病变

一、牙龈瘤

牙龈瘤（epulis）是指发生于牙龈的局限性反应性增生性病变，可能来源于牙周膜及颌骨牙槽突结缔组织。牙龈瘤是一个根据部位命名的临床名词。创伤和慢性刺激，特别是龈下菌斑和牙石是其主要病因。术后有复发倾向，复发的主要原因是局部菌斑和牙石除去不全和（或）手术切除不完全。

牙龈瘤分为纤维性牙龈瘤、血管性牙龈瘤和巨细胞性牙龈瘤。肉芽肿性牙龈瘤和血管性牙龈瘤在组织学上非常相似，难以区分，合并为一种类型。组织学特点与复发之间无明显相关关系。

（一）纤维性牙龈瘤

纤维性牙龈瘤（fibrous epulis）是指发生于牙龈的纤维组织增生，其内伴散在或灶性慢性炎症细胞浸润的有蒂或无蒂的包块，为常见的口腔结缔组织增生性病变。

【临床特点】

1. 可发生于各年龄组，但 10 ~ 40 岁者多见。

2. 多发生于牙龈乳头部。位于唇、颊侧者较舌、腭侧者多。最常见的部位是前磨牙区。

3. 肿块较局限，质地坚实，呈圆球形或椭圆形，有时呈分叶状，大小不一，直径由几毫米至数厘米。有蒂或无蒂，基底宽广。颜色与附近牙龈相同，如有炎症或血管丰富者则色泽较红。如果表面溃疡，则可覆盖黄色纤维素性渗出物。

4. X线片可见骨质吸收后牙周膜增宽的阴影。

5. 主要是保守性的手术治疗，但手术切除应深至骨膜，拔除患牙予以去除刺激因素。

6. 大多数预后好，有些病例会复发，可再次手术。少见情况是肿块多次复发。

【病理要点】

1. 包块有蒂或无蒂，颜色与附近牙龈黏膜相同或发白，质地坚实。有炎症或血管丰富者色泽较红。如果表面有溃疡，则可有黄色纤维素性渗出物覆盖。

2. 镜下牙龈上皮正常或溃疡。病变由富于细胞的肉芽组织和成熟的胶原纤维束交织排列组成，无明显包膜，与周围结缔组织相混合。病变含有多少不等的炎症细胞，常以浆细胞为主。炎症细胞多在血管周围呈灶性分布于纤维束之间。在约1/3的病例中可见无定形的钙盐沉着和（或）化生性骨小梁（图9-1）。

【鉴别诊断】

牙龈纤维增生性病变有多种，纤维性牙龈瘤仅为其中之一，而且这些病变常表现交叉重叠。尤其是有对牙龈瘤名称的理解和认识

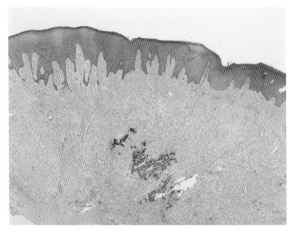

图 9-1　纤维性牙龈瘤

鳞状上皮下纤维纤维组织增生，上皮钉完好，固有层与病变无分界，纤维束交织排列；成熟的胶原纤维束交织排列及灶性慢性炎症细胞浸润；纤维组织骨化和牙骨质化（HE，×40）

不足时，在病理诊断中易混淆，需要鉴别的有：

1. 外周性骨化性纤维瘤　几乎都发生于牙龈或牙槽嵴，上颌骨比下颌骨稍多见，一半以上的病例发生在切牙 – 尖牙区，通常不累及牙齿。好发于青少年，高峰年龄为 10～19 岁，约 2/3 发生于女性。临床表现为结节状肿块，有蒂或无蒂，通常从牙间乳头发散出来。颜色红色或粉色，表面常有溃疡。大多数病变直径小于 2 cm。

2. 纤维瘤　由纤维结缔组织构成，通常为致密、纤维化的结缔组织，部分可表现为疏松结缔组织，有界限。胶原束呈放射状、环形或不规则排列，其间无慢性炎症细胞。表面的复层鳞状上皮变薄，上皮脚消失，可有溃疡形成。上皮下无炎症细胞。

3. 纤维黏液瘤　肿瘤细胞呈梭形或星形，排列疏松，肿瘤细胞间有大量淡蓝色黏液基质。

4. 外周性牙源性纤维瘤　增生的纤维组织中见牙源性上皮岛或条索，并常可见牙本质样物质。

5. 成纤维细胞或成肌纤维细胞反应性增生　该病变是由于炎症或创伤等导致成纤维细胞或成肌纤维细胞的增生，但又不能归为具体某种病变。如发生在牙龈处，极易视为牙龈瘤，特别是对牙龈瘤的定义理解有偏差者更应引起注意。

（二）血管性牙龈瘤

血管性牙龈瘤（vascular epulis）大部分是发生于牙龈上的化脓性肉芽肿（pyogenic granuloma），也有肉芽肿性龈瘤。在妊娠期则称妊娠性牙龈瘤（pregnancy epulis）。

【临床特点】

1. 可发生于任何年龄，但儿童和青少年多见。好发于女性。

2. 上颌牙龈稍多于下颌牙龈，前部牙龈受累者多于后部牙龈，牙龈唇颊侧多于舌侧。

3. 病变呈分叶状、质软的肿块，通常有蒂。表面光滑，常有溃疡。颜色为粉色、红色甚至紫色。妊娠性牙龈瘤可发生于妊娠期的第 1～7 个月的任何时间，以妊娠前 3 个月发生者多见。分娩之后，妊娠性牙龈瘤可以自发消退或缩小而表现为纤维性牙龈瘤。

4. 主要是保守性的手术治疗，但手术切除应深至骨膜，患牙应予以拔除，以去除刺激因素。

5. 通常可以治愈。偶尔病变会复发，可再次手术。少见情况是肿块多次复发。据统计其复发率为6%。

【病理要点】

1. 肉眼见包块有蒂或无蒂，颜色发红，质地软。

2. 组织学特点是大量的血管增生，类似于肉芽组织，大量小的或稍大的内衬内皮细胞的管腔形成，腔内见红细胞。有的病变呈分叶状排列，小叶间纤维组织分隔。表面常发生溃疡，被覆较厚的渗出性纤维性膜（图9-2）。间质常有中性粒细胞、浆细胞和淋巴细胞混合浸润。

【鉴别诊断】

血管畸形：是血管的结构异常，镜下见管壁厚薄不一，管腔形状不规则，间质炎症细胞少。常有骨内病变。

（三）巨细胞性牙龈瘤

巨细胞性牙龈瘤（giant cell epulis）又称外周性巨细胞肉芽肿（peripheral giant cell granuloma）。该病变并不是真正的肿瘤，而是由局部刺激或创伤引起的反应性病变，其镜下表现与骨内中央型巨细胞肉芽

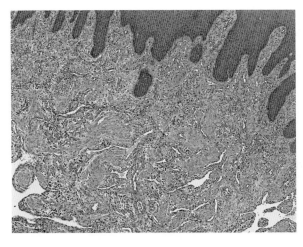

图9-2 血管性牙龈瘤
大量小的或稍大的内衬内皮细胞的血管腔形成，慢性炎症细胞浸润（HE，×100）

肿的表现相似。因此，认为这种疾病是骨内中央型病变的软组织型。

【临床特点】

1. 较为少见，以 30 ~ 40 岁多见，也可发生于青年人和老年人。大约 60% 的病例发生在女性。

2. 部位以前牙区多见，上颌较下颌多，位于牙龈或牙槽黏膜。

3. 包块有蒂或无蒂，暗红色，质地不硬，可发生溃疡。

4. 虽然病变发生在软组织，但有时下方的牙槽骨可呈"杯状"（cupping）吸收。

5. 主要是保守性的手术治疗，但手术切除应深至骨膜。大多数预后好，据统计其复发率为 10% 左右。

【病理要点】

1. 病变大小不等，有界限，剖面灰白或红褐色，有时可有出血或囊性变。

2. 镜下见富于血管和细胞的间质内，多核破骨细胞样细胞呈灶性聚集。巨细胞灶之间有纤维间隔。病变区与覆盖的鳞状上皮之间也有纤维组织间隔。巨细胞数量多，大小和形态不一。巨细胞周界清楚，或与邻近巨细胞或与周围的单核间质细胞混合不分（图9-3）。毛细血管丰富，常见出血灶及含铁血黄素沉着。

图 9-3　巨细胞性牙龈瘤
富于血管和细胞的间质，内含有多核破骨细胞样细胞呈灶性聚集（HE，×100）

【鉴别诊断】

巨细胞牙龈瘤需与其他含有巨细胞的病变相鉴别。

1. 中心性巨细胞肉芽肿 发生于骨内。

2. 棕色瘤 有甲状旁腺功能亢进的临床症状，血清甲状旁腺激素升高。

3. 巨颌症 常为双侧颌骨发病，有家族史，儿童和青少年多见。

4. 巨细胞纤维瘤 是一种具有独特临床病理特征的纤维性肿瘤，临床表现为无症状、无蒂或有蒂的结节，直径常小于 1 cm，表面常呈乳头状。通常发生于年轻人，女性较多见，大约 50% 的病例发生于牙龈，其次为舌和腭。下颌牙龈的发生率是上颌牙龈的 2 倍。组织学表现为血管纤维性结缔组织肿块，通常排列疏松，表面见大量体积较大的星形多核成纤维细胞浸润。

二、结节性筋膜炎

结节性筋膜炎（nodular fasciitis）是一种自限性的良性成纤维细胞和成肌纤维细胞组成的假肉瘤性、自限性反应性增生性病变，并非炎症，绝大多数发生于皮下浅筋膜。新近研究表明，结节性筋膜炎存在 MYH9-USP6 融合性基因，提示其可能属于一种瞬时性或一过性瘤变。除少数病例有外伤史外，大多数病例并无明确病因。

【临床特点】

1. 可发生于任何年龄段，以青壮年多见，半数以上患者发生于 20～50 岁，10 岁以下儿童和婴幼儿以及 60 岁以上老年人均较少见。

2. 好发于上肢，其次为躯干和头颈部，部分病例发生于下肢。发生于头颈部者主要位于颈部、枕部、项部和锁骨上，其次为眼睑、眶下、面颊部、颞部和腮腺区，少数位于头皮、前额、口腔和外耳道等部位。儿童病例多发生于头颈部。

3. 临床上通常表现为肢体或躯干皮下生长迅速的结节或肿块，近半数伴酸胀、触痛或轻微疼痛感。术前病程通常为 2 周至 1 个月，部分可达 2～3 个月。病程呈良性、自限性经过。

4. 超声表现为皮下低回声或弱回声的肿块，直径多在 3 cm 以下，与深筋膜关系密切，肿块周边可有点状血流信号。典型病例 CT 表现为基于筋膜的非特异性软组织肿瘤，周界相对清楚，少数病例位于深部肌肉内，周界可不清。

5. 局部完整切除。结节性筋膜炎是一种良性自限性病变，经局部完整切除后多可治愈，文献上有自行消退的报道。极少数病例发生局部复发（＜2%），多发生于术后不久，常为切除不彻底所致。

【病理要点】

1. 肿块体积小，一般不超过 3 cm，多为单个结节，多数病变周界清晰，但无包膜，位于深筋膜或肌肉内者周界常不清晰。

2. 镜下主要由增生的成肌纤维细胞组成。在大多数病例内，成肌纤维细胞排列比较疏松，间质黏液样或纤维黏液样，常见外渗的红细胞，边缘常有毛细血管增生，类似肉芽组织。有时可见核分裂象，但无病理性核分裂象（图 9-4）。

3. 免疫组化示梭形细胞 α-SMA 弥漫阳性，还可表达 calponin 和 CD10，desmin 多为阴性，不表达 AE1/AE3、CD34、S-100、ALK 及 β-catenin 等。

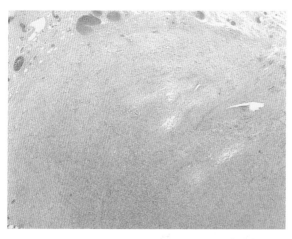

图 9-4　结节性筋膜炎梭形细胞增生，病变组织中有明显的致密区和疏松区（HE，×40）

【鉴别诊断】

一般来说，对于体积偏大、多发性和复发性的病变，在诊断为结节性筋膜炎之前需要考虑是否有其他肿瘤性病变的可能性。

1. 纤维肉瘤　纤维肉瘤表现为肿瘤组织细胞密度明显增大，肿瘤细胞呈车辐状和鲱鱼骨样排列，肿瘤组织浸润性生长，细胞异型性明显，可见较多病理性核分裂象。

2. 平滑肌肉瘤　头颈部平滑肌肉瘤可以发生在任何年龄，与机体其他部位的平滑肌肉瘤相似。肿瘤生长迅速，大体呈浸润性生长，镜下肿瘤组织坏死常见，细胞质较纤维肉瘤丰富而嗜伊红染色，梭形细胞呈杆状核，细胞异型性明显，病理性核分裂象易见。

3. 低度恶性成肌纤维细胞肿瘤　体积较大，肿瘤细胞经常朝周围浸润性生长，肿瘤细胞至少有轻度异型性，术后易复发。

三、纤维瘤

纤维瘤（fibroma）是常见的口腔纤维组织增生性病变，绝大多数情况下并非真性肿瘤，而是局部刺激因素或创伤所引起的反应性纤维结缔组织增生，因此也称为刺激性纤维瘤（irritation fibroma）、创伤性纤维瘤（traumatic fibroma）、局灶性纤维组织增生（focal fibrous hyperplasia）、纤维性结节（fibrous nodule）或纤维上皮息肉（fibroepithelial polyp）等。

【临床特点】

1. 任何年龄均可发病。

2. 口腔的任何部位均可发生，以咬合线处的颊黏膜和舌侧缘最为常见。此外，唇和牙龈也是常见部位。

3. 经典的临床表现为表面光滑的粉色结节，颜色与周围黏膜类似。肿块表面白色者为摩擦性过度角化所致。大多无蒂，直径几毫米至几厘米，但大多数小于 1.5 cm。病变通常不引起临床症状，除非有继发性的创伤性溃疡。病损形成之后，肿物可以维持多年无明显增大。轻微创伤可能是其始发因素。

4. 通常采用保守的外科手术治疗，预后好。复发少见。

【病理要点】

1. 结节性肿块，近似圆形，表面覆有光滑的黏膜，切面为灰白色实性，质地可从软到硬。

2. 病变是由纤维结缔组织组成的结节性肿块，表面被覆复层鳞状上皮。通常结缔组织致密、纤维化，某些病例可表现为疏松结缔组织。病变周围无明显包膜，纤维组织逐渐和周围结缔组织相混合。胶原纤维束呈放射状、环形或不规则排列。表面上皮可表现为过角化，上皮钉突常发生萎缩，上皮下方可见散在的慢性炎症细胞浸润（图9-5）。

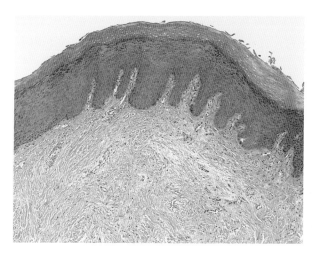

图9-5 纤维瘤
被覆鳞状上皮过度角化，纤维组织成熟，细胞少；胶原纤维束排列不规则；纤维组织胶原化明显（HE，×100）

【鉴别诊断】

可与其他临床表现类似的良性肿瘤进行鉴别。重要的是切除的组织必须经病理检查，因为其他良性或恶性肿瘤也可以与纤维瘤的临床表现类似。

四、肌纤维瘤

肌纤维瘤（myofibroma）少见，但好发于头颈部。多发病变好发于婴幼儿，属于一种成肌纤维细胞性病变，曾命名为婴儿肌纤维瘤病（infantile myofibromatosis）。孤立者常发生于成人。

【临床特点】

1. 多发生于新生儿和婴幼儿，80%的病例在2岁以下，其中60%的病例发生于出生时或出生后不久。少数病例发生于年龄较大的儿童和青少年，偶见成年人。

2. 多发生于头颈部，其次为躯干和四肢。最常累及的口腔部位是下颌骨，其次是舌和颊黏膜。

3. 临床上有多种类型，孤立性肌纤维瘤常见，好发于皮肤，男性多见。多中心性纤维瘤病不常见，其中一种为多个部位的软组织和（或）骨内有病灶，但不伴内脏受累；另一种除软组织外，同时还伴有多个内脏受累，偶可累及中枢神经系统。

4. X线多表现为长骨和扁平骨内周界清晰的溶滑性病变，可有硬化性边缘。

5. 治疗采用手术切除。本病系一种良性自限性病变，病变危害程度很大程度上取决于病变范围。孤立性或仅累及软组织和骨的多灶性病变预后良好，30%~60%可自发性消退，做保守性的局部切除即可；但累及内脏和全身广泛性病变者，特别是新生儿和婴儿，预后不佳。

【病理改变】

1. 肉眼观察，肿瘤界限相对清晰，无包膜，直径多数在0.5~1.5cm。质地坚，瘢痕样，切面呈灰白色。多灶性或多中心性病变的结节数目不等。

2. 镜下观察，孤立性和多中心性的形态相似，呈结节状或多结节状生长，并具有明显的区带现象，即由淡染的周边区和深染的中央区组成。两区在肿瘤内的比例多少不等，两区间见移行过渡。周边区由胖梭形细胞排列成结节状或短束状，胞质嗜伊红，形态上介于成纤维细胞与平滑肌细胞之间；中央区由圆形或小多边形的原始间叶细胞呈实性片状分布，或围绕分支状血管呈血管外皮瘤样排列，可见核分裂象和坏死，后者伴有钙化，20%的病例还可见肿瘤细胞突向血管腔内生长。肿瘤间质呈纤维黏液样，可伴有胶原化或纤维样变性，部分病例内可见灶性出血和囊性变（图9-6）。

图 9-6　肌纤维瘤
梭形细胞相互交织状
排列（HE，×100）

3. 免疫组化染色显示成肌纤维细胞性成分和原始间叶细胞性成分均可表达 vimentin 和 α-SMA，成肌纤维细胞性成分还可以表达 MSA，不表达 desmin 和 S-100，以及 EMA 和 CK。

【鉴别诊断】

需与婴儿型纤维肉瘤相鉴别。该肿瘤细胞丰富，核分裂象多见，类似成年型纤维肉瘤。通过基因检测，有助于与婴幼儿肌纤维瘤病的鉴别。

五、脂肪瘤

脂肪瘤（lipoma）是一种由成熟脂肪细胞组成的良性肿瘤，是成年人最常见的软组织良性肿瘤，约占所有软组织肿瘤的 50%。

【临床特点】

1. 可发生在任何年龄，好发于 40～60 岁，男性和体型肥胖者多见，20 岁以下的青少年少见，儿童罕见。

2. 大多数发生在躯干和四肢的近端。根据肿瘤发生部位，大致可分为浅表性脂肪瘤、深部脂肪瘤和骨旁或关节旁脂肪瘤。口腔颌面部的脂肪瘤少见，颊黏膜和颊前庭是口内最好发的部位，占所有病例的 50%。其次少见的部位是舌、口底和唇。

3. 口腔脂肪瘤的典型表现为柔软、表面光滑的结节肿块，可有蒂或无蒂。通常不引起临床症状，在诊断之前已存在数月或数年。大多数肿块小于 3 cm。

4. 超声检查显示为高回声的肿块，X 线平片上呈透光性，CT 上呈低密度区，与周围正常脂肪组织一致，均匀一致。

5. 口腔脂肪瘤多采用局部的手术切除。复发少见，大多数组织学变异型影响预后。肌肉内脂肪瘤复发率高，因为它呈浸润性生长，但这种变异型在口腔颌面部相当少见。

【病理要点】

1. 位于浅表或皮下者多有菲薄的纤维性包膜，呈圆形、卵圆形或结节状。切面呈淡黄色或黄色，质地柔软，表面光滑。

2. 肿瘤可有薄层的纤维包膜，分叶状结构，肿瘤由成熟的脂肪细胞构成，形成的脂肪空泡大小一致（图 9-7）。

【鉴别诊断】

1. 脂肪样脂肪肉瘤　在小叶之间或脂肪细胞之间可见纤维性间隔，常含有核深染的梭形细胞、畸形细胞及脂肪母细胞。

2. 脂肪垫　无包膜，富于胶原纤维。

3. 错构瘤　除脂肪成分外，有厚壁血管或平滑肌等其他成分。

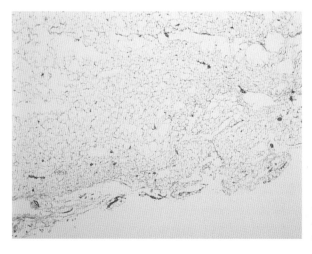

图 9-7　脂肪瘤
肿瘤有薄层的纤维包膜，由成熟的脂肪细胞构成，大小一致

六、血管瘤和血管畸形

人们对血管来源肿瘤和瘤样增生的分类及认识有了长足的进步。国际脉管病研究学会（International Society for Study of Vascular Anomalies）将传统的良性脉管病变分为血管肿瘤和血管畸形两大类。血管肿瘤和血管畸形在口腔颌面部多见，以唇、舌、颊等处好发。其特点为多发性，且多无包膜，切除不干净可复发。分别叙述如下：

（一）血管瘤

血管瘤（hemangioma）的名称传统上用来描述各式各样的血管发育异常，目前被认为是新生儿的良性肿瘤，先伴有内皮细胞增生的快速增生期，紧接着是逐渐消退期。大多数血管瘤在出生时不明显，但在出生后 8 周内，肿块逐渐显现。

婴儿血管瘤

婴儿血管瘤（infancy hemangioma）曾称幼年性血管瘤（juvenile hemangioma）、婴儿期血管瘤（infantile hemangioma），是婴儿最常见的肿瘤。80% 的血管瘤是单发的，20% 的是多发。

【临床特点】

1. 占 1 岁儿童总数的 5%～10%。女性比男性多见。70% 的病例发生于 1 岁以内，大多数出现在 1～4 周龄，以女婴多见，男：女为 1：3～1：5。

2. 可发生于躯体的任何部位，最常见的部位是头颈部，占所有病例的 60%，但以头颈部多见（约占 2/3），其次为躯干和四肢。

3. 约一半患儿有先驱症状，或表现单个或散在的虫咬状小红点。早期病变呈扁平红色，似胎记，后隆起呈紫红色或鲜红色，草莓状。常在出生后数周内迅速生长，数月内增大。病灶的生长速度远大于患儿的生长速度，半岁时长至最大，随后数年中逐渐消退。大约一半的血管瘤到 5 岁时消退，到 9 岁时 90% 的病变消退。当病变完全消退后，大约 50% 的病例皮肤恢复正常；但有 40% 的患者将留下永久性的改变如萎缩、瘢痕、皮肤松弛或微血管扩张。大约 20% 的血管瘤患者有并发症，最常见的是溃疡，可伴或不伴感染。

出血有时也可发生，但严重的失血少见。

4. 以往的治疗方法包括口服药物、局部注射药物以及手术。目前多采用非选择性 β- 受体阻滞剂普萘洛尔治疗。

【病理要点】

1. 肉眼观察，病变位于真皮浅层，使之呈红色。病变位于皮下组织，深度不同，可表现为蓝色或无色。因此，与病变颜色有关的是病变累及的深度，而不是增生血管的大小。

2. 镜下观察，增生期血管瘤以丰硕的增生性内皮细胞构成明确的、无包膜的团块状小叶为特征，其中有外皮细胞参与。细胞团中央形成含红细胞的小腔隙。血管内皮性的管道被血管外皮细胞紧密包绕，有 PAS 阳性的基底膜。此期的血管腔隙常不明显。网状纤维染色显示内皮细胞团有网状纤维围绕，但无血管平滑肌细胞。血管成分间可见外周神经纤维，含颗粒的肥大细胞较多（图 9-8）。

3. 退化期管腔增大明显，在肿瘤的不同部位有所不同，导致毛细血管和静脉样血管混合存在。退化期中血管的密度还是较高。

4. 末期病变为纤维和脂肪性背景，病变中见分散的少许类似于正常的毛细血管和静脉。一些毛细血管壁增厚，呈玻璃样变的表现。局部破坏了真皮乳头层的伴反复溃疡的病变表现为真皮萎缩，

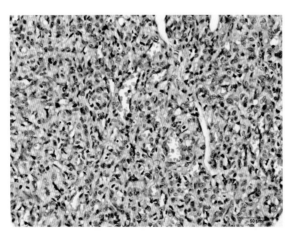

图 9-8 婴儿血管瘤增生期

肿瘤增生明显，细胞丰富，管腔少，肿瘤细胞丰硕，血管腔明显，其内含红细胞（HE，×200）

纤维性斑痕组织形成，皮肤附属器丧失等。

5. 免疫组化 GLUT1 在婴儿血管瘤中呈阳性。相反，在其他发育性血管肿瘤和异常中则表达阴性。

分叶状毛细血管瘤

分叶状毛细血管瘤（lobular capillary hemangioma）又称化脓性肉芽肿（pyogenic granuloma,）或肉芽组织型血管瘤（granulation tissue type hemangioma），是生长迅速的外生性病变。

【临床特点】

1. 好发于儿童和青年，男性发病远超过女性。

2. 病变位于皮肤或黏膜表面，呈息肉状生长，好发于牙龈、口唇、面部和舌。

3. 病变呈息肉状，可有蒂，粉色、红色甚至紫色，表面有溃疡。多数病例发展较快，病程常在 2 个月之内。发生于妊娠期者也称为妊娠性龈瘤（epulis gravidarum）。

4. 采用保守性的手术治疗。在妊娠期发生的化脓性肉芽肿，应延缓治疗。通常可以治愈。手术后标本应行病理检查以排除其他严重的疾病。

【病理改变】

1. 肉眼观察，呈息肉状小肿块，紫红色，质软，直径一般在2.0 ~ 3.0 cm 以下。早期病变与肉芽组织相似。

2. 镜下观察，显示病变由纤维性间隔分隔，呈分叶状。组织学类似于婴儿血管瘤，由增生的内皮细胞构成的小叶组成。小叶内常含较小的、多少不一的血管腔隙，内皮细胞呈多边形或短梭形，细胞界限不清。细胞核深染，可见分裂象（图 9-9）。肿块表面常发生溃疡，有炎症细胞浸润。病变晚期血管成分减少，纤维组织不断增加。

（二）血管畸形

血管畸形（vascular malformations）是血管的结构异常，不伴内皮细胞增生。在出生即有，且终生存在。可依据所涉及的血管类型（毛细血管性、静脉性、动静脉性）和血流动力学（低流量或高流量）进行分类。

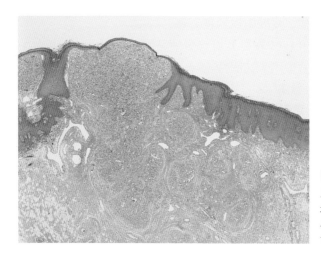

图 9-9　分叶状毛细血管瘤
增生的内皮细胞形成小叶状结构，小叶内含较小的血管腔隙

静脉畸形

静脉畸形（venous malformation）是一种主要由扩张的薄壁大血管组成的血管瘤，也称海绵状血管瘤（caverous hemangioma），约占血管畸形的 40%，主要由胚胎发育过程中血管的发育缺陷导致。

【临床特点】

1. 主要好发于成年人。

2. 肿瘤多位于深部软组织。

3. 可出生即时有，进展缓慢。典型者呈蓝色，触之柔软，可被压缩，境界欠清。通常随着患者的生长而生长，但当静脉压增高时肿块可出现肿大。

4. 采用手术切除。位于深部者常难以完整切除，可发生局部复发。

【病理要点】

1. 界限不清，由扩张的血管性腔隙组成，腔内充满血液。

2. 镜下由不同管径的薄壁血管构成，管腔大小悬殊，呈囊性扩张，不规则，管腔相互吻合，腔内充满血液。管壁内衬一层扁平的内皮细胞，管壁外一般无平滑肌纤维（图 9-10）。血管内可见继发性血栓和静脉石形成。

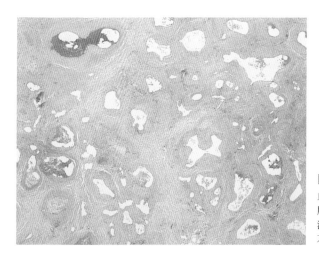

图 9-10 静脉畸形
血管形状不规则，管腔大小悬殊，管腔充满红细胞，管壁厚薄不一（HE，×40）

动静脉畸形

动静脉畸形（arteriovenous malformations）是一种非肿瘤性的血管病变，主要由动静脉组成，并有动静脉吻合支形成。血管造影有助于术前诊断。

【临床特点】

1. 按发病部位分为深部型和皮肤型，前者主要发生于儿童和青年人，头颈部常见，其次为四肢；后者多见于成年人。

2. 触摸肿块可感觉到搏动，听及血管杂音。血管造影显示常伴有不同程度的动静脉分流。

3. 本病的诊断往往需要影像学和组织学相互结合。

【病理要点】

1. 病损通常为孤立性病灶，红色、紫色或皮肤色丘疹，界限欠清或病变高起，呈念珠状。

2. 病变中见到较大的动脉和静脉相互吻合的混合结构，管壁畸形而不易辨别出动脉或静脉。血栓或钙化较常见（图 9-11）。

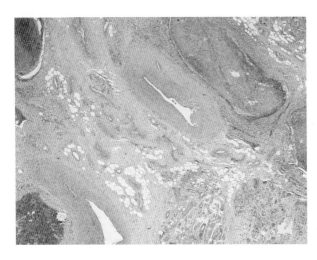

图 9-11 血管畸形
见管腔不规则、管壁厚壁、缺乏内弹力膜的静脉（HE，×40）

七、淋巴管瘤

淋巴管瘤（lymphangioma）是良性的淋巴管错构瘤样肿瘤，临床上更多采用淋巴管畸形（lymphatic malformation）这一名称。有三种类型：单纯性、海绵状及囊性淋巴管瘤（囊性水瘤）。

【临床特点】

1. 大约一半的病例出生即时有，大约 90% 的病例进行发展至 2 岁。

2. 淋巴管瘤明显好发于头颈部，占所有病例的 50%～75%。口腔淋巴管瘤最常见的是舌前 2/3，经常可引起巨舌。颈部淋巴管瘤好发于颈后三角。

3. 典型表现为软的具有波动感的肿块，表面呈鹅卵石样，类似成簇状的透明水泡，被形容成蛙卵样。

4. 多采用手术治疗，但通常不可能将病变全部切除。

5. 复发常见，因肿瘤可能体积较大或累及重要结构，或有的肿瘤多呈浸润性生长，特别是口腔海绵状淋巴管瘤。淋巴管瘤一般不会恶变。

【病理要点】

1. 囊状水瘤呈单房或多房性肿物，囊壁薄，囊内充满清亮的液体，推动时有波动感，直径多在 10 cm 以上，海绵状淋巴管瘤较弥漫，周界不清，切面呈海绵状。

2. 镜下可见病变由淋巴管组成，淋巴管可显著扩张或有肉眼可见的囊样结构。淋巴管通常弥漫侵入邻近软组织，在淋巴管壁中可见淋巴细胞聚集。典型管腔内衬的内皮细胞很薄，管腔中含有蛋白样液体，偶尔也可见淋巴细胞。

3. 有时可见管腔内含有红细胞，病变可能是由淋巴管瘤和血管瘤混合组成。口腔内肿块典型的表现是淋巴管紧接于黏膜上皮下方，通常替代了结缔组织乳头（图 9-12）。肿块位于浅表位置导致了临床上透明的水泡状外观。

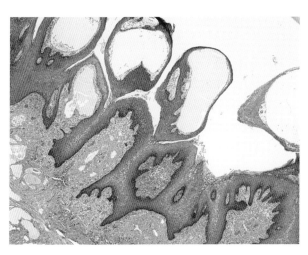

图 9-12 淋巴管瘤
黏膜上皮下见显著扩张的淋巴管，病变呈单房或多房性，囊壁薄，管腔内含蛋白样液体（HE，×100）

八、疣状黄瘤

疣状黄瘤（verruciform xanthoma）是一种发生在口腔、皮肤以及生殖器的增生性改变，其特征为上皮下充满脂质的组织细胞的聚集。

【临床特点】

1. 口腔疣状黄瘤可发生于任何年龄，多见于中老年人，平均年龄 50 岁。男性稍多于女性。多为偶然发现。病程为数月至数年。

2. 口腔是疣状黄瘤的好发部位，以牙龈和牙槽黏膜多见，其他如腭、口底、唇和颊黏膜等也可发生。多为单发，偶有多发。

3. 患者常无明显症状，病损边界清楚，直径 0.2 cm 至 2 cm 不等，最大者可达 4 cm，呈灰白、淡黄或粉红色；表面呈疣状、乳头状、颗粒状或斑块状，基底部有蒂或无蒂。有些病例临床表现可类似于鳞状乳头状瘤、尖锐湿疣或早期癌。

4. 通常采用保守手术切除治疗。切除病变后复发率较低，未见恶变的报道。

【病理要点】

1. 肉眼检查见病损表面发白，呈隆起的疣状、颗粒状或发红的溃疡状，直径常小于 2 cm，质较软。

2. 病变上皮呈乳头瘤状增生，表面被覆角化过度、正常角化或角化不全的复层鳞状上皮。上皮钉突延长、增宽。

3. 上皮钉突间的结缔组织中可见大量泡沫细胞或黄瘤细胞聚集（图 9-13），其间夹杂少量中性粒细胞和淋巴细胞以及扩张的毛细血管。泡沫细胞胞体呈多边形，胞质富含脂质，细胞核小、固缩、深染。

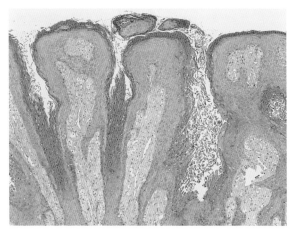

图 9-13　疣状黄瘤
病变疣状增生、乳头状增生，结缔组织乳头内大量泡沫细胞聚集（HE，×100）

【鉴别诊断】

疣状黄瘤发病率较低，临床表现无特异性，大多数临床上被误诊为乳头状瘤、寻常疣或纤维上皮息肉等。组织病理学特点明确，注意与以下疾病鉴别：

1. 黄色瘤（xanthoma）　多见于皮肤，一般与血脂代谢异常有关，临床上多伴有高胆固醇血症。镜下以增生的泡沫状组织细胞为主，部分病变可见多核巨细胞（杜顿型巨细胞）。疣状黄瘤中无杜顿型巨细胞出现，与脂质代谢无关，表皮呈特征性的疣状增生。

2. 颗粒细胞瘤（granular cell tumors）　肿瘤细胞细胞较大，呈多角形或圆形，胞质丰富，内含均匀分布的嗜伊红颗粒。PAS 阳性，S-100 阳性，CD68 可阳性，而疣状黄瘤泡沫细胞 S-100 阴性，CD68 阳性，可能是单核细胞或巨噬细胞来源。

九、平滑肌瘤

平滑肌瘤（leiomyoma）是平滑肌的良性肿瘤，最常发生在子宫、胃肠道和皮肤。口腔平滑肌瘤少见。口腔平滑肌瘤来自血管平滑肌。几乎所有的口腔平滑肌瘤组织学表现是实性或血管性平滑肌瘤，后者大约占所有病例的 75%。

【临床特点】

1. 可发生于任何年龄。

2. 口腔最好发的部位是唇、舌、腭和颊。这些部位的病例占口腔所有病例的 80%。骨内病例相当少见。

3. 肿瘤生长缓慢，一般形成一个界限清楚的无痛性结节。通常无明显症状，但偶有痛感。典型的实性平滑肌瘤表面颜色正常，而血管性平滑肌瘤可隐约呈蓝色。

4. 发生于颌骨内的病例，影像学表现为单房性透光影。

5. 手术治疗一般为首选。

6. 预后好。

【病理要点】

1. 肿瘤表面光滑，界限清楚。切面灰白或淡红色，编织状，质地中等，与周围组织有分界。

2. 实性平滑肌瘤由梭形平滑肌细胞交织状排列而成。细胞核伸长、淡染、两端圆钝，核分裂象不常见。血管性平滑肌瘤也界限清楚，表现为多个弯曲的厚壁血管（图 9-14）。这是由血管壁的平滑肌细胞增生所致。血管之间可见相互缠绕的平滑肌束，有时可混有脂肪组织。免疫组化 SMA、desmin 及 caldesmon 阳性是平滑肌瘤的特征。

【鉴别诊断】

正确诊断平滑肌瘤需要排除平滑肌肉瘤（见后述）。通过组织学改变，加上免疫组化标志物，一般能正确诊断。

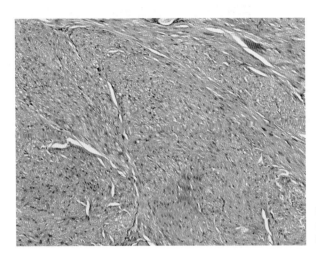

图 9-14 平滑肌瘤
细胞呈编织状排列，核呈杆状，胞质红染（HE，×100）

十、神经鞘瘤

神经鞘瘤（neurilemoma）亦称施万细胞瘤（Schwannoma），是施万细胞来源的良性神经性肿瘤。25%～48% 的病例发生在头颈部，但仍少见。90% 为散发性，10% 伴发综合征。

【临床特点】

1. 可发生于任何年龄段，以 30～50 岁最为常见。

2. 好发于头颈部和四肢的屈侧面，界限清楚。在口腔，舌是口腔神经鞘膜瘤最好发的部位，肿块也可发生在口腔的任何部位。

3. 多数病例表现为孤立性肿块，生长缓慢，一般无症状，少数可伴有局部疼痛。典型表现是肿块与神经干明显相关。

4. CT 显示周界清晰的低密度肿块。

5. 手术切除。将肿瘤完整切除，注意保留神经。

6. 若切除不完整，肿瘤可复发。与神经纤维瘤相比，神经鞘瘤发生恶变的情形极为罕见。

【病理要点】

1. 呈球形或卵圆形，包膜完整，表面光滑，切面灰白或灰黄色，半透明，有光泽。

2. 经典的镜下见完整包膜，肿瘤细胞由梭形细胞构成。与其他部位发生的神经鞘瘤相同，特征性的可有细胞排列较整齐的致密区（Antoni A 区）和（或）细胞稀疏、排列不规则的疏松区（Antoni B 区）。有时可见梭形细胞呈栅栏状或器官样排列形成 Verocay 小体（图 9-15）。免疫组化 S-100 弥漫阳性。

【鉴别诊断】

包括神经纤维瘤和恶性周围神经鞘瘤等（见后述）。掌握神经鞘瘤的临床病理特征和免疫组化 S-100 恒定弥漫阳性，该病的诊断不难。

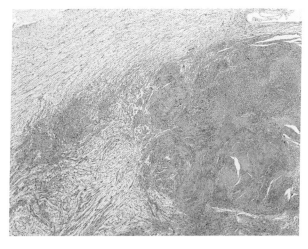

图 9-15 神经鞘瘤
肿瘤有完整包膜，与周围组织有分界；可见致密区（Antoni A 区）和疏松区（Antoni B 区）。局部梭形细胞呈栅栏状或器官样排列（HE，×40）

十一、神经纤维瘤

神经纤维瘤（neurofibroma）是一种最常见的外周神经肿瘤，由施万细胞、神经束膜样细胞、成纤维细胞以及形态介于神经束膜样细胞和其他细胞之间的移行混合组成，其内可见残留的有髓和无髓神经纤维，细胞间有多少不等的胶原纤维，背景常呈黏液样或胶原黏液样。根据临床和组织学特点，可分为多种亚型。皮肤黏膜多处发生神经纤维瘤者为神经纤维瘤病（neurofibromatosis），常伴发皮肤牛奶咖啡斑、多毛、性早熟、骨骼异常及中枢神经系统肿瘤等异常。

【临床特点】

1. 可见到各个年龄段的患者。孤立性神径纤维瘤最常见于年轻人。

2. 皮肤是神经纤维瘤的最好发部位，但口腔病变不少见，舌和颊黏膜是口腔最常见的部位。

3. 神经纤维瘤可单发，或作为神经纤维瘤病的组成部分。临床呈缓慢过程。发病部位见表浅、质软、界限不清楚的无痛肿块。

4. 肿瘤偶尔发生在骨内，影像学上表现为界限清楚或界限不清楚或多房性透光影。

5. 孤立性神径纤维瘤的治疗主要是局部手术切除。复发少见。

6. 任何诊断为神经纤维瘤的患者，均需临床检查排除神经纤维瘤病。孤立性神经纤维瘤可发生恶性变，但其恶变风险很小，远小于神经纤维瘤患者的恶变风险。

【病理要点】

1. 肿瘤通常有界限，切面呈灰白、灰黄、湿润，半透明，有光泽。

2. 可见轴索、施万细胞、神经束衣细胞和成纤维细胞，多数细胞表现出波浪状排列，细胞核呈两端尖而非杆状，细胞边界不清，胞质淡嗜伊红（图9-16）。免疫组化表达NSE、NF和各种神经肽等，施万细胞表达S-100，神经束衣细胞表达EMA。少数病例肿瘤内可含树枝状色素细胞，称为色素性神经纤维瘤（pigmented

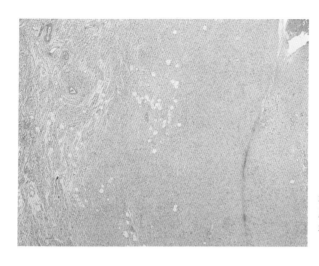

图 9-16 神经纤维瘤
纤细的胶原纤维，细胞呈波浪状，与周围组织界限不清（HE，×40）

neurofibroma）。虽少见，但多于头颈部皮肤组织发生。色素性细胞呈树突状，散在分布于肿瘤内。

【鉴别诊断】

神经纤维瘤需与纤维瘤病进行鉴别。纤维瘤病的肿瘤由分化良好的梭形细胞构成，其间可见到数量不等的胶原纤维。神经纤维瘤免疫组化肿瘤细胞弥漫强阳性表达 NSE、NF 和 S-100。纤维瘤病的免疫组化肿瘤细胞表达 vimentin，部分细胞表达 SMA 和 S-100。

十二、先天性牙龈瘤

先天性牙龈瘤（congenital epulis）是一种少见的软组织肿瘤，几乎都发生于新生儿的牙槽嵴。

【临床特点】

1. 见于新生儿口腔中，发生率极低，好发于女性。近 90% 的病例发生在女性。

2. 肿块发生在上颌牙槽嵴是下颌牙槽嵴的 2~3 倍，最常见的部位是发育中的侧切牙和尖牙之间的区域。

3. 典型的临床表现是新生儿牙槽嵴上粉色至红色、表面光滑的息肉样肿块。大多数病例肿块在 2 cm 左右，偶尔超声检查可发现子宫中胎儿患有该肿瘤。10% 的病例可表现为多发。少见的发病部位有婴儿舌部或牙槽嵴。

4. 通常采用手术治疗。至今无复发病例的报道，即使是手术切除不完整的病例。

5. 出生后，肿瘤表现为生长停止和肿块缩小。有未经治疗的情况下，病变最终完全消退的病例报道。

【病理要点】

1. 肉眼检查见肿块表面光滑，粉色至红色，最大径大多 2 cm以下。

2. 特征性的表现是肿块内可见大的圆形细胞。该细胞具有丰富的颗粒状嗜酸性胞质和圆形或卵圆形、轻度嗜碱性的胞核（图9-17）。有的病变中可见散在的牙源性上皮。免疫组化显示肿瘤细胞vimentin、NSE 阳性，CK、CEA、desmin、S-100 蛋白阴性。

【鉴别诊断】

本病应与颗粒细胞瘤相鉴别。颗粒细胞瘤表面被覆的鳞状上皮出现假上皮瘤样增生，而上皮钉突不萎缩，且 S-100 染色阳性。

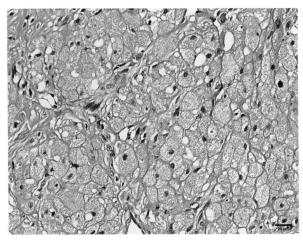

图 9-17　先天性牙龈瘤

肿瘤位于上皮下，肿瘤细胞大，胞质嗜酸性，有丰富的颗粒（HE，×200）

十三、颗粒细胞瘤

颗粒细胞瘤（granular cell tumor）曾称为颗粒细胞肌母细胞瘤（granular cell myoblastoma）。现有的研究认为该肿瘤可能源于施万细胞或神经内分泌细胞。

【临床特点】

1. 任何年龄均可发生，高峰年龄在 40～60 岁。男女比例为 1：2。

2. 最常发生在口腔和皮肤。单个部位最见的是舌，占报道总数的 1/3～2/3。舌背是舌最好发部位，颊黏膜是口腔内第二常见部位。也可以累及一个以上的口内部位，或累及口外部位。

3. 典型的临床表现为无症状、无蒂的结节，通常小于 2 cm。常单发，也可以多发。肿块表面上皮颜色正常或略苍白。合并真菌感染时，病损表现为弥散的白色斑块。

4. 最好采用保守的局部手术切除。

5. 复发少见。极少见的恶性颗粒细胞瘤病例曾有报道。

【病理要点】

1. 肉眼检查，肿瘤体积通常较小，呈圆形或分叶状，直径通常小于 2 cm，无包膜，界限不清。表面颜色正常或略显苍白，切面均质，灰白或发黄，质硬。

2. 肿瘤细胞较大，多边形，胞质丰富，内含大量小而规则的嗜酸性颗粒，核小深染。细胞周界常不清，呈合体细胞样外观（图 9-18）。病变无包膜，有时会延伸至邻近组织，特别是骨骼肌。有时可见骨骼肌纤维与颗粒细胞紧密相关。颗粒细胞向上深入上皮，一般会在结缔组织乳头内形成小肿瘤岛。超过 30% 的病例被覆上皮表现为假上皮瘤样增生，以至于被误诊为鳞状细胞癌。

3. 免疫组化染色 S-100 蛋白阳性，NSE 等也为阳性。溶酶体相关抗原 CD68 表现为胞质内小颗粒阳性。

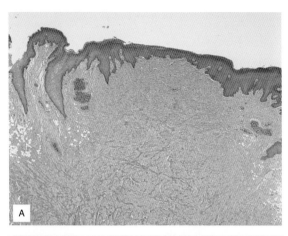

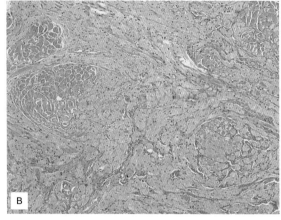

图 9-18　颗粒细胞瘤
（A）病变于黏膜下（HE，×40）；（B）肿瘤细胞较大，多边形，胞质丰富，内含大量小而规则的嗜酸性颗粒（HE，×40）

【鉴别诊断】

先天性牙龈瘤在年龄、部位与颗粒细胞瘤有明显的不同。组织学上，该肿瘤表面被覆的鳞状上皮出现假上皮瘤样增生，而先天性牙龈瘤被覆的鳞状上皮不出现假上皮瘤样增生，上皮钉突不萎缩。

十四、骨和软骨迷芽瘤

迷芽瘤（choristomas）是指正常组织在异常部位的瘤样增生。口腔中若出现原本在正常口腔组织中所没有的组织类型，可称为迷芽瘤，常包括胃黏膜、神经胶质组织和皮脂腺组织等。最常见到的口腔迷芽瘤由骨和软骨两种组织组成，有时也称为软组织骨瘤（soft tissue osteoma）或软组织软骨瘤（soft tissue chondroma）。

【临床特点】

1. 好发于女性。

2. 好发于舌，占所有病例的 85%。舌最见的部位是舌后部近舌盲孔处。发生在其他部位的病例也有报道。

3. 病变通常表现为质硬、表面光滑的有蒂或无蒂的结节，直径为 0.5～2 cm。大多数患者临床上没有自觉症状，有些患者有阻塞感或吞咽困难。

4. 外科手术治疗。

5. 尚无复发的报道。

【病理要点】

1. 周界清楚、质地坚硬、直径小于 2 cm 的肿块。

2. 迷芽瘤的镜下表现为周界清楚的肿块，由致密骨板或成熟软骨组成。有时肿块可由骨和软骨混合组成，外围有致密纤维结缔组织（图 9-19）。骨组织通常可见分化良好的哈弗系统，偶尔在中央区可见脂肪或造血组织。根据骨小梁的粗细和排列的密疏及纤维结缔组织性骨髓的多少，可分为致密性骨瘤和海绵状骨瘤。

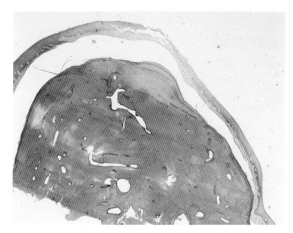

图 9-19　迷芽瘤
骨瘤病变位于黏膜下，由致密骨板组成，表面覆盖上皮（HE，×12.5）

【鉴别诊断】

本病应与骨化性肌炎相鉴别，骨化性肌炎的骨组织主要分布在结节的周边，缺乏骨髓腔的形成。

十五、颈动脉体副神经节瘤

颈动脉体副神经节瘤（carotid body paraganglioma，CBP）是一种起自颈动脉体副神经节主细胞的副神经节瘤，简称颈动脉体瘤，是最常见的肾上腺外副神经节瘤。

【临床特点】

1. 可发生于任何年龄，发病高峰为 40～50 岁，发生于儿童者较少见，在高海拔地区有较高的发病率。男女发病率相似，但在高海拔地区以女性明显多见。

2. 多表现为下颌角附近的无痛性肿块。

3. 生长缓慢，极少数患者有疼痛感或有触痛。可在水平方向上推动，但不能上下移动，可扪及搏动感，听诊时可闻及杂音，压迫肿块时可引起心跳加快。累及第Ⅶ、Ⅹ、Ⅻ脑神经时可引起相应的神经麻痹症状，累及迷走神经可引起声带麻痹或吞咽困难。

4. B 超和多普勒检查显示肿块呈实性，富含血管，边界清，低回声，推移颈内外动脉，动脉波形呈低阻、快血流血管影。增强 CT 扫描显示特征部位的高密度肿块影，血管造影可显示肿瘤的血管分布情况。

5. 手术切除为首选治疗措施。

6. 多数病例临床上呈良性经过，完整切除肿瘤可治愈。

【病理要点】

1. 肿块直径范围为 1.0～8.5 cm，平均为 3.8 cm，多被覆纤维性假包膜，切面实性，灰红、灰褐或灰白色，有时可见出血或囊性变。

2. 镜下，肿瘤周围有一层纤维性假包膜，部分区域包膜不连续。肿瘤实质由排列成器官样或细胞球结构的卵圆形或多边形主细胞（Ⅰ型细胞）和位于主细胞周围的梭形支持细胞（Ⅱ型细胞）组成。

3. 高倍镜下，主细胞胞质嗜伊红色，略呈颗粒状，细胞边界多不清，胞质内有时可见到玻璃小体样物质，部分病例中也可呈空泡状，形成假腺腔样的小腔隙或呈透明状，核染色质较均匀，有时可见核内假包涵体，核可出现程度不一的多形性，核分裂象少见（图9-20）。

4. 免疫组化主细胞表达 CgA、Syn、NSE 和 CD56，不表达 AE1/AE3 和 EMA，支持细胞表达 S-100。

【鉴别诊断】

1. 腺泡状软组织肉瘤　多发生于四肢，特别是大腿。部分腺泡状软组织肉瘤也可发生于颈部，但多位于肌肉组织内，肿瘤细胞巢大小不一，中央常松散，胞质内可见 PAS 阳性棒状结晶物质，免疫组化显示 TFE3 和 MyoD1 阳性，CgA、Syn 和 NSE 阴性。

2. 神经内分泌肿瘤　多发生于实质脏器，除神经内分泌标志物外，肿瘤细胞尚可表达上皮性标志物。

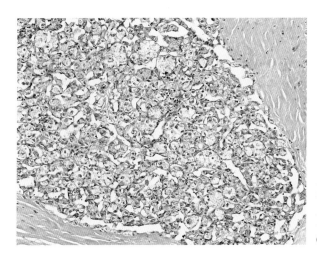

图 9-20　颈动脉体副神经节瘤
肿瘤实质排列成器官样或细胞球结构；细胞呈空泡状，形成假腺腔样的小腔隙（HE，×200）

十六、神经胶质异位

神经胶质异位（neuroglial heterotopia）是指由中枢神经脑组织异位所致的发育异常，又称为胶质迷芽瘤（glial choristoma），常发生于头颈部区域。虽然少见，但应注意鉴别，以免误诊。

【临床特点】

1. 神经胶质异位通常在出生时或出生后数年内发现。

2. 在口腔，最常受累的部位为舌部，也可发生于颏下间隙及下颌下间隙等。

3. 绝大多数神经胶质异位生长缓慢。临床症状主要取决于病变的解剖部位和大小，腭咽区的神经胶质异位引发严重并发症的报道并不少见，舌部病变较少有并发症发生。口咽部的神经胶质异位常常伴发腭裂。

4. 保守性手术切除。对伴发腭裂的病例，切除病变和同期腭成形术修复腭裂是很好的治疗选择。

5. 预后良好，偶见复发者是由于切除不完全所致。

【病理要点】

1. 灰白色或淡黄色的肿块或不规则组织。

2. 组织学上，病变由成熟的神经胶质组织与纤维或肌组织混合在一起。神经胶质组织主要由星形胶质细胞组成，呈圆形或卵圆形，一个或几个嗜碱性核，胞质嗜酸性（图 9-21）。部分区域可呈囊性，可能由于脉络丛分泌脑脊髓液所致，有乳头状突起，内衬室管膜细胞。

3. 神经胶质组织呈 S-100 蛋白和 GFAP 强阳性，NSE 和 NF 弱阳性。

【鉴别诊断】

1. 对于舌病变，特别是接近舌盲孔的，鉴别诊断应包括舌甲状腺、脉管畸形和畸胎瘤。

2. 发生在颞下窝或咽旁间隙时，应与脑膨出和脑膜膨出相鉴别。这些病变都可能出现颅骨的缺损。

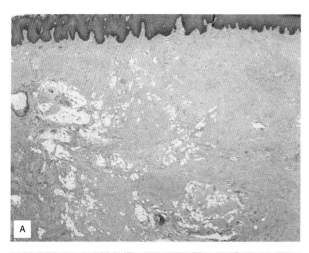

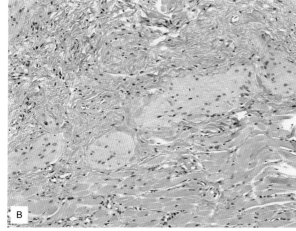

图 9-21　神经胶质异位

（A）低倍镜下示舌黏膜下有成熟的神经胶质组织（HE，×40）；（B）高倍镜下示神经胶质组织主要由星形胶质细胞组成（HE，×100）

第二节　交界性和潜在低度恶性肿瘤

一、侵袭性纤维瘤病

侵袭性纤维瘤病（aggressive fibromatosis）也称韧带样型纤维瘤病（desmoid type fibromatosis）或韧带样瘤（desmoid tumor），是一

种发生于筋膜、肌腱膜或深部软组织的由成纤维细胞和成肌纤维细胞过度增生而形成的纤维性肿瘤。常向邻近的肌肉组织或脂肪组织内浸润性生长，有时还可侵犯邻近的重要结构或实质脏器，切除不净极易复发。

【临床特点】

1. 可发生于全身各处，以躯干和四肢常见。发生于头颈部的纤维瘤病约占 23%，也是儿童纤维瘤病的好发部位，多发生于颈部软组织。

2. 大多表现为生长缓慢的无痛性肿块，侵袭性生长。颌骨病变早期大多数患者无症状，仅少数有疼痛、张口受限，伴或不伴有错颌、牙松动和移位。

3. CT 和 MRI 显示为不规则形肿块，常呈浸润性生长。颌骨病变在 X 线上大多数病例呈多房改变，少数表现出边界不清。

4. 采用外科手术根治性切除。对原发性肿瘤强调首次手术的彻底性，需确保切缘阴性，一般认为切缘至少距肿瘤 2 cm。放疗对纤维瘤病的治疗效果已得到肯定，主要用于无法手术切除、难以完整性切除、切缘阳性或肿瘤邻近切缘以及多次复发失去再次手术机会的患者。

5. 临床上切除不净极易复发。

【病理要点】

1. 肿块常位于肌肉内或与腱膜相连，灰白色，质地坚韧，边缘不规则。

2. 病变为增生的梭形成纤维细胞和成肌纤维细胞以及多少不等的胶原纤维组成，肿瘤周界不清，常浸润至邻近的软组织。成纤维细胞和成肌纤维细胞在部分区域亦可呈星状、小多边形或圆形，胞质透亮。成纤维细胞核染色质稀疏或呈空泡状，可见 1～2 个小核仁，核分裂象罕见或无，细胞多呈平行排列条束状、波浪状排列，部分区域呈交织状或席纹状。病灶周围常见梭形成纤维细胞束向肌肉内穿插、浸润，引起后者萎缩并形成多核肌巨细胞（图 9-22）。少数病例间质内可出现黏液样变性，与纤维性区域相交替，类似低度

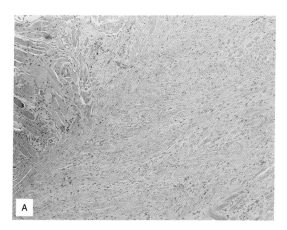

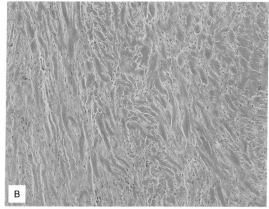

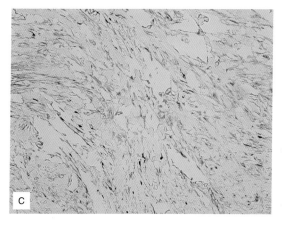

图 9-22　侵袭性纤维瘤
（A）肿瘤弥漫分布，周界不清（HE，×100）；
（B）梭形成纤维细胞和成肌纤维细胞增生及多少不等的胶原纤维组成（HE，×100）；（C）肿瘤细胞 beta-catanin 核阳性（×100）

恶性纤维黏液样肉瘤。胶原纤维成分明显时，可呈瘢痕疙瘩样。小块活检组织在镜下容易误诊为纤维组织增生。

3. 免疫组化示肿瘤细胞不同程度表达 α-SMA、MSA 和 desmin，多为灶性阳性，不表达 CD34 和 S-100。β-catenin 基因突变检测有助于纤维瘤病的诊断。

【鉴别诊断】

1. 结节性筋膜炎　主要由梭形和星状的成肌纤维细胞组成，细胞排列紊乱，无方向性，背景疏松，黏液水肿样，可见微囊腔。间质内常见多少不等的慢性炎症细胞浸润和红细胞外渗，有时可见少量核较小、数量较少的多核巨细胞。免疫组化标记成肌纤维细胞常弥漫性表达 α-SMA。FISH 检测显示 USP 基因相关易位。

2. 神经纤维瘤　多发生于真皮内或皮下，肿瘤细胞纤细，呈蝌蚪样或逗点样，排列稀疏，间质可呈黏液样，肿瘤细胞表达 S-100 和 SOX10。

3. 低度恶性纤维黏液样肉瘤　肿瘤细胞多呈卵圆形或短梭形，常呈旋涡状排列，或杂类而无特殊的排列方式。部分病例中可见弧线状血管。免疫组化标志肿瘤细胞表达 MUC4。FISH 检测显示 FUS 基因相关易位。

二、隆凸性皮肤纤维肉瘤

隆凸性皮肤纤维肉瘤（dermatofibrosarcoma protuberans，DFSP）是一种发生于皮肤的结节状肿瘤，由形态一致的短梭形细胞组成，常浸润至皮下脂肪组织。如切除不净，容易局部复发，极少数情况下可发生远处转移。

【临床特点】

1. 多发生于 20～50 岁，少数发生于儿童甚至婴幼儿，偶见于老年人。男性略多见。

2. 主要发生于皮肤，其中近半数的病例发生于躯干，包括腹壁、胸壁和背部，其次见于四肢近端以及头颈部（特别是头皮）。

3. 初期表现为皮肤斑块或小的实性结节，黄豆大小，单个或多个，自皮肤向表面隆起，缓慢生长，病程可达数年、十数年或 20年。后生长加速，相互融合形成隆起的不规则性结节。

4. CT 显示为境界相对清楚的结节状肿块，累及皮肤和皮下脂肪组织，偶可累及深部软组织。

5. 首选外科手术，采用局部广泛切除术，并确保切缘阴性。

6. 局部复发率较高，切缘情况是决定是否会复发的最为重要的因素。

【病理要点】

1. 肿瘤位于真皮或皮下，原发性肿瘤多为单结节状肿块。复发性病变可为多灶性。质地坚实，灰白色，部分病例因发生黏液样变性而呈胶冻样或透明状。

2. 经典型 DFSP 主要位于真皮层内，由弥漫浸润性生长的短梭形细胞组成。肿瘤的浅表部与被覆表皮之间多有一狭窄的无细胞带（Grenz 带），也可紧邻表皮，深部常浸润至皮下脂肪组织，肿瘤细胞多沿脂肪小叶间隔浸润。肿瘤组织内可见残留的脂肪细胞，类似脂肪母细胞。

3. 位于头颈部或胸壁等部位者因皮下脂肪组织较少，肿瘤可浸润至肌肉组织内。在浅表部位和周边区域，肿瘤细胞纤细，多呈不规则的条束状排列，形态上类似真皮纤维瘤或神经纤维瘤。在肿瘤的中心区域，肿瘤细胞常呈特征性的席纹状排列（图 9-23）。肿瘤细胞核异型性不明显，核分裂象多少不等。

4. 免疫组化示肿瘤细胞弥漫强阳性表达 CD34、低亲和性神经生长因子受体和 tenascin，FX Ⅲ a 阴性。部分 DFSP 还可表达 EMA。不表达 S-100、desmin、AE1/AE3 和 actins。能检测到 COL1A1-PDGFB 融合基因。

【鉴别诊断】

1. 良性纤维组织细胞瘤　当肿瘤细胞呈明显的席纹状排列时易误诊，但能见到泡沫样组织细胞、含铁血黄素性吞噬细胞或图顿多核巨细胞等。免疫组化示席纹状区域肿瘤细胞 CD34 阴性。部分表达 CD34 病例，尤其是富于细胞性的，CD34 染色多定位于病变的周边或浅表部。

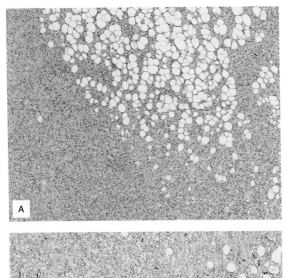

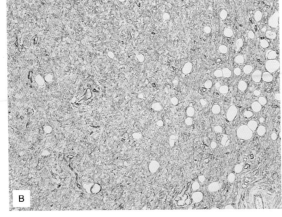

图 9-23　隆凸性皮肤纤维肉瘤

（A）肿瘤位于真皮层内，浸润性生长（HE，×100）；（B）免疫组化 CD34 呈阳性

2. 弥漫性神经纤维瘤　肿瘤细胞短小、纤细，无核分裂象，细胞丰富程度不如 DFSP，一般看不到典型的席纹状结构。免疫组化 S-100 和 SOX10 阳性。

三、孤立性纤维性肿瘤

孤立性纤维性肿瘤（solitary fibrous tumor）是一种好发于胸膜的成纤维细胞性肿瘤，肿瘤细胞具有 CD34+ 树突状间质细胞分化。除胸膜外，孤立性纤维性肿瘤可发生于躯体多个部位。

【临床特点】

1. 发病年龄在19～85岁，发病高峰在40～60岁，女性略多见。

2. 好发于胸膜，部分病例可发生于胸膜外，以头颈部（包括眼眶和口腔）、上呼吸道、纵隔、盆腔、腹膜后和周围软组织相对常见，其他部位如中枢神经系统、腮腺和甲状腺等处也可发生，几乎囊括躯体的所有解剖部位。

3. 发生于胸膜外者，多表现为周界清楚、局部缓慢性生长的无痛性肿块，位于一些特殊部位者可伴有相应的症状。

4. 局部完整切除。

5. 本病多数呈良性经过，极少数可复发，常为肿瘤切除不全所致。非典型性及恶性孤立性纤维性肿瘤具有明显的侵袭性行为，局部复发率或远处转移率高，多转移至肺、骨和肝，可在肿瘤生长多年后发生转移。

【病理要点】

1. 肿块周界清楚，呈类圆形或卵圆形，切面灰白色，质韧富有弹性，可伴有黏液样变性。

2. 经典型孤立性纤维性肿瘤界限清楚，不向周围浸润性生长，由交替性分布的细胞丰富区和细胞稀疏区组成。细胞丰富区内，肿瘤细胞呈短梭形或卵圆形，胞质少或不清，核染色质均匀；细胞稀疏区内，肿瘤细胞呈纤细的梭形。细胞均无明显异型性，核分裂象也不多见。肿瘤细胞多呈无结构性或无模式性生长，也常见杂乱状、席纹状、条束状或血管外皮瘤样的排列方式。部分病例还可见到密集成簇的上皮样卵圆形或小圆形细胞。还有一种形态学特征表现为肿瘤细胞间含有粗细不等、形状不一的胶原纤维，明显时可呈瘢痕疙瘩样。肿瘤内血管丰富，血管壁胶原变性较为常见（图9-24）。

细胞密度增加，有明显异型性，病理性核分裂计数＞4个/10HP，灶性区域出现坏死或出血。肿瘤边缘出现浸润，排除其他梭性细胞肉瘤，则诊断为恶性孤立性纤维性肿瘤。

3. 免疫组化显示梭形细胞表达 CD34、Bcl-2、CD99 和 STAT6，

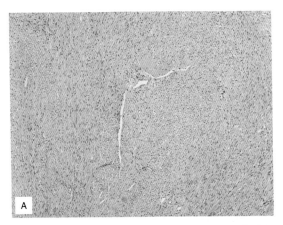

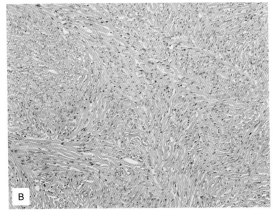

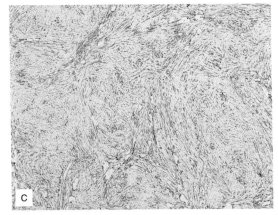

图 9-24　孤立性纤维性肿瘤

（A）梭形细胞为主，其内血管较多（HE，×40）；（B）病变由交替性分布的细胞丰富区和稀疏区组成；肿瘤细胞间含有粗细不等、形状不一的胶原纤维（HE，×100）；（C）肿瘤细胞表达CD34（×100）

灶性或弱阳性表达 actins 和（或）desmin。

【鉴别诊断】

需要与本病鉴别的肿瘤比较多，主要根据肿瘤所在的部位而定，包括梭形细胞脂肪瘤、真皮纤维瘤、隆凸性皮肤纤维肉瘤、低度恶性纤维肉瘤、神经鞘瘤、神经纤维瘤和梭形细胞滑膜肉瘤等。

四、炎性成肌纤维细胞肿瘤

炎性成肌纤维细胞肿瘤（inflammatory myofibroblastic tumor，IMT）是一种好发于儿童和青少年的成肌纤维细胞肿瘤，间质内常伴有慢性炎症［淋巴细胞、浆细胞和（或）嗜酸性粒细胞］浸润，遗传学显示约 50% 的病例有 ALK 基因（2q23）重排。

【临床特点】

1. 好发于儿童和青少年，平均年龄 10 岁，中位年龄 9 岁，极少数病例发生于 40 岁以上。女性略多见。

2. 肿瘤主要位于胃肠道、肠系膜或大网膜、腹膜和盆腔，其次为肺、纵隔、上呼吸道、头颈部如颌骨和下颌后区等。

3. 临床上发病隐匿，症状多与肿瘤所处部位相关。

4. 治疗采用局部广泛切除，也可尝试 ALK 抑制剂克唑替尼。

5. 本病是一种潜在恶性或低度恶性的肿瘤，具有局部复发倾向。少数病例经多次复发后可转化为肉瘤。

【病理要点】

1. 肉眼观察，病变呈结节状或分叶状，质地坚韧，大小不一，切面灰白色或灰黄色，可伴有灶性出血或坏死，少数可有钙化。

2. 病变由增生的梭形成纤维细胞和成肌纤维细胞组成，束状或旋涡状排列，间质内伴有大量炎症细胞浸润，多为成熟的浆细胞、淋巴细胞和嗜酸性粒细胞（图 9-25）。病变内除梭形细胞外，尚可见类圆形的组织细胞样细胞。部分病例中还可见一些不规则形、多边形或奇异形细胞，核内可见嗜伊红性或嗜碱性包涵体，类似于节细胞或 R-S 细胞。

3. IMT 有三种基本组织学图像：①肿瘤内的间质呈黏液水肿

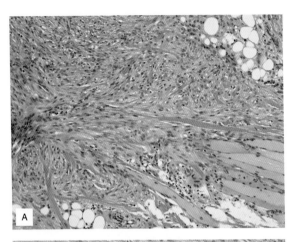

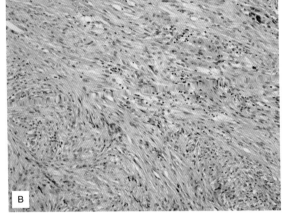

图 9-25　炎性成肌纤维细胞肿瘤

（A）病变弥漫，无界限（HE，×100）；（B）细胞梭形，束状或旋涡状排列，间质伴炎症细胞浸润（HE，×100）

样，类似结节性筋膜炎或肉芽肿组织；②梭形成纤维细胞和成肌纤维细胞密集成束，可见组织细胞样细胞和炎症细胞浸润，类似纤维组织细胞瘤或平滑肌瘤；③肿瘤细胞稀疏，细胞之间伴有不同程度的胶原化，明显时可呈瘢痕疙瘩样，偶见钙化、沙砾体或骨化，类似纤维瘤病。

4. 所有病例均弥漫强阳性表达 vimentin，多数病例表达 α-SMA、MSA 或 desmin，约 50% 病例表达 ALK，范围为 36%～60%。遗传学显示约 50% 的病例有 ALK 基因（2p23）重排。

【鉴别诊断】

1. 伴有大量炎症细胞的多形性未分化肉瘤　多发生于老年人，好发于腹膜后。由畸形的多形性细胞组成，有时肿瘤细胞可被大量黄色瘤细胞和炎症细胞掩盖。

2. 平滑肌肉瘤　肿瘤细胞丰富，异型性明显，核常呈雪茄样，核分裂象多见，并可见病理性核分裂。肿瘤细胞常呈长的束状排列，间质内一般不含大量浆细胞和淋巴细胞浸润灶。

3. 结节性筋膜炎　主要发生于浅筋膜，间质内可有少量炎症细胞，但浆细胞很少见，病变内的成肌纤维细胞主要表达 α-SMA，不表达 desmin 和 ALK。分子检测显示 USP6 基因易位，无 ALK 基因重排。

五、低度恶性成肌纤维细胞肉瘤

低度恶性成肌纤维细胞肉瘤（low-grad myofibroblastic sarcoma，LGMFS）是一种梭形细胞肉瘤，肿瘤细胞显示成肌纤维细胞性分化。

【临床特点】

1. 多发生于 30～70 岁，中位年龄为 40～50 岁，男性多见，部分病例可发生于儿童。

2. 好发于头颈部，如舌、腭、牙龈、鼻旁窦、喉旁间隙、下颌骨和颅底，其次见于四肢、胸壁及背部等，少数病例也可发生于皮肤和腮腺等处。

3. 多表现为局部无痛性肿胀或逐渐增大的肿块。

4. 肿瘤常呈浸润性或破坏性生长。

5. 局部广泛切除，可在术前或术后辅以放疗。

6. 局部复发率为 20% 左右，可多次复发，少数病例可发生肺转移。患者年龄大、肿瘤细胞核分裂大于 6/10 个高倍视野及肿瘤内见凝固性坏死者提示预后不佳。

【病理要点】

1. 质地坚实，周界不清，直径 1.4～17 cm，中位直径 4 cm。切面灰白色，纤维样。

2. 病变由成束、淡嗜伊红的梭形细胞组成，常弥漫浸润至周围的软组织特别是横纹肌和脂肪。肿瘤细胞可浸润穿插在单个肌束之间，形成类似增生性肌炎中的棋盘样结构，也可浸润至脂肪组织，类似侵袭性纤维瘤病。位于头颈部者，还可浸润或包绕残留的腺体。与增生性肌炎或纤维瘤病相比，LGMFS 的肿瘤细胞较丰富，且至少在局部区域核有中度的异型性，肿瘤细胞间可见多少不等的胶原。部分病例肿瘤细胞表现明显的异型性，并呈交织的条束状或鱼骨样排列，类似中度恶性的纤维肉瘤或平滑肌肉瘤，肿瘤内可见凝固性坏死灶（图 9-26）。

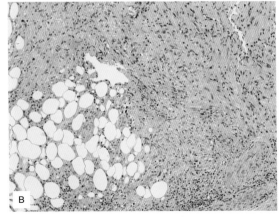

图 9-26　低度恶性成肌纤维细胞肉瘤
（A）梭形细胞密集排列成束（HE，×40）；（B）肿瘤细胞浸润周围组织（HE，×100）

3. 免疫组化梭形细胞表达 vimentin、actins 和（或）desmin，并可表达 calponin，部分病例还可表达 fibronectin、CD34 和 β-catenin。所有病例均不表达 h-CALD、S-100 蛋白和上皮标志物。

【鉴别诊断】

1. 侵袭型纤维瘤病 肿瘤细胞常呈长条束状或波浪状排列，一般不成交织的条束状或鱼骨样排列，可见核分裂象，但核多无异型。肿瘤细胞表达 β-catenin，部分细胞灶性表达 actins，desmin 常阴性。

2. 纤维肉瘤 肿瘤细胞多呈实性的结节状或片状分布，可见交织的条束状或鱼骨样排列，但很少形成棋盘样结构，肿瘤细胞的胞质多不呈嗜伊红色，核有明显异型性。免疫组化标志物除 vimentin 外，多不表达 actins 和 desmin，或仅为灶性、弱阳性表达。

3. 平滑肌肉瘤 肿瘤一般不向横纹肌内穿插浸润性生长，肿瘤细胞胞质丰富，深嗜伊红色，核呈雪茄样。除 actins 和 desmin 外，还表达 h-CALD。

第三节 恶性肿瘤

一、成年型纤维肉瘤

成年型纤维肉瘤（adult fibrosarcoma，AFS）是一种由梭形成纤维细胞样细胞组成的恶性肿瘤，肿瘤细胞交织排列呈条索状。典型病例中可见鱼骨样或人字形排列结构，肿瘤细胞间有多少不等的胶原纤维。AFS 较少见，在成人软组织肉瘤中所占比例不到 1%，是一种排除性诊断，即诊断 AFS 之前，必须除外一些其他类型的梭形细胞恶性肿瘤。

【临床特点】

1. 好发于 30 ~ 60 岁的成年人，平均年龄为 50 发左右，男性多见。

2. 好发于四肢，特别是下肢，尤其是大腿，其次为躯干和头颈部。多数肿瘤位于深部软组织，可能源于肌内和肌间的纤维组织、筋膜、肌腱和腱鞘。少数位于浅表皮下，大多数由隆凸性皮肤纤维肉瘤发展而来。

3. 多数病例表现为局部缓慢生长的孤立性肿块，早期体积小，约 1/3 的病例可伴有疼痛，此后生长迅速。

4. 局部广泛切除，术前或术后可辅以放疗。

5. 预后取决于肿瘤的分化程度，分化良好的纤维肉瘤局部复发率为 12%，中至高度恶性的纤维肉瘤局部复发率为 48%～57%，最常见的转移部位为肺，其次为骨。

【病理要点】

1. 肿块呈圆形、卵圆形或结节状，直径多在 3～8 cm，可达 20 cm 及以上。切面灰白色，质地坚实，或呈灰红色鱼肉状，体积较大者可见出血和坏死灶。

2. 镜下见肿块由形态一致的成梭形纤维细胞样细胞构成，核染色质粗，核分裂象易见，胞质稀少，淡嗜伊红色，细胞周界不清。肿瘤细胞常呈交织条束状排列，典型病例中可见鱼骨样或人字形排列结构（图 9-27）。肿瘤细胞间可见多少不等的胶原纤维。根据肿瘤细胞数的多少、分化程度、胶原纤维的量及核分裂象的多少，大致可分为分化好、中度分化和分化差的纤维肉瘤。分化好的纤维肉瘤，肿瘤细胞密度低，核轻至中度异型性；分化差的纤维肉瘤，通常肿瘤细胞密集、肥胖，核染色深，异型性明显，呈片状或弥漫性生长，条束状排列不明显。

3. 免疫组化示肿瘤细胞表达 vimentin，灶性表达 a-SAM 和 MSA，提示少数肿瘤细胞具有成肌纤维细胞性分化。部分起自于隆突性皮肤纤维肉瘤的浅表性纤维肉瘤可表达 CD34。

【鉴别诊断】

1. 梭形细胞滑膜肉瘤　肿瘤细胞表达 AE1/AE3、CAM5.2、EMA、Bcl-2、CD99 和 calponin，细胞遗传学显示 t（X；18），分子检测 SYT-SSX1/2 或 SS18 基因易位。

2. 成肌纤维细胞性肉瘤　肿瘤细胞表达 a-SAM 和（或）desmin，但不表达 h-CALD 和 myogenin。

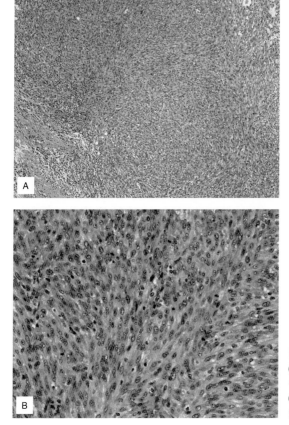

图 9-27　成年型纤维肉瘤
（A）肿瘤梭形细胞呈鱼骨样排列（HE，×100）；（B）见较多的病理性核分裂象（HE，×200）

3. 侵袭型纤维瘤病　肿瘤周界不清，常向邻近的肌肉或脂肪组织浸润性生长，肿瘤细胞密度低，无异型性，核仁小或不明显，核分裂象少见，肿瘤细胞表达 β-catenin。

二、脂肪肉瘤

脂肪肉瘤（liposarcoma）是一种由分化程度及异型程度不同的脂肪细胞组成的恶性肿瘤，是成人最常见的软组织肉瘤。依组织学上的不同表现，可将其分为分化良好的脂肪肉瘤、去分化脂肪肉瘤、黏液样脂肪肉瘤、多形性脂肪肉瘤及非特指性脂肪肉瘤。

【临床特点】

1. 常见于成年人，尤其是老年人。罕见于儿童。

2. 常见部位是下肢、肩部、腹膜后、肾周、肠系膜以及肩部。少数病例发生于头颈部，最常见的部位是颊部与舌部。

3. 临床上无特殊的症状和特征，呈缓慢增长的肿块。一般晚期才出现疼痛。

4. 手术完整切除。恶性者辅以辅助治疗。

5. 切除不彻底易于复发，恶性者可转移，常转移至肺。

【病理要点】

1. 通常体积较大，境界较为清楚，无包膜或有菲薄的包膜。不同亚型的大体表现不同，可呈淡黄色或灰白色，质地较软，切面呈灰白色或灰黄色，鱼肉状、胶冻样。

2. 由成熟脂肪组织和脂肪母细胞组成，纤维组织分隔成大小不等的小叶。肿瘤细胞呈梭形、圆形或星形，胞质内常有脂滴空泡。组织类型不同各有特点。

（1）分化良好的脂肪肉瘤（well-differentiated liposarcoma）：类似于良性脂肪瘤，亦可见散在脂肪母细胞，核深染，有异型性。

（2）黏液样脂肪肉瘤（myxoid liposarcoma）：肿瘤中富含黏液背景，其中可见梭形细胞，以及胞质中形成脂肪空泡的脂肪母细胞样细胞，肿瘤组织中形成的纤细的新生毛细血管有助于与黏液瘤相鉴别。

（3）多形性脂肪肉瘤（pleomorphic liposarcoma）：肿瘤富于细胞，细胞分化差，其中含有瘤巨细胞，找到诊断性的多形性脂肪母细胞是诊断多形性脂肪肉瘤的关键（图 9-28）。

（4）去分化脂肪肉瘤（dedifferentiated liposarcoma）：肿瘤常见于复发性病变或转移的患者中。镜下肿瘤组织可见分化好的脂肪肉瘤成分，如非典型脂肪瘤性肿瘤和黏液样脂肪肉瘤，在分化好的脂肪肉瘤周围出现去分化肉瘤区域，形态类似纤维肉瘤，有时可见到异源性成分，如骨、软骨和骨骼肌等。

3. 免疫组化角蛋白阳性、表达波形蛋白、S～100 恒定阳性有助于鉴别诊断。

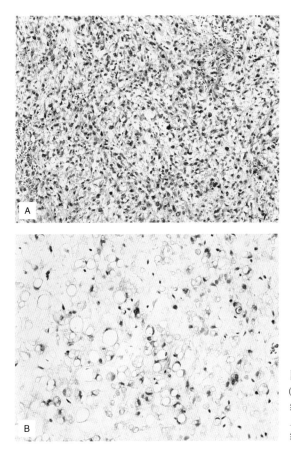

图 9-28 脂肪肉瘤
（A）大量异型性明显的肿瘤细胞（HE，×200）；（B）可见到不同分化程度的脂肪母细胞（HE，×200）

【鉴别诊断】

主要需与脂肪瘤、高分化脂肪肉瘤或非典型脂肪瘤性肿瘤相鉴别。脂肪瘤肿瘤有完整包膜，可呈分叶状结构。肿瘤细胞由成熟的脂肪细胞构成，形成的脂肪空泡大小一致。高分化脂肪肉瘤或非典型脂肪瘤性肿瘤组织中出现大小不一的脂肪空泡。有些细胞核深染，胞质中含有大小不一的脂肪空泡，细胞核边缘呈锯齿状或核压迹，具有脂肪母细胞的特点。必要时应用 FISH 检测染色体 12q13-15 区间的 *mdm2* 基因，多数非典型脂肪瘤性肿瘤出现 *mdm2* 基因扩增。

三、平滑肌肉瘤

平滑肌肉瘤（leiomyosarcoma）是一种呈平滑肌细胞分化的恶性肿瘤，占所有软组织肉瘤的 5%～10%。最常见于子宫壁和胃肠道，发生于口腔者少见。

【临床特点】

1. 好发于中老年人，儿童和青少年也可发生，但较少见。然而口腔颌面部平滑肌肉瘤的发病年龄广泛，没有明显的好发年龄段。

2. 可发生在口腔颌面部的任何部位，但半数以上发生在颌骨。

3. 临床表现无特异性，通常表现为伴或不伴疼痛的肿块，黏膜表面常继发溃疡。

4. 手术广泛切除，加以辅助治疗。

5. 39% 发生转移，常为肺转移，约 15% 发生淋巴结转移，5 年生存率仅为 30%。

【病理要点】

1. 发生在口腔的平滑肌肉瘤与其他部位的相似。肿瘤呈结节状生长，切面呈灰白色实性，可见到坏死、出血和囊性变。

2. 肿瘤细胞呈梭形，平行或交织排列成条束状，核居中，两端平钝或呈雪茄样，局部区域可见散在核深染、形状不规则的瘤巨细胞。病理性核分裂象常见，核分裂计数大于 5 个 /10HP。肿瘤内常见凝固性坏死（图 9-29）。

3. 免疫组化弥漫强阳性表达 α-SMA、h-CALD、MSA 和 calponin，70%～80% 的病例表达 desmin。

【鉴别诊断】

主要应与纤维肉瘤、低度恶性成肌纤维细胞肉瘤、恶性周围神经鞘膜瘤、富于细胞性神经鞘瘤和炎性成肌纤维细胞肿瘤等鉴别，多形性或去分化平滑肌肉瘤应注意与多形性未分化肉瘤鉴别。特殊染色和免疫组化标志物可帮助鉴别。

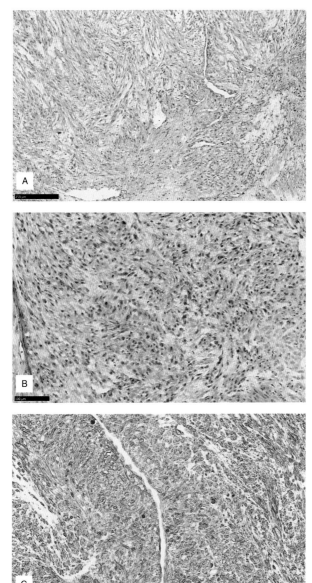

图9-29 平滑肌肉瘤
(A)肿瘤细胞呈梭形,局部位于血管壁(HE,×100);(B)细胞异型性明显,分裂象多见(HE,×200);(C)肿瘤细胞h-CALD阳性(×200)

四、横纹肌肉瘤

横纹肌肉瘤（rhabdomyosarcoma，RMS）的特征是肿瘤细胞呈骨骼肌分化，是一种最常见的儿童软组织肉瘤。头颈部为好发部位，占所有横纹肌肉瘤的 35%～40%。组织学上主要分为胚胎性（embryonal）、腺泡状（alveolar）和多形性（pleomorphic）三种类型。其中胚胎性横纹肌肉瘤好发于头颈部。

【临床特点】

1. 好发于儿童和年轻人，45 岁以上的成年人少见，大约 60% 的病例为男性。

2. 好发部位主要有三个，依次为头颈部、躯干和四肢。发生于头颈部者最常见于脑膜旁，其次为眼眶。此外，其他部位如鼻腔、鼻咽、耳、外耳道、面部、颈部软组织和口腔（包括舌、唇和软腭）。

3. 多生长迅速，常呈浸润性或破坏性生长。

4. CT 和 MRI 有助于确定肿瘤的范围和骨破坏的程度。

5. 横纹肌肉瘤属于高度恶性的软组织肉瘤，应该采取包括手术在内的多学科综合治疗。

6. 横纹肌肉瘤的预后较差，常发生局部复发和远处转移。转移发生率可达 50%，常见部位为骨和肺。根治手术结合放疗和化疗，可大大改善疗效和预后。

【病理要点】

1. 肿瘤呈结节状或息肉状生长，浸润性生长而界限不清，切面灰白或灰红色，质地坚实或软。

2. 胚胎性横纹肌肉瘤的细胞类似于不同分化阶段的骨骼肌细胞。低分化者由小的圆或卵圆形细胞组成，胞核深染，胞质较少，类似淋巴细胞。有时还可见细胞丰富区和黏液样区交替存在。分化良好的病变可见圆形或卵圆形横纹肌母细胞。这种细胞具有明显的嗜酸性胞质和核周纤维状物质，偶见横纹（图 9-30）。肿瘤组织靠近上皮或黏膜层出现一致密的未分化的细胞带。

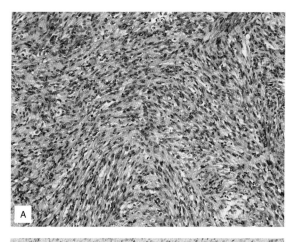

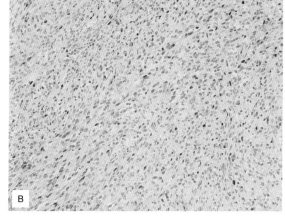

图 9-30　横纹肌肉瘤
（A）横纹肌肉瘤的肿瘤细胞呈卵圆形或短梭形，部分胞质偏红（HE，×200）；（B）免疫组化染色 myogenin 核阳性（×200）

　　腺泡状横纹肌肉瘤的肿瘤细胞小，呈圆形或卵圆形，核深染。肿瘤细胞聚集呈巢并由纤维分隔，细胞巢周围的细胞呈单层附着于纤维分隔上，而中央细胞附着丧失，漂浮于有空隙的腺泡样结构内。核分裂象多见，还可见多核巨细胞。

　　多形性横纹肌肉瘤的肿瘤细胞排列松散、无定向、形态各异、大小不一，肿瘤细胞多形性明显，部分细胞胞质红染，常见多核瘤巨细胞。

　　发生于口咽处的胚胎性横纹肌肉瘤可呈外生性、息肉状生长，外形类似一串葡萄。这种类型被称为葡萄状（botryoid）横纹肌肉瘤。肿瘤常在黏膜上皮下方生长。

3. 免疫组化 desmin（＋）、MSA（＋）、myoD1（＋）、myogenin（＋）有助鉴别诊断。其中 myoD1 和 myogenin 为核染色，如为胞质着色，不能视为阳性。

【鉴别诊断】

1. 横纹肌瘤样间叶性错构瘤　多发生于儿童头颈部，通常发生于皮肤或皮下，由分化成熟的横纹肌、神经、脂肪和皮肤附件组成。

2. 嗅神经母细胞瘤　发生于鼻腔内的胚胎性横纹肌肉瘤，有时分化比较原始，常受到机械性损伤，难以找见横纹肌母细胞时，容易误诊为嗅神经母细胞瘤。免疫组化标记有助于两者的鉴别诊断。

3. 其他　包括肌上皮癌、恶性黑色素瘤、恶性淋巴瘤、粒细胞肉瘤和小细胞癌或未分化癌等。

五、恶性周围神经鞘膜瘤

恶性周围神经鞘膜瘤（malignant peripheral nerve sheath tumor，MPNST）是一种起源于周围神经或显示神经鞘膜不同成分分化的梭形细胞肉瘤，为一种较少见的梭形细胞肉瘤，占软组织肉瘤的3%～10%，近半数病例源于Ⅰ型神经纤维瘤病，不到10%为放疗诱发，其余为病因未明的散发性病例。

【临床特点】

1. 经典型恶性周围神经鞘膜瘤多发生于 30～60 岁成年人，男性略多见。

2. 多数肿瘤的发生与周围神经干关系密切，因此，肿瘤最常见于臀部、大腿、上臂和脊柱旁。也有发生于口腔的报道，以下颌骨、唇和颊黏膜常见。在头颈部的病例中可因肿瘤的侵犯引起局部麻木、开口受限，甚或出现言语障碍。发生在下牙槽神经的 MPNST 曲面体层影像可表现为下牙槽神经管的增粗。

3. 临床上多表现为逐渐增大的肿块，可伴有疼痛，特别是伴有 NF1 的患者。

4. 影像学上与其他类型软组织肉瘤相似，无特殊性，表现为密度不均匀的肿块，外形不规则，可呈浸润性生长。能提示 MPNST 诊断的影像学特点是肿瘤与大神经干或神经丛关系密切。

5. 应视为高度恶性的肉瘤处理，手术为主，辅以放疗或化疗。

6. 局部复发率为 42% ~ 54%，远处转移率为 28% ~ 43%。5 年及 10 年生存率分别为 34% ~ 52% 和 23% ~ 34%。

【病理要点】

1. 典型病例为梭形、类圆形或不规则的球形肿块，体积通常较大，多有厚薄不一的纤维性假被膜包绕。切面灰白或灰红色，常伴出血和坏死。

2. 大多数 MPNST 由排列紧密、条束状增生的梭形细胞组成，常呈弥漫状生长，或形成交替性分布的细胞丰富区和稀疏细胞区。有些肿瘤组织可在血管周围出现上皮样区域。如果肿瘤细胞多，胞质丰富，嗜伊红染，上皮样排列，则冠以上皮样型 MPNST。肿瘤组织可见比较明显的血管外皮瘤样区域。可见地图状坏死，坏死周围细胞呈栅栏状排列。肿瘤细胞的核异型性尤为明显，可见到病理性核分裂象超过 4 个 /10HP（图 9-31A）。肿瘤组织中可见化生的软骨、骨、平滑肌或横纹肌成分。如果含有骨骼肌成分的 MPNST，可称为恶性蝾螈瘤。

3. 50% ~ 70% 的 MPNST 不同程度地表达 S-100 蛋白（图 9-31B），常为局灶性。还可不同程度地表达 SOX10。常可表达 p53，Ki-67 增殖指数为 5% ~ 65%。

【鉴别诊断】

1. 纤维肉瘤（包括纤维黏液肉瘤） 与 MPNST 相比，肿瘤细胞核相对对称，肿瘤细胞只表达 vimentin，偶可表达 actins，S-100 和 SOX10 多为阴性。

2. 梭形细胞滑膜肉瘤 表达 AE1/AE3、EMA、bcl-2 和 CD99。30% 的滑膜肉瘤也表达 S-100，不能仅依靠 S-100 而诊断为 MPNST。

3. 恶性孤立性纤维性肿瘤 表达 CD34、bcl-2、CD99 和 STAT6，S-100 和 SOX10 阴性。

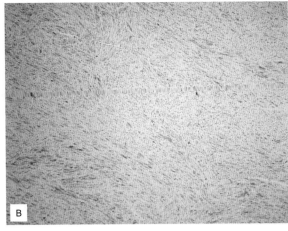

图 9-31　恶性周围神经鞘膜瘤
（A）MPNST 由条束状增生的梭形细胞组成，肿瘤细胞核异型性明显，可见瘤巨细胞和病理性核分裂象（HE，×100）；（B）肿瘤呈局灶性 S-100 阳性表达（×100）

六、滑膜肉瘤

滑膜肉瘤（synovial sarcoma）是一种具有间叶和上皮双相性分化的恶性肿瘤，其组织发生与滑膜并无关系，也可发生于人体内无滑膜的部位。肿瘤细胞可能起源于未知的多潜能干细胞，后者可向间叶和上皮分化。较为少见，占软组织肉瘤的 5%～10%。

【临床特点】

1. 好发于 15～35 岁青少年，较少发生于 60 岁以上的老年人，以男性略多见。

2. 多发生于肢体，尤其是下肢。此外，5%～12%的病例发生于头颈部，多位于椎体旁，表现为咽部和喉部的孤立性肿块，面颊部、耳后、颌下、软腭、舌、颞下窝、上颌窦、扁桃体及涎腺等部位也有报道。

3. 起病隐匿，多表现为深部软组织内缓慢生长的肿块，术前病程多为2～4年，可伴或不伴疼痛或触痛。局部症状随部位而不同。如发生于舌或扁桃体，可出现咀嚼障碍或吞咽困难。

4. 影像学表现不具有特征性。

5. 采取局部根治性切除。

6. 如仅做局部切除，且未在术后加做放疗，则局部复发率可分别高达70%和83%。如切除彻底并在术后辅以放疗，则复发率多在40%以下。转移率为40%～50%，最常见的转移部位为肺，其次为淋巴结和骨髓。儿童患者较成人患者预后好。

【病理要点】

1. 肿瘤周界多较清晰，可被覆纤维性假包膜，有的病例则呈浸润性生长。多呈实性结节状，少数可呈囊状。切面灰白色或灰红色，鱼肉样，分化较差者可见坏死。伴有钙化或骨化时取材有沙砾感。

2. 分为双相型（biphasic type）、梭形细胞型（spindle cell type）、单相上皮型（monophasic epithelial type）和差分化型（poorly differentiated type）四种亚型，以梭形细胞型最常见，其次为双相型，其余两种十分少见，需经分子遗传学检测证实。

（1）梭形细胞型滑膜肉瘤：又称单相纤维型滑膜肉瘤（monophasic fibrous type），是滑膜肉瘤中最常见的一种类型，亦是极易被误诊的一种类型，占滑膜肉瘤的50%～60%。它由单一、比较肥硕的梭形细胞构成。细胞呈编织状或鲱鱼骨样排列，可见血管外皮瘤样区，缺乏上皮样分化，肿瘤组织中无典型的腺样结构或鳞状上皮样区域。

（2）双相型滑膜肉瘤：占20%～30%，由比例不等的上皮样细胞和梭形细胞组成，上皮样细胞与梭形细胞之间可有移形。部分区域可见到上皮样区域，典型的病例呈腺样或腺腔结构排列（图9-32），有时呈鳞状上皮样排列，或出现骨、软骨化生。

3. 滑膜肉瘤中上皮样区域和梭形细胞表达广谱 CK、CAM5.2、EMA、CK7、CK19 和 Vimentin。约 30% 的病例中梭形细胞还可表达 S-100。

4. 90% 以上病例具有 t（X；18）（p11.2；q11.2），使位于 X 号染色体上的 *SSX* 基因（*SSX1*、*SSX2* 或 *SSX4*）与位于 18 号染色体上的 *SS18* 基因（或称 *SYT*）发生融合，产生 *SS18*（*SYT*）*- SSX* 融合性基因。

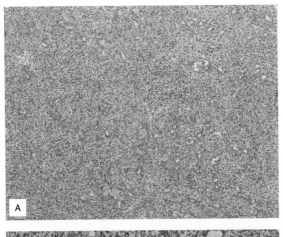

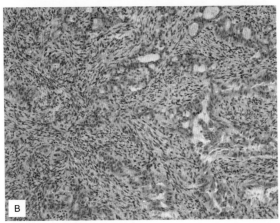

图 9-32　双相型滑膜肉瘤
（A）肿瘤由比例不等的上皮样细胞和梭形细胞组成（HE，×100）；（B）肿瘤内形成典型的腺样或腺腔结构（HE，×200）

【鉴别诊断】

双相型滑膜肉瘤的组织学特征性改变，加之免疫组化标记，一般均能与其他软组织肉瘤鉴别。梭形细胞型滑膜肉瘤需要与纤维肉瘤、肉瘤样癌、多形性脂肪肉瘤、平滑肌肉瘤、恶性外周神经鞘膜瘤及恶性纤维组织细胞瘤等鉴别，较为困难。滑膜肉瘤中梭形细胞可表达广谱CK、CK7、14、19、EMA、vimentin，有时表达S-100。

七、腺泡状软组织肉瘤

腺泡状软组织肉瘤（alveolar soft part sarcoma，ASPS）是一种分化方向尚不明确的恶性肿瘤，比较少见，仅占所有软组织肉瘤的0.4%~1%。

【临床特点】

1. 好发于青少年，发病高峰年龄为15~35岁，约占65%，5岁以下或50岁以上均较少见。30岁以下者以女性多见，女：男约为2：1，30岁以上者男性略多见。

2. 发生于成人者，肿瘤多位于四肢和躯干。发生于婴幼儿和儿童者则多位于头颈部，特别是眼眶和舌部。

3. 多位于深部肌肉组织内，缓慢无痛性生长，术前病程可达10年。容易发生早期转移，近半数患者就诊时已有肺转移灶。

4. 血管造影和CT常显示肿瘤有丰富的血供。MRI-T_1WI显示为中高信号强度，T_2WI为很高的信号强度。

5. 局部根治性切除，放疗和化疗效果均不肯定。

6. 发生于局部的孤立性病灶行广泛性切除后很少复发，但肿瘤易发生早期转移，并先于原发性肿瘤而成为首发症状。

【病理要点】

1. 肿块呈圆形、椭圆形或结节状，位于头颈部的肿瘤多较小，直径多为1~3 cm。切面呈灰褐色、灰红色、暗红色或灰白色，质实而软。

2. 肿瘤由排列成器官样或腺泡状的肿瘤细胞巢组成。细胞巢之间为宽窄不等的纤维间隔，腺泡之间为衬覆单层扁平内皮的裂隙状或血窦样毛细血管网。肿瘤细胞大小和形状较一致，圆形或多边形，胞质丰富，内含嗜伊红色颗粒，细胞边界清楚，核大，染色质细致或呈空泡状，核仁明显，核分裂象不多见，坏死也不常见。发生于婴幼儿和儿童的病例，肿瘤细胞多呈小多边形，腺泡状结构较少或较小，低倍镜下肿瘤细胞常呈实性的片状排列（图 9-33）。

3. 大多数病例表达 TFE3（定位于核），并常表达 MyoD1。

【鉴别诊断】

借助免疫组化染色可与病理组织学相类似肿瘤如腺泡状横纹肌肉瘤、颗粒细胞瘤和副神经节瘤等相鉴别。如为发生于头颈部

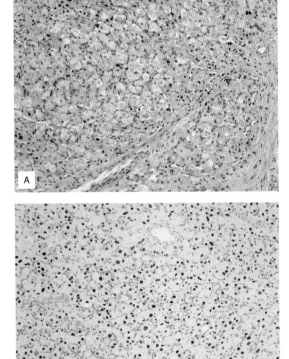

图 9-33　腺泡状软组织肉瘤

（A）肿瘤细胞常呈实性的片状排列，形成器官样或腺泡状的瘤细胞巢（HE，×100）；（B）呈 TFE3 核阳性（×100）

的 ASPS，有时可与副神经节瘤相混淆，可行 CgA、Syn、NSE 和 CD56 等神经内分泌性标记，副神经节瘤的主细胞呈阳性表达，支持细胞表达 S-100，而 TFE3 和 MyoD1 等标记为阴性，也检测不到 TFE3 和 ASPL 基因相关易位。

八、口腔转移性肿瘤

口腔转移性肿瘤（metastatic tumors in the oral tissues）为原发于身体他处的肿瘤转移至口腔软组织，但不常见。值得注意的是口腔转移性肿瘤约 23% 首先在口腔发现转移瘤，而未发现原发瘤。

附着龈是口腔软组织转移性肿瘤最常见的部位，其次是舌，其他处很少见。性别不同，口腔转移性肿瘤的原发部位也不同。男性是肺、肾、肝、前列腺；女性则为乳腺、生殖器、肾、结肠或直肠。

口腔转移性肿瘤的临床表现与转移部位有关（图 9-34）。牙转移灶早期表现类似于牙龈增生性或反应性病变。

组织病理学上，某些原发于口腔的恶性肿瘤（如唾液腺导管癌、唾液透明细胞癌和原发性口腔鳞状细胞癌）与一些转移癌（转移性乳腺癌、肾癌，以及来源于其他器官的鳞状细胞癌，如肺癌）很难鉴别。因此，对病理诊断也是很大的挑战。临床上，若发现病变的临床表现是少见的或患者有明确的全身性肿瘤者，必须进行口

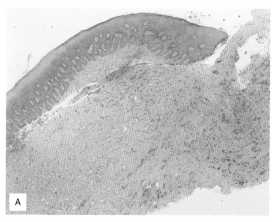

图 9-34　牙龈乳腺癌转移
（A）口腔黏膜下见肿瘤细胞巢（HE，×40）；（B）肿瘤细胞呈腺管样排列，肿瘤细胞大，胞质丰富（HE，×100）；（C）CK7 阳性（×100）；（D）ER 阳性（×100）

401

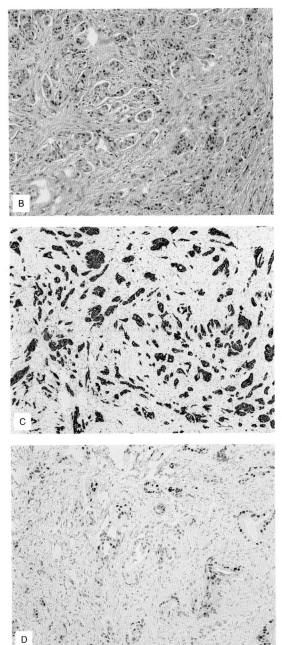

图 9-34　牙龈乳腺癌转移
（续）

腔病灶的活检。免疫组织化学染色与组织病理学特点、病史及影像学检查相结合，有助于口腔转移性肿瘤的明确诊断。

参考文献

1. 高岩，李铁军 . 口腔组织学与病理学 [M]. 北京：北京大学医学出版社，2013.

2. Rosai J. Bone and joints.//Rosai J, Ackerman LV, et al. Ackerman's surgical pathology[M]. 9th ed. Philadelphia: Mosby, 2004, 2137-2208.

3. 李铁军. 口腔病理诊断 [M]. 北京：人民卫生出版社，2011.

4. Neville BW, Damm DD, Allen CM, et al. 口腔颌面病理学 [M]. 3 版. 李江主译. 北京：人民卫生出版社出版，2013.

5. 王坚，朱雄增 . 软组织肿瘤病理学 [M]. 2 版. 北京：人民卫生出版社，2017.

6. Fletcher CDM, Bridge JA, Hogendoorn PCW, et al. World Health Organization Classification of Soft Tissue and Bone Tumours[M]. Lyon: IARCP Press, 2013.

（陈　艳）

第十章

口腔颌面部常见淋巴造血系统疾病

第一节 非肿瘤性疾病

淋巴结是机体重要的免疫器官，其主要的生物学功能是受抗原刺激后作为次级淋巴细胞器官担负淋巴细胞增生分化、淋巴液过滤和抗原功能。根据病变累及淋巴结区域的不同，可表现滤泡增生为主、副皮质区增生为主、窦组织细胞增生为主和弥漫性增生等。根据病因、组织学改变及临床表现，可分为三大类：①非特异性淋巴结炎；②各种特殊感染，如细菌、真菌、病毒和螺旋体等病原微生物感染等；③原因不明的淋巴组织增生性疾病，如巨大淋巴结增殖症（Castleman 病），伴巨大淋巴结病的窦组织细胞增生症（Rosai-Dorfman 病）和嗜酸性淋巴肉芽肿（Kimura 病）等。本节主要介绍口腔颌面部和颈部淋巴结较常见的淋巴组织良性和反应性疾病（表 10-1）。

表 10-1 淋巴组织非肿瘤性疾病

一、非特异性淋巴结炎

  1. 急性非特异性淋巴结炎

  2. 慢性非特异性淋巴结炎

二、淋巴结的特殊感染

  1. 淋巴结结核

  2. 猫抓病

3. 传染性单核细胞增多症

三、不明原因的淋巴组织增生性疾病

1. 巨大淋巴结增生症

2. 组织细胞坏死性淋巴结炎

一、非特异性淋巴结炎

淋巴结炎又称淋巴结反应性增生，是由于各种刺激导致淋巴结部分或所有细胞成分增生，进而出现淋巴结肿大，是淋巴结最常见的良性增生性疾病，又称非特异性淋巴结炎（non-specific lymphadenitis）。根据起病缓急和临床病理表现不同，可分为急性和慢性非特异性淋巴结炎。

（一）急性非特异性淋巴结炎

【临床特点】

急性非特异性淋巴结炎常见于颈部。腋窝、腹股沟及肠系膜淋巴结也可发生。主要症状表现为淋巴结肿大和疼痛不适。脓肿形成时，可出现波动感，表面皮肤发红。有时可穿破皮肤形成窦道。

【病理要点】

1. 淋巴结增大，切面因充血而表现为灰红色，实性质软。

2. 淋巴滤泡增生，生发中心扩大，核分裂象多见。散布于滤泡生发中心的组织细胞胞质内含有细胞核碎片。由化脓性病原微生物导致的感染，滤泡生发中心可见坏死，有时波及整个淋巴结。感染程度较轻时，在滤泡周围或淋巴窦内可见中性粒细胞浸润及窦内皮细胞增生。

（二）慢性非特异性淋巴结炎

【临床特点】

慢性非特异性淋巴结炎常见于腹股沟和腋窝淋巴结，颌面颈部淋巴结也多有发生。淋巴结缓慢增大，常无明显症状。一般不需要特殊治疗。

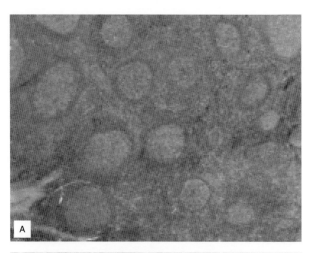

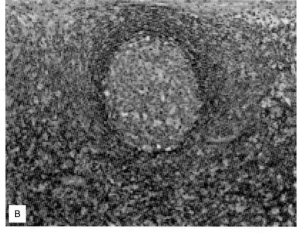

图 10-1　淋巴结反应性增生

（A）淋巴滤泡增生，滤泡大小不一，数量增多，生发中心明显扩大，套区完好（HE，×100）；（B）生发中心的极性，滤泡上方靠近淋巴结被膜，套区扩张；滤泡下方靠近髓质（HE，×200）

【病理要点】

1. 肉眼观淋巴结增大，切片多呈灰粉色。

2. 因病因不同，主要可表现为淋巴滤泡增生、副皮质区增生及窦组织细胞增生等。还可出现淋巴结其他细胞成分增生，如单核细胞样 B 细胞增生和浆细胞样树突状细胞增生等。

3. 淋巴滤泡增生表现为受累的淋巴结滤泡数量增多，超过正常皮质区，可达副皮质区、皮髓质交界甚至髓质区，大小和形态各异。滤泡生发中心扩大，见不等量的中心母细胞和中心细胞。中心母细胞间见含 tingible 小体的巨噬细胞，形成"星空"现象。核深染的小淋巴细胞增多，围绕生发中心呈向心性排列，形成外套层（图 10-11）。

4. 副皮质区增生 常见于病毒性淋巴结炎和苯妥英钠等药物引起的免疫反应及抗病毒疫苗接种后等。表现为滤泡间区增生，大量免疫母细胞散在分布于小淋巴细胞间，呈斑驳状或虫蚀状改变。

5. 窦组织细胞增生 表现为淋巴窦明显扩张，窦组织细胞数量增加、体积增大（图 10-2）。多见于恶性肿瘤引流的淋巴结。滤泡增生、副皮质区增生和窦组织细胞增生有时可混合存在。

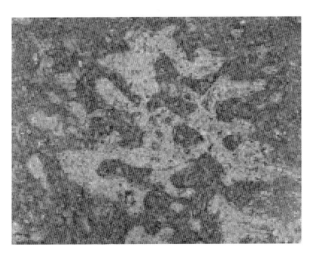

图 10-2 淋巴结反应性增生的一种组织学表现

窦组织细胞增生，数量增加，体积变大，窦扩张（HE，×100）

二、淋巴结结核

淋巴结结核（tuberculosis of lymph node）是由结核分枝杆菌感染引起的淋巴结炎症，是最常见的淋巴结特殊感染。

【临床特点】

1. 可发生于任何年龄组的人群，颈部淋巴结多见，约占全部淋巴结结核的 90%，多发生于青年女性。可单独存在，也可与肺结核同时存在，或作为全身播散性结核的一部分出现。

2. 淋巴结结核常表现为一组淋巴结肿大，病变较重者，淋巴结可彼此融合成肿块，也可穿破皮肤形成经久不愈的窦道，有液化的干酪样坏死物流出。

【病理要点】

1. 肉眼观淋巴结肿大，质地中等，切面可见黄白色干酪样坏死灶。

2. 组织学表现以形成结核肉芽肿为特征。肉芽肿中央为干酪样坏死，周围见上皮样细胞、Langhans 多核巨细胞及淋巴细胞（图 10-3）。后期可有纤维包裹和钙化。抗酸染色可见大量抗酸杆菌。石蜡组织中常找不到病原菌，可建议细菌培养或 PCR 检查证实。

【鉴别诊断】

1. 其他肉芽肿性淋巴结炎，如结节病。后者无干酪样坏死，可有 Schaumann 小体和星状小体。可做抗酸染色或 PCR 鉴别。

2. 组织细胞坏死性淋巴结炎（Kikuchi 病） 做抗酸染色可有帮助。

3. 霍奇金淋巴瘤 R-S 细胞和组织学背景可作为鉴别依据。

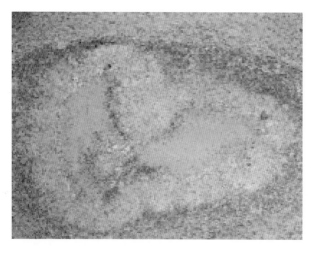

图 10-3 淋巴结结核结核肉芽肿伴明显的中央干酪样坏死（HE，×100）

三、猫抓病

猫抓病（cat-scratch disease）是通过与宠物（主要是猫、狗、鼠等）接触或被抓、咬破皮肤而感染汉塞巴尔通体的一种疾病，病原体是一种多形性的革兰氏阴性短杆菌。

【临床特点】

该病潜伏期一般为 1~3 周，但少数可达数月乃至十年。病损引流区淋巴结肿大，可伴有疼痛。常见于腋下、颈部及肘部，也可发生于腹股沟及腘窝。

【病理要点】

1. 肉眼观淋巴结被膜完整，切面灰红，实性、质中、偏软，可见灰黄色点状坏死灶。

2. 典型表现为单核样 B 细胞增生和化脓性肉芽肿改变，即周围上皮样组织细胞栅栏状排列，中央坏死伴中性粒细胞浸润，偶见多核巨细胞（图 10-4）。

3. Warthin-Starry 银染色，可见黑色的棒状杆菌呈簇状或散在分布于坏死灶和血管壁。也可通过细菌培养、血清学、免疫组化及 PCR 等方法证实病原菌。

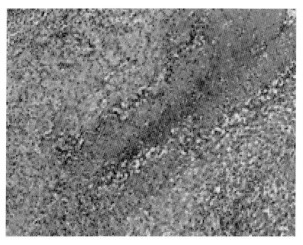

图 10-4 猫抓病
上皮样肉芽肿，中央坏死伴中性粒细胞浸润，周围上皮样组织细胞包绕（HE，×200）

四、传染性单核细胞增多症

传染性单核细胞增多症（infectious mononucleosis，IM）主要是由 EB 病毒感染所致的急性自限性传染病。

【临床特点】

1. 该病多见于儿童和青少年。EB 病毒广泛存在，经口密切接触是主要传播途径。

2. 典型临床三联征为发热、咽峡炎和淋巴结肿大，可合并肝、脾大，外周淋巴细胞及异型淋巴细胞增多。病程一般 2～4 周，多数预后良好。血液、唾液、口咽上皮细胞、尿液或组织中的 EB 病毒 DNA 可呈阳性。

【病理要点】

1. 肉眼观多表现为淋巴结轻度或中度增大，质地较软。

2. 受累淋巴结结构部分破坏，副皮质区、淋巴滤泡和淋巴窦呈不同程度增生。早期病变表现为滤泡增生伴单核样 B 细胞和上皮样组织细胞聚集，随后副皮质区增生扩张。体积较大的免疫母细胞出现在小或中等大小的淋巴细胞和浆细胞背景中，形成斑驳构象。

3. 免疫母细胞常表达 CD30，但不表达 CD15。EBER 原位杂交示副皮质区大多数免疫母细胞核阳性。

【鉴别诊断】

大细胞性非霍奇金淋巴瘤（弥漫大 B 细胞淋巴瘤和间变大细胞淋巴瘤等）、霍奇金淋巴瘤（经典型和结节性淋巴细胞为主型）以及其他病毒感染所致的 IM 样淋巴结病变。

五、巨大淋巴结增生症

巨大淋巴结增生症（giant lymph node hyperplasia）也称 Castleman 病，是一种原因不明的反应性淋巴结增生性疾病，以深部或浅表淋巴结显著肿大为特点。

【临床特点】

1. 可分为局限性和系统性两种。前者发病年龄较轻，好发于纵隔和颈部淋巴结；而后者多见于老年人，表现为全身或多中心淋巴结病变，组织学表现为浆细胞型。

2. 临床表现为一组多个或多组淋巴结无痛性、缓慢进行性肿大。系统性患者常有多器官受累，常出现发热、盗汗、体重减轻、贫血和高 γ 球蛋白血症等。

【病理要点】

1. 病变淋巴结呈圆形或卵圆形，包膜完整。淋巴结直径可达 2 ~ 15 cm，甚至更大。切面均匀灰白色，质地中等。系统性者为多个病灶。

2. 主要组织学类型分为两型——透明血管型和浆细胞型，前者多见。

（1）透明血管型：常累及单个或单组淋巴结，多发于中青年，也见于儿童。镜下见淋巴结内均匀一致分布大小相近的小滤泡。生发中心变小，有透明变性的小动脉穿入，形成特征性的"洋葱"样或"棒棒糖"样同心圆结构（图 10-5）；外套层明显增厚，小淋巴细胞呈同心圆排列；间区毛细血管增加，可有玻璃样变和纤维化，伴淋巴细胞、浆细胞、嗜酸性粒细胞等浸润；淋巴窦大部分消失或全部消失。

（2）浆细胞型：多见于多中心型病例，也可局部发病。组织学上淋巴结结构可保存，滤泡内可见无定形的嗜酸性物质沉积；滤泡间区大量的成熟浆细胞增生明显，可见拉塞尔小体（Russell body）；滤泡间区不同程度血管增生，生发中心增生明显。

3. 免疫组化和基因重排检测发现，生发中心内的滤泡树突状细胞表达 CD35 和 CD21。淋巴细胞为多克隆性增生。滤泡内有较多的抑制性 T 细胞。系统性者可有 B 细胞或 T 细胞克隆性基因重排。

【鉴别诊断】

透明血管型应与滤泡性淋巴瘤和套细胞淋巴瘤鉴别；浆细胞型应与类风湿性淋巴结炎鉴别。淋巴窦消失是鉴别重点。

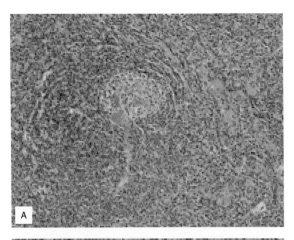

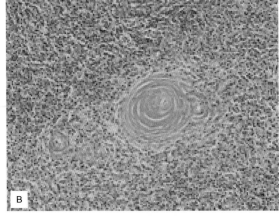

图 10-5　透明血管型巨大淋巴结增生症
（A）滤泡生发中心变小，有透明变性的毛细血管"穿入"，表现为"棒棒糖"样结构（HE，×100）；（B）血管壁明显玻璃样变（HE，×100）

六、组织细胞坏死性淋巴结炎

组织细胞坏死性淋巴结炎（histiocytic necrotic lymphadenitis）又称坏死性淋巴结炎、病毒性淋巴结炎及亚急性淋巴结炎。最早分别由日本的 Kikuchi 和 Fujimoto 提出，故又名 Kikuchi 病或 Kikuchi-Fujimoto 病。

【临床特点】

1. 本病多见于东亚。主要累及青壮年，女性略多于男性。

2. 本病呈亚急性临床经过，主要症状为持续高热，淋巴结肿大，多位于颈部，伴白细胞不升高或轻度下降，抗生素治疗无效，发病前常有病毒感染,多数情况下为一种温和的自限性疾病。

【病理要点】

1. 肉眼观淋巴结肿大,包膜完整,切面灰红色、均匀,可见暗红色点状坏死灶。

2. 镜下见淋巴结正常结构消失,副皮质扩大,见单个或多个坏死区。早期在被膜下,晚期可互相融合。坏死为凝固性坏死,不形成脓肿。坏死区边缘可见大量转化淋巴细胞,核不规则,胞质少而空亮,核分裂象多见(图 10-6)。

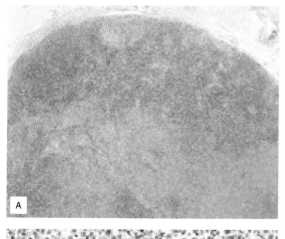

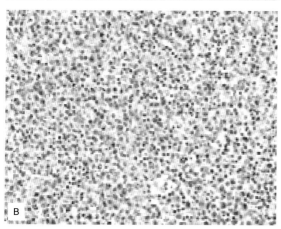

图 10-6 组织细胞坏死性淋巴结炎

(A)病变早期副皮质区扩大,可见坏死,皮质区结构尚存(HE,×40);(B)成片的转化淋巴细胞,核不规则,可见核固缩和核碎片(HE,×200)

3. 坏死区无粒细胞浸润以及浆细胞少见是本病重要的形态学特点。淋巴滤泡减少；窦部分消失；被膜外脂肪见以小淋巴细胞为主的炎性浸润。

【鉴别诊断】

临床上本病极易误诊为伤寒或传染性单核细胞增多症等传染病。女性患者易与系统性红斑狼疮相混淆。病理表现应与非霍奇金淋巴瘤及淋巴结结核等鉴别。

第二节　淋巴造血系统肿瘤

淋巴瘤的发生和其他实体肿瘤不同，其肿瘤细胞并不完全起源于干细胞，而是形成于淋巴细胞分化的各个不同阶段。骨髓中幼稚的前驱淋巴细胞发生的淋巴瘤称作前驱淋巴母细胞淋巴瘤，主要包括 B 淋巴母细胞淋巴瘤和 T 淋巴母细胞淋巴瘤。外周成熟的淋巴组织发生的淋巴瘤被认为是成熟的淋巴瘤，主要包括成熟 B 细胞淋巴瘤、成熟 T 细胞、NK 细胞淋巴瘤、霍奇金淋巴瘤、组织细胞和树突细胞肿瘤。此外，髓系肉瘤亦可累及口腔颌面部。人体各部位均可发生淋巴瘤，部位不同发病存在差异，本节就淋巴造血系统发生在口腔颌面部统较常见或有一定特点的肿瘤做简要介绍（表10-2）。

表 10-2　口腔颌面部常见淋巴造血系统肿瘤

一、成熟 B 细胞淋巴瘤
1. 结外黏膜相关淋巴组织边缘区淋巴瘤
2. 滤泡性淋巴瘤
3. 套细胞淋巴瘤
4. Burkitt 淋巴瘤
5. 弥漫性大 B 细胞淋巴瘤
6. 浆细胞瘤

续表

| 二、成熟 T 细胞淋巴瘤 |
| 1. 外周 T 细胞淋巴瘤，非特指型 |
| 2. 结外 NK/T 细胞淋巴瘤，鼻型 |
| 3. 间变性大 T 细胞淋巴瘤 |
| 三、淋巴母细胞性肿瘤 |
| 1. B 淋巴母细胞性淋巴瘤 |
| 2. T 淋巴母细胞性淋巴瘤 |
| 四、霍奇金淋巴瘤 |
| 1. 经典型霍奇金淋巴瘤 |
| 2. 结节性淋巴细胞为主型霍奇金淋巴瘤 |
| 五、髓系肉瘤 |
| 六、朗格汉斯细胞组织细胞增生症 |

一、结外黏膜相关淋巴组织边缘区淋巴瘤

结外黏膜相关淋巴组织边缘区淋巴瘤（extranodal marginal zone lymphoma of mucosa-associated lymphoid tissue，MALT lymphoma）由多种形态不同的小 B 细胞构成，包括边缘区（中心细胞样）细胞、单核细胞样细胞和小淋巴细胞，还可见散在的免疫母和心母细胞样细胞。部分病例伴有浆细胞样分化。这些肿瘤细胞位于边缘区，也可扩展到滤泡间区和滤泡内（滤泡植入）。肿瘤细胞常常侵入上皮内，形成淋巴上皮病变。

【临床特点】

1. 头颈部是 MALT 淋巴瘤较为常见的发生部位，常累及唾液腺组织，目前被认为是唾液腺组织中最常见的淋巴瘤。

2. 发生在唾液腺的 MALT 淋巴瘤常与舍格伦综合征和淋巴上皮涎腺炎相关，多表现为腮腺区多发肿物，但是颌下腺、舌下腺和小唾液腺也可受累。一般累及 55～65 岁成年人，中位发病年龄为 58

岁。女性稍多见，男女比例约为 1∶3～2∶3。

3. 大多数患者处于Ⅰ、Ⅱ期，表现为无痛性生长肿块，也有一些患者伴疼痛、面神经麻痹和肿大的淋巴结，淋巴结受累的病例少见（＜10%）。一般发病隐匿，不会出现明显发热的典型症状。

4. 口腔颌面部发生的 MALT 淋巴瘤最常见的症状是腮腺区无痛性缓慢生长的肿块，可以单侧发生，也可双侧多发。舍格伦综合征患者出现唾液腺区的肿块是淋巴瘤变的高风险因素。

5. 部分患者伴有 HCV 或 HBV 感染。另外，浆细胞分化是MALT 淋巴瘤的特征之一。

【病理要点】

1. 肉眼观，唾液腺发生的 MALT 淋巴瘤可以表现为腺体内单发或者多发肿块，切面灰黄、灰白色，质地较细腻，鱼肉样，有时可见微囊。

2. 显微镜下，边缘区 B 细胞胞核小至中等大小，略不规则，核仁不明显，核染色质较稀疏，类似中心细胞，细胞质丰富、淡染。浆细胞分化较常见。

3. 肿瘤中常见少量散在的中心母细胞样或免疫母细胞样的大细胞。位于边缘区的肿瘤细胞侵及反应性淋巴滤泡套区周围，进而延伸扩大相互汇合，肿瘤最终取代部分淋巴滤泡，常常残留一些 BCL2阴性的生发中心残余。

4. 在涎腺组织中经常可以看到淋巴上皮病变（≥3 个边缘区细胞聚集伴上皮结构变形破坏），上皮细胞常发生嗜酸性变（图 10-7）。转化的中心母细胞样或免疫母细胞样细胞可以少量散在，但是当这些转化的大细胞增殖形成实性团片时，即使伴有淋巴上皮病变，也应该诊断为弥漫大 B 细胞淋巴瘤，而不是"高级别 MALT 淋巴瘤"。

5. MALT 淋巴瘤肿瘤细胞免疫表型 CD20（＋）、CD79a（＋）、CD5（－）、CD10（－）、CD23（－）、BCL6（－）。免疫球蛋白轻链限制性检测有助于和反应性增生相鉴别。MALT 淋巴瘤多表达IgM 重链，部分病例表达 IgA 或 IgG。

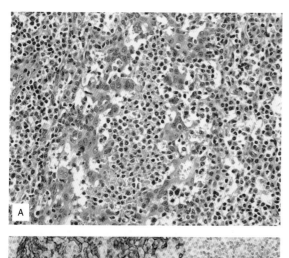

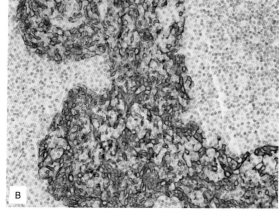

图 10-7 MALT 淋巴瘤
（A）肿瘤细胞呈单核细胞样伴浆细胞样细胞，可见淋巴上皮病变，肿瘤细胞聚集伴上皮结构变形破坏（HE，×200）；（B）CK 染色显示肿瘤内淋巴上皮病变（×200）

【鉴别诊断】

各类小 B 细胞淋巴瘤的病理及免疫组化鉴别诊断详见表 10-3 和表 10-4。

表 10-3　小 B 细胞淋巴瘤的鉴别诊断

肿瘤	组织结构	小细胞	转化大细胞
FL	滤泡 / 弥漫性结构	中心细胞	中心母细胞
MCL	套区、模糊结节、弥漫	套细胞	无

肿瘤	组织结构	小细胞	转化大细胞
MALT	边缘区或滤泡旁	边缘区 B 细胞样单核细胞样细胞 小淋巴细胞、浆细胞	中心母细胞样免疫母细胞样
LPL	弥漫无假滤泡	小淋巴细胞、淋巴浆细胞	中心母细胞样免疫母细胞样

注：FL：滤泡性淋巴瘤；MCL：套细胞淋巴瘤；LPL：淋巴浆细胞淋巴瘤

表 10-4　　小 B 细胞淋巴瘤的免疫表型

肿瘤	CD5	CD10	CD23	CD43	Bcl6	cyclinD1	FDC
FL	–	+/ –	–	–	+	–	+
MCL	+	–	–	+	–	+	+
LPL	–	–	–	–	–	–	–
MALT	–	–	– /+	–	–	–	–

二、滤泡性淋巴瘤

滤泡性淋巴瘤（follicular lymphoma）肿瘤细胞由生发中心 B 细胞，即中心细胞和中心母细胞组成，通常至少具有部分滤泡结构，少见情况下活检组织中的肿瘤由中心细胞和中心母细胞构成完全弥漫性生长模式。

【临床特点】

1. 头颈部也是滤泡性淋巴瘤相对较为常见的发生部位。一般累及 60 岁以上成年人，中位发病年龄为 60 岁。最新版 WHO（2016）提出男女比例约为 1∶1.7。

2. 大多数患者就诊时已有广泛淋巴结肿大，处于Ⅲ、Ⅳ期，但通常无明显症状，一般不会出现明显发热、体重减轻等典型症状。

【病理要点】

1. 大部分滤泡性淋巴瘤主要以滤泡结构为主，肿瘤性滤泡常边界不清，缺乏套区，中心母细胞和中心细胞随机分布，滤泡结构缺乏极性，也缺乏组织细胞吞噬的"星空"现象（图10-8A）。有时滤泡形态不规则或呈匍行性。

2. 肿瘤细胞由中心细胞和中心母细胞两种细胞构成。中心细胞小至中等大小，细胞核不规则，细长扭曲、有角有裂，核仁不明显，胞质稀疏、淡染。中心母细胞核大小为小淋巴细胞的3~4倍，圆形或卵圆形，染色质呈空泡状，可见1~3个核仁，靠近核膜，胞质少。

3. 不同病例中心母细胞数目不等，并且是滤泡性淋巴瘤肿瘤分级的重要参考依据。计数每个40倍视野（HP）中心母细胞的数量进行分级。1级：0~5个/HP；2级：6~15个/HP；3级：>15个/HP。其中3级可进一步分为3A和3B。3A指中心母细胞>15个/HP，但仍可见中心细胞；3B指完全由中心母细胞构成实性团片（图10-8B）。如果1~2级滤泡性淋巴瘤中出现3B区域，应该明确标记其所占比例。如果肿瘤完全由弥漫成团片的中心母细胞构成，则应等同于弥漫大B细胞淋巴瘤。

4. 肿瘤细胞表达B细胞抗原（CD20、CD19、CD79a+、PAX5）和表面Ig。多数病例表达CD10和BCL2，通常至少一定比例的肿瘤细胞表达BCL6，而正常生发中心所有细胞均表达BCL6。Ki-67增殖指数在反应性滤泡中阳性细胞数多并且极性分布，而滤泡性淋巴瘤中散在阳性（一般<15%），无极性。肿瘤细胞一般不表达CD5、CD43。

5. Ig重链和轻链均发生克隆性重排。大部分病例存在14号和18号染色体易位t（14；18，q32；q21）。

三、套细胞淋巴瘤

套细胞淋巴瘤（mantle cell lymphoma，MCL）是一种成熟B细胞肿瘤，由单一形态的小到中等淋巴细胞组成，细胞核不规则，形态类似中心细胞，但是其核轮廓比中心细胞稍不规则。

【临床特点】

1. 多为中年至老年发病，中位年龄60岁。男性居多，男女比例为1.6:1~6.8:1。MCL最常见淋巴结受累，脾、骨髓也是常见部位。除此之外，常见的结外累及部位是胃肠道、韦氏环、肺和胸

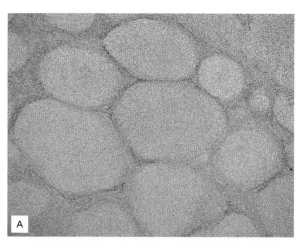

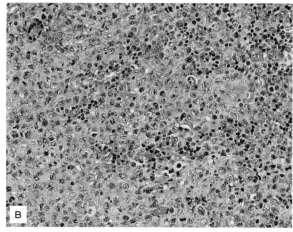

图 10-8 滤泡性淋巴瘤
（A）低倍镜下肿瘤细胞排列成背靠背紧邻的滤泡结构（HE，×40）；（B）高倍镜下示 3B 级滤泡性淋巴瘤（HE，×200）

膜。中枢神经系统的受累常发生在复发病例。

2. 大多数患者处于Ⅲ期或Ⅳ期并伴全身淋巴结肿大、脾大和骨髓受累。MCL 是侵袭性淋巴瘤，疾病进展迅速，对常规化疗易耐药，标准治疗是多药治疗。

【病理要点】

1. 经典的 MCL 表现为形态单一的淋巴样细胞增生，表现为结节性生长、弥漫性生长或套区生长三种生长方式。肿瘤细胞由小至中等大小的淋巴细胞构成，核不规则，多数很像中心细胞。染色质较稀疏，核仁不明显（图 10-9）。

2. MCL 可见多种变异型，如母细胞或多形性母细胞变异型、小细胞变异型及边缘区样变异型（易与边缘区淋巴瘤混淆）。

3. 尽管在部分复发病例中可见套区生长方式的缺乏、细胞核增大、细胞多形性、染色质稀疏、核分裂象和 Ki-67 增殖指数增加，但 MCL 不会发生向典型的弥漫大 B 细胞淋巴瘤的组织学转化，这也是母细胞或多形性母细胞变异型的诊断标准。

4. MCL 淋巴瘤肿瘤细胞免疫表型　所有病例均 BCL-2（+），常有 CD5（+）、FMC7（+）、CD43（+）。有时 IRF4/MUM-1（+）。CD10（-）、BCL-6（-）。CD23（-）或弱（+）。包括 CD5（-）在内的大部分病例，cyclin D1 在 95% 以上的 MCL 中表达。Sox-11 在 90% 以上的 MCL 中表达。CD5（-）、CD10（+）、BCL-6（+）等异常表型可能与母细胞变异型相关。母细胞或多形性母细胞变异型可见 LEF1 表达，白血病性非结节变异型可见 CD200 表达。

5. 95% 以上的病例会发生 IgH 和 CCND1 之间的 t（11；14）（q13；q32）染色体易位。

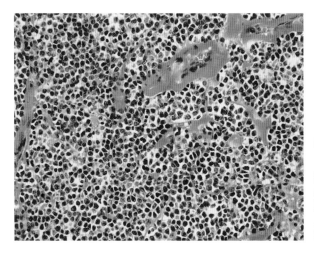

图 10-9　套细胞淋巴瘤

肿瘤细胞多数呈中心细胞样，染色质较细腻，可见核分裂象，区域可见小血管壁透明变性（HE，×200）

四、Burkitt 淋巴瘤

Burkitt 淋巴瘤（Burkitt lymphoma）是一种高度侵袭性但可治愈的淋巴瘤，经常发生于结外。肿瘤细胞为单形性中等大小的 B 细胞。细胞胞质嗜碱性，核分裂象多见，常可检见 *MYC* 基因易位。EBV 感染的频率与其流行病学分类有关。

【临床特点】

1. 主要发生于儿童和年轻成人，发生率很低。男女比例约为 2∶1。结外区经常受累，颌面部、乳腺、回肠区、肾、前列腺及唾液腺等常被累及。

2. Burkitt 淋巴瘤可与免疫缺陷病相关，如 HIV 感染患者。在 HIV 感染患者，Burkitt 淋巴瘤出现在疾病进展的早期，CD4$^+$ T 细胞水平仍旧较高。

3. 在典型的儿童患者中，患者病程常常只有几周。Burkitt 淋巴瘤是一种高度侵袭性但可治愈的肿瘤，化疗是 Burkitt 淋巴瘤的首选治疗方法。高强度化疗能使总体长期生存率达到 70%～90%，儿童的预后比成年人好。

【病理要点】

1. 肿瘤细胞由单一形态、中等大小的细胞构成，弥漫一致性增生浸润。经福尔马林固定后肿瘤细胞常表现为"铺路石"样。细胞核圆形，染色质粗大，包含多个嗜碱性核仁，核仁中等大小，靠近细胞核中央，细胞质强嗜碱性（图 10-10A）。

2. 肿瘤的增殖活性很高，核分裂象和细胞凋亡常见。由于存在大量吞噬核碎片的巨噬细胞，常常形成"星天"现象。一些病例可见肉芽肿反应，可能会混淆诊断。这些病例是 Burkitt 淋巴瘤早期局限性特征性表现，预后好。

3. 一些伴有免疫缺陷的成人病例，肿瘤细胞显示浆细胞分化，胞质嗜碱性，单个核仁，核仁偏位。

4. 肿瘤细胞表达膜表面球蛋白 IgM，单一 Ig 轻链蛋白，特征性表达 B 细胞抗原（CD19、CD20、CD22、CD79a 和 PAX5）和滤泡中心细胞标志物（CD10 和 BCL6）。CD38、CD77 和 CD43 也常为阳性。近 90% 的细胞 Ki-67 阳性（图 10-10B）。运用单克隆抗 adipophilin 抗体能够检测到细胞内特征性的脂质空泡。大多数儿童 Burkitt 淋巴瘤患者 TCL1 强阳性，肿瘤细胞通常 CD5、CD23、CD138、BCL2 和 TdT 阴性。

【鉴别诊断】

1. 淋巴母细胞性淋巴瘤　肿瘤细胞表达母细胞标志物 TdT。

2. 小 B 细胞淋巴瘤在固定差的组织，Burkitt 淋巴瘤细胞缩小，

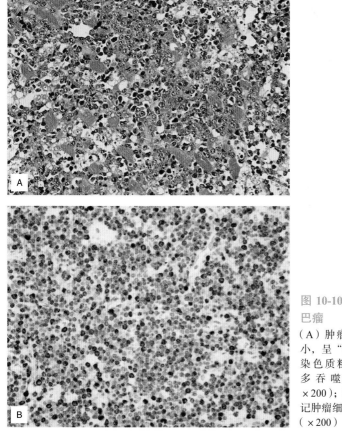

图 10-10　Burkitt 淋巴瘤

（A）肿瘤细胞中等大小，呈"铺路石"样，染色质粗大，并见较多吞噬细胞（HE，×200）；（B）Ki-67 标记肿瘤细胞高增殖活性（×200）

可被误认为淋巴浆细胞性淋巴瘤或其他小细胞淋巴瘤。患者年轻是正确诊断的重要线索。

3. 弥漫大 B 细胞淋巴瘤的以下特征倾向于诊断 Burkitt 淋巴瘤　患者年龄小，核分裂象和凋亡小体很常见，细胞核与胞质被挤压呈"铺路石"样，免疫表型 CD20（+）、CD10（+）、BCL6（+）、BCL-2（−）、Ki-67 增殖指数 > 90%，以及 FISH 分析显示 MYC 易位，缺乏 BCL-2 和 BCL-6 易位。

五、弥漫性大 B 细胞淋巴瘤

弥漫性大 B 细胞淋巴瘤（diffuse large B-cell lymphoma，DLBCL）是由大或者中等大小的 B 淋巴细胞构成的肿瘤，肿瘤细胞的细胞核等于或者大于正常的巨噬细胞，或者大于正常淋巴细胞的 2 倍，呈弥漫性生长。

【临床特点】

1. 老年人多见，平均发病年龄为 60 ~ 70 岁，也可见于儿童和年轻人。男性较女性稍多见。患者表现为淋巴结或者结外病变，常见的结外区域为胃肠道，但 DLBCL 可原发于任何结外组织器官，如骨、睾丸、脾、Waldeyer 环和唾液腺。患者常表现为淋巴结或者结外部位快速增大的肿物。多数无症状。

3. 口腔颌面部以舌根最常见，其次为腮腺和牙龈等，部分病例 EBV-EBER 阳性。

【病理要点】

1. 淋巴结内中等或者大淋巴细胞弥漫性增生，导致部分或全部区域结构丧失。部分淋巴结累及可见于滤泡间区，但是淋巴窦累及不常见。淋巴结外结构也常被累及。可见宽的或者窄的硬化条带。

2. DLBCL 常见的形态学类型包括三种：中心母细胞型、免疫母细胞型和间变型。所有形态学类型均混合大量的 T 细胞和组织细胞。中心母细胞型是最常见的类型，由中等大小到大淋巴细胞组成，细胞呈圆形或椭圆形，泡状核，染色质较细。细胞质较少，双嗜色性或者嗜碱性（图 10-11）。免疫母细胞型中 > 90% 的肿瘤细胞是免疫母细胞，有单个中位核仁，胞质丰富，嗜碱性。有时伴有浆细胞分化。间变型的特点是由大细胞构成，细胞核明显异型，类似于 Hodgkin/Reed-Sternberg 细胞。这些细胞黏着性生长或沿淋巴窦生长，像未分化癌。

3. DLBCL 肿瘤细胞特征型地表达全 B 细胞标志物，比如 CD19、CD20、CD22、CD79a 和 PAX5，但是可能缺乏一种或者几种。50%～75% 的病例表面或者胞质球蛋白阳性（最常见的是 IgM，还

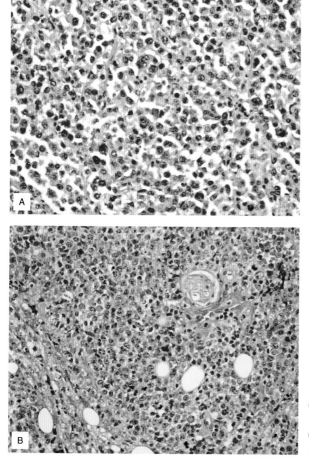

图 10-11　DLBCL
（A）活化 B 细胞来源肿 瘤（HE，×400）；
（B）生发中心 B 细胞来源肿瘤（HE，×200）

有 IgG 和 IgA）。5% ~ 10% 的病例 CD5 阳性。MYC 和 BCL2 联合表达较常见于活化的 B 细胞样 DLBCL。Ki-67 增殖指数高，大部分病例超过 40%。20% ~ 60% 的病例可见 p53 表达，比变异更加常见，表明某些病例野生型 TP53 上调。

4. MUM-1、CD10 和 BCL6 联合应用于免疫组化，可将 DLBCL 分为生发中心 B 细胞来源（GCB）和活化的 B 细胞来源 DLBCL。前者表现为 MUM-1（－）、CD10（＋）或（－）、BCL-6（＋）；后者表现 MUM-1（＋）、CD10（－）、BCL-6（－）。

六、浆细胞瘤

孤立性浆细胞瘤（solitary plasmacytoma）是由单克隆浆细胞构成的局限性肿瘤，缺乏浆细胞骨髓瘤（plasma cell myeloma，PCM）的临床特征，无明显的证据证明其为其他的浆细胞性肿瘤。浆细胞瘤有两种类型——骨孤立性浆细胞瘤和骨外浆细胞瘤。骨孤立性浆细胞瘤（solitary plasmacytoma of bone，SPB）也称作骨内浆细胞瘤，是由单克隆浆细胞构成的局限性肿瘤，缺乏 PCM 的临床特征。放射性检查（包括 CT 和 MRI）显示没有其他部位的骨病变。

【临床特点】

1. SPB 在男性多见，患者平均年龄为 55 岁。最常见于骨髓造血功能活跃的骨，易受累骨顺序为椎骨、髋骨、颅骨、骨盆、股骨、肱骨、锁骨和肩胛骨。患者最常表现为单个骨骼疼痛或病理性骨折。椎骨病损通常与症状性脊髓压迫有关。软组织扩散可形成明显肿块。24% ~ 77% 的患者血清或者尿中检测出 M 蛋白。大约一半的患者血清游离轻链比例异常。大多数患者多克隆免疫球蛋白在正常水平。

2. 骨外浆细胞瘤最常见于上呼吸道黏膜，也见于很多其他部位，包括胃肠道、淋巴结、膀胱、乳腺、甲状腺、睾丸、腮腺、皮肤和中枢神经系统。骨外浆细胞瘤为局限性肿块。发生于上呼吸道的肿物常出现流涕、鼻出血以及鼻阻塞的症状。影像学和形态学检查并没有骨髓受累的证据。

【病理要点】

1. 孤立性浆细胞瘤一般在组织切片中容易辨认。浆细胞局灶性或弥漫性浸润，肿瘤细胞呈成熟型至中间型细胞学特征（图 10-12）。有时肿瘤性浆细胞分化很差，核质比高，可见核仁。

2. 通过浆细胞相关抗原的免疫组化染色（如 CD138、CD38、CD79a、κ 和 λ 轻链）能清楚地显示浆细胞，κ 和 λ 轻链免疫组化对识别恶性浆细胞增生的特征和区分浆细胞增多的反应性疾病很有价值。肿瘤性浆细胞呈单克隆表达模式，而正常或者反应性增生的浆细胞，κ 和 λ 轻链染色为多克隆模式，以少量或中等量 κ 轻链为主。骨外浆细胞瘤经常缺乏 cyclin D1 表达，CD56 表达较少见，并且阳性较弱。病损内淋巴细胞或者浆细胞样细胞不表达 CD20。

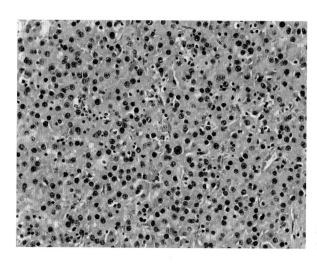

图 10-12　浆细胞瘤
肿瘤细胞呈中间型
分化（HE，×200）

七、外周 T 细胞淋巴瘤，非特指型

外周 T 细胞淋巴瘤，非特指（peripheral T-cell lymphoma-NOS，PTCL-NOS），是一种侵袭性强的淋巴瘤，多见于成年人。诊断前需排除其他特异类型 T 细胞淋巴瘤。

【临床特点】

1. 几乎都发生于成年人，儿童罕见。患者男女比例约为 2：1。头颈部少见 PTCL-NOS。大多数患者表现为淋巴结受累，淋巴结肿大，并常见淋巴结和结外联合受累。大多数患者表现为进展性疾病，伴骨髓、肝、脾和结外部位浸润，常浸润皮肤。约半数病例出现系统性症状、身体状况差及乳酸脱氢酶水平升高。

2. PTCL-NOS 淋巴瘤大多侵袭性强，治疗反应差，经常复发。早期治疗为化疗结合放疗，晚期治疗以化疗为主。

【病理要点】

1. 肿瘤细胞弥漫浸润导致淋巴结正常结构消失，细胞异型性明显。多数病例由中等大小细胞和大细胞构成，核不规则，可有明显核仁，伴大量核分裂象，可伴有透明细胞（图 10-13）。少数病例主要由非典型性小淋巴细胞弥漫浸润，细胞核不规则。通常可见高内皮小血管增生和炎症背景，包括小淋巴细胞、嗜酸性粒细胞、浆细胞以及上皮样组织细胞。结外受累也是由相似的细胞弥漫浸润。在皮肤，肿瘤细胞浸润真皮及皮下组织，经常形成中心坏死的结节。

2. 淋巴上皮样变异型　肿瘤细胞弥漫浸润或滤泡间增殖。主要由小细胞构成，核轻度不规则，伴大量甚至成簇的上皮样组织细胞，可混合炎症细胞和 R-S 样大 B 细胞。高内皮小血管增生不明显，肿瘤细胞 CD8 阳性，常表达细胞毒分子。

3. PTCL-NOS 表达所有 T 细胞相关抗原（CD3、CD2、CD5、CD7），常可丢失一种或几种标志，主要是 CD5、CD7 下调。肿瘤细胞通常会表达 TCR ß F1。多数病例 CD4（+）/CD8（-），但有时也可见 CD4、CD8 同时阳性或同时阴性表达。多数病例证实有克隆性 TCR 基因重排，免疫球蛋白重链基因克隆性或寡克隆性重排也可见。

【鉴别诊断】

1. 霍奇金淋巴瘤　两者均可以有炎症细胞背景和 R-S 样细胞。但是 PTCL-NOS 肿瘤性 T 细胞多形性明显，细胞核异型性明显，可检测到 TCR 基因克隆性重排，也可有免疫球蛋白重链基因克隆性或寡克隆性重排，而霍奇金淋巴瘤没有。

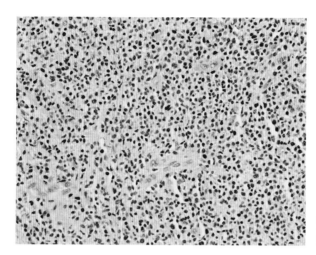

图 10-13 PTCL-NOS
淋巴瘤

2. 反应性 EBV⁺ 淋巴组织增生 两者均可以有 EBV+ 细胞。但是 PTCL-NOS 肿瘤性 T 细胞多形性明显，细胞核异型性明显，可检测到 TCR 基因克隆性重排。

八、结外 NK/T 细胞淋巴瘤 – 鼻型

结外 NK/T 细胞淋巴瘤—鼻型（extranodal NK/T-cell lymphoma，nasal type）是由 NK 细胞或 T 细胞构成的结外淋巴瘤，其特征是血管损伤和破坏、明显的坏死和细胞毒表型，以及与 EBV 相关。鼻腔是最常见的累及部位和原发部位，因此常用"鼻型"加以限定。

【临床特点】

1. 几乎只发生于成年人，中位年龄 44 ~ 54 岁。男性较多见。上呼吸消化道（鼻腔、鼻咽、鼻旁窦和腭部）最常见，鼻腔常是原发部位。肿块常导致堵塞症状和鼻出血。肿瘤常播散至邻近的鼻旁窦和口咽，典型表现为侵蚀骨组织。

2. 大多数患者就诊时为早期病变，伴骨髓侵犯者少见。鼻外 NK/T 细胞淋巴瘤常见累及部位包括皮肤、胃肠道、睾丸、肺和软组织。这些部位也是鼻 NK/T 细胞淋巴瘤易于播散的部位。放疗是有效治疗手段，可以单独放疗或联合化疗。

【病理要点】

1. 受累组织常有溃疡和坏死。淋巴瘤细胞弥漫浸润，常见肿瘤细胞围绕血管生长，浸润并破坏血管。即便肿瘤细胞不浸润血管，也常见血管纤维素性坏死（图 10-14）。

2. 肿瘤细胞谱很广泛，可以是小细胞、中等大小、大细胞甚至间变大细胞。细胞核伸长、折叠，不规则，染色质颗粒状，大细胞可有泡状核，核仁小或不明显。细胞质淡染或者透明。核分裂象易见。

3. 大多数肿瘤 surfaceCD3（－）、cCD3-epsilon（＋）、CD2（＋）、CD5（－）、CD56（＋）。CD43 和 CD45RO 通常阳性。细胞毒分子（Granzyme B、TIA1 和 perforin）阳性表达。HLA-DR、CD25、FAS 和 FASL 通常阳性表达。大约 30% 的病例 CD30 阳性表达。CD3-epsilon（＋）、CD56（－），同时细胞毒分子和 EBV 均阳性，可诊断为 NK/T 细胞淋巴瘤。否则，CD3-epsilon（＋）、CD56（－），同时细胞毒分子和 EBV（－），则诊断为外周 T 细胞淋巴瘤（非特指型）。

4. 多数病例中 TCR 基因和免疫球蛋白基因是种系构型。少部分病例表现为 TCR 基因重排。几乎所有病例均与 EBV 有关，因此 EBV（＋）是较为必要的诊断标准。

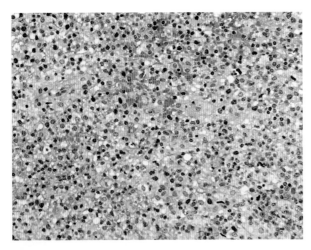

图 10-14 NK/T 细胞淋巴瘤（HE，×200）

【鉴别诊断】

1. 通过免疫组化与弥漫大 B 细胞淋巴瘤和非淋巴造血恶性肿瘤相鉴别。

2. 主要由小细胞或混合细胞构成的病变，与反应性病变或炎症鉴别较困难。若出现以下部分或全部特征则支持淋巴瘤的诊断：①肿瘤细胞密集浸润，导致黏膜腺体分离或破坏；②出现明显的溃疡和坏死；③血管侵犯；④明显核分裂象；⑤细胞核明显不规则。

九、间变性大细胞淋巴瘤 –ALK 阳性

间变性大细胞淋巴瘤 –ALK 阳性（anaplastic large cell lymphoma, ALK-positive）是一种 T 细胞淋巴瘤，肿瘤细胞通常为多形性大细胞，胞质丰富，常见马蹄形细胞核。伴染色体易位，导致 ALK 基因和 ALK 蛋白阳性表达。

【临床特点】

1. ALK+ALCL 约占成人非霍金淋巴瘤的 3%，占儿童发生的淋巴瘤的 10% ~ 20%。ALK+ALCL 患者大多为 30 岁以下，男性略多见，男女比例约为 1.5∶1。

2. 淋巴结和结外均可受累，最常见的结外部位包括皮肤、骨、软组织、肺和肝。大多数患者（70%）表现为晚期病损（Ⅲ、Ⅳ期），常伴结外浸润和骨髓受累。大部分患者有高热。少数病例呈隐匿性进展，局限于皮肤。

【病理要点】

1. ALK+ALCL 表现为较宽的形态学谱系。所有病例都含有数量不等的偏位马蹄形或肾形细胞核的大细胞（图 10-15A）。核周常有嗜酸性区域，这些细胞被称为标志性细胞。典型的标志性细胞是大细胞，但也见到具有相似细胞特征的较小的细胞，也可促进确诊。由于切片切面的原因，一些细胞会呈现核内假包涵体，其实是核膜内陷的表现，这些细胞被称作面包圈细胞（doughnut cells）。

2. ALK+ALCL 可以是小细胞肿瘤，也可以是主要由大细胞构成的肿瘤。所谓的普通型约占 60%。肿瘤细胞含有丰富的细胞质，

多个细胞核可形成花环样结构，类似 R-S 样细胞（图 10-15B）。核染色质细腻，呈块状或散在分布，含有多个小的嗜碱性核仁。由大细胞构成的肿瘤，核仁会更明显。当淋巴结结构仅部分被破坏时，肿瘤特征性窦内生长，类似转移癌。

3. 淋巴组织细胞型 ALCL（10%）的特征是肿瘤细胞混于大量组织细胞中。组织细胞可以掩盖肿瘤细胞，导致误诊为反应性病变。肿瘤细胞通常比普通型小，但是经常呈簇状分布于血管周围，可被 CD30 和 ALK 标记。

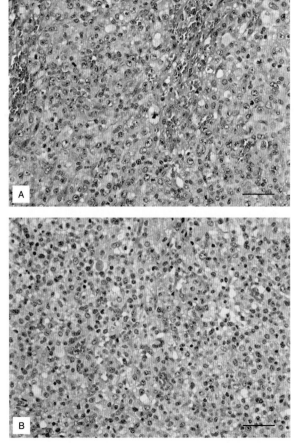

图 10-15 ALK+ALCL
（A）肿瘤细胞窦内增生（HE，×200）；（B）可见多个细胞核形成花环样结构，类似 R-S 样细胞（HE，×200）

4. 小细胞型（5%～10%）表现出以小至中等细胞为主，细胞核不规则。一些病例中细胞胞质淡染，核位于中央。这些细胞被称作煎蛋细胞。印戒样细胞偶尔也可见到。标志性细胞总是出现并且围绕血管生长。

5. 复合型病例约占 15%，在单个淋巴结活检中可以见到不止一种以上的类型特征。复发病例与原发者形态学特征不同。

6. 肿瘤细胞 CD30 阳性，表现为肿瘤细胞膜和高尔基复合体强阳性。大细胞 CD30 免疫强阳性，较小的肿瘤细胞仅弱阳性，甚至 CD30 阴性。在淋巴组织细胞型和小细胞型中，CD30 表达最强的细胞也是那些经常围绕血管生长的大细胞。

7. 在大多数含有 t（2；5）（*NPM1-ALK*）基因易位的 ALK+ALCL 病例中，ALK 蛋白在大细胞的胞质和胞核中阳性表达。在小细胞变异型中，ALK 阳性通常限制在肿瘤细胞的细胞核阳性。

8. 大多数 ALK+ALCL 病例表达一种或多种 T 细胞抗原。由于丢失几种全 T 细胞抗原，一些病例可能表现出所谓的裸细胞表型，但是在基因水平上表现出 T 细胞谱系。超过 75% 的病例中 CD3 阴性表达。大约 70% 的病例 CD2、CD5、CD4 阳性表达，大多数病例细胞毒抗原（TIA1、granzyme B、perforin）阳性。CD8 通常阴性，肿瘤细胞不同程度呈现 CD45 和 CD45RO 阳性，并且 CD25 呈强阳性表达。肿瘤细胞 BCL2 及 EBV 阴性。约 90%ALK+ALCL 存在克隆性 TCR 基因重排，无论是否表达 T 细胞抗原。大多数病例与 t（2；5）（p23；q35）染色体易位有关。

【鉴别诊断】

1. 伴免疫母 / 浆母分化的弥漫大 B 细胞淋巴瘤　两者均可以 ALK 阳性，但是弥漫大 B 细胞淋巴瘤仅见 ALK 蛋白在胞质内颗粒状阳性表达，并且不表达 CD30。但是 PTCL-NOS 肿瘤性 T 细胞多形性明显，细胞核异型性明显，可检测到 TCR 基因克隆性重排，也可有免疫球蛋白重链基因克隆性或寡克隆性重排。

2. 幼年性 ALK[+] 组织细胞增生症　两者形态学表现不同，并且该病变细胞不表达 CD30，而表达 CD68。

十、间变性大细胞淋巴瘤 –ALK 阴性

间变性大细胞淋巴瘤 –ALK 阴性（anaplastic large cell lymphoma，ALK-negative）是一种 CD30 阳性表达的 T 细胞淋巴瘤，在形态学上与 ALK+ALCL 不能区分，只是缺少 ALK 蛋白表达。

【临床特点】

1. ALK-ALCL 发病高峰是成年人（40～65 岁），男女比例约为 1.5：1。淋巴结和结外均可受累，累及皮肤的病损需要和原发于皮肤的 ALCL 相鉴别。

2. 如果单个淋巴结可疑 ALK-ALCL，需要结合临床病史皮肤是否有病损，排除原发于皮肤的 ALCL 后方可诊断。大多数患者表现为晚期病损（Ⅲ、Ⅳ期），常伴外周及腹部淋巴结肿大。预后比 ALK+ALCL 差。

【病理要点】

1. 大多数病例中，淋巴结结构或其他组织结构被破坏，由实性肿瘤细胞团片取代。当淋巴结结构没有完全破坏时，肿瘤细胞经典的生长模式是沿窦区或者 T 区生长，通常表现出所谓的黏附模式，与癌类似。

2. 肿瘤细胞主要由经典的多形性大细胞构成，有时核仁明显。可出现多核细胞和花环样细胞，核分裂象不常见。另外，还可见到偏位马蹄形核或肾形核的标志性细胞。大多数 ALK-ALCL 病例中肿瘤细胞比 ALK+ALCL 的肿瘤细胞更大，多形性更明显。

3. 所有肿瘤细胞 CD30 强阳性，通常表现为肿瘤细胞膜和高尔基复合体强阳性，尽管也常见弥漫的胞质阳性。所有肿瘤细胞弥漫强阳性是 ALK-ALCL 区别于其他外周 T 细胞肿瘤的重要特征。ALK 蛋白阴性表达。超过半数病例表达一种或几种 T 细胞标记，CD2、CD3 比 CD5 更常见，CD43 几乎总是表达。部分病例表达 CD4，CD8（＋）病例罕见。许多病例表达细胞毒分子 TIA1、granzyme B 和 perforin。部分病例表达 EMA 或核磷酸化 STAT3。在鉴别诊断时，霍奇金淋巴瘤大部分病例 PAX5 弱阳性表达，而 ALCL 罕见表

达 PAX5。ALK-ALCL 呈现 EBV 阴性表达。无论是否表达 T 细胞抗原，大多数 ALK-ALCL 存在克隆性 TCR 基因重排。

【鉴别诊断】

1. 外周 T 细胞淋巴瘤（非特指型） 两者很难鉴别。只有形态学和免疫表型都非常接近 ALK+ALCL，同时 ALK 蛋白阴性表达的病例，才可诊断为 ALK-ALCL。Clusterin 在 ALK-ALCL、ALK+ALCL 中普遍表达，但罕见在外周 T 细胞肿瘤（非特指型）中表达，而 ALCL 中缺乏 T 细胞受体蛋白表达。

2. 霍奇金淋巴瘤 霍奇金淋巴瘤大部分病例 PAX5 弱阳性表达，而 ALCL 罕见表达 PAX5。ALCL 总是呈现 EBV 阴性，霍奇金淋巴瘤 EBER、LMP1 常阳性表达。

十一、B 淋巴母细胞性淋巴瘤

B 淋巴母细胞淋巴瘤（B-lymphoblastic lymphoma）是由早期 B 细胞分化特征的前体淋巴细胞构成的肿瘤，肿瘤细胞小至中等大小，胞质不丰富，染色质中等，核仁不明显。肿瘤常累及骨髓和血液，称作 B 淋巴母细胞白血病。B 淋巴母细胞淋巴瘤是指局限性肿块几乎不累及骨髓和血液。

【临床特点】

1. B 淋巴母细胞白血病是儿童常见恶性肿瘤，大多数发生在 6 岁以下儿童。随年龄增加而减少，50 岁以后又轻度增加。B 淋巴母细胞淋巴瘤相对少见，也是年轻人易患，患者大多小于 18 岁。

2. B 淋巴母细胞淋巴瘤常见部位为皮肤、软组织、骨和淋巴结。与 B 淋巴母细胞白血病不同，通常无明显症状，头颈部是常见部位，尤其是儿童患者。预后较好，儿童患者预后好于成人。

【病理要点】

1. B 淋巴母细胞白血病比 B 淋巴母细胞淋巴瘤更常见，只有当髓外发生 B 淋巴母细胞肿瘤而外周血或骨髓中母细胞少于 25%，才可诊断为 B 淋巴母细胞淋巴瘤。

2. 常见于皮肤、骨和淋巴结，淋巴结可弥漫受累或副皮质区受累。肿瘤细胞呈圆形或卵圆形，细胞大小较一致，胞质少，核略不规则，无明显核仁，染色质均匀细腻，分裂象易见（图 10-16）。

3. 肿瘤细胞表达 B 细胞标记 CD19、CD79a、PAX5，其中 PAX5 特异性更好，因为 CD79a 有时也可表达于 T 淋巴母细胞淋巴瘤。肿瘤细胞同时表达母细胞标志物 TdT、CD99、CD34 和 CD10。部分病例表达 CD20、CD45。有时肿瘤细胞同时表达髓系标志物 MPO，注意这种双表型 / 双系肿瘤并不罕见。

【鉴别诊断】

1. 成熟 B 细胞淋巴瘤　主要靠免疫表型分析鉴别。

2. 小圆蓝细胞肿瘤　如尤文肉瘤、胚胎性横纹肌肉瘤、髓母细胞瘤和神经母细胞瘤。这些肿瘤细胞黏附生长，可表达部分母细胞标志物，但不表达淋巴样标志物。

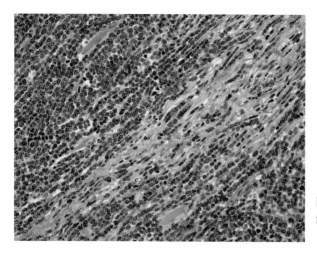

图 10-16　B 淋巴母细胞淋巴瘤（HE，×200）

十二、T 淋巴母细胞性淋巴瘤

T 淋巴母细胞淋巴瘤（T-lymphoblastic lymphoma）是由早期 T 细胞分化特征的前体淋巴细胞构成的肿瘤，肿瘤细胞小至中等大小，胞质不丰富，染色质中等，核仁不明显。肿瘤常累及骨髓和血液，称作 T 淋巴母细胞白血病。T 淋巴母细胞淋巴瘤是指局限性肿块几乎不累及骨髓和血液。

【临床特点】

1. T淋巴母细胞淋巴瘤比B淋巴母细胞淋巴瘤更常见，占所有淋巴母细胞淋巴瘤的85%~90%，常发生于儿童和青少年。

2. T淋巴母细胞淋巴瘤常表现为纵隔受累，也可累及淋巴结及结外部位，如皮肤、扁桃体、肝、脾。患者常表现为纵隔前部巨大肿块，生长快速，呼吸困难。

【病理要点】

1. T/B淋巴母细胞淋巴瘤的组织学形态相似，很难鉴别。肿瘤细胞圆或卵圆形，大小较一致，胞质少，核略不规则，无明显核仁，染色质均匀细腻，分裂象易见（图10-17）。

2. 肿瘤细胞表达T细胞标志物CD2、CD3、CD7、CD5、CD4和CD8。肿瘤细胞同时表达母细胞标志物TdT、CD99、CD34、CD1a。也可表达CD10。约10%的病例表达CD79a。有时肿瘤细胞可表达CD117。

3. 多伴TCR克隆性重排。约20%的病例同时具有免疫球蛋白重链基因重排。

【鉴别诊断】

1. 小圆蓝细胞肿瘤　如尤文肉瘤、胚胎性横纹肌肉瘤、髓母细

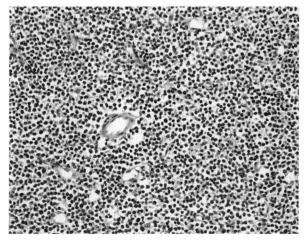

图10-17　T淋巴母细胞淋巴瘤（HE，×200）

胞瘤和神经母细胞瘤。这些肿瘤细胞黏附生长，可表达部分母细胞标志物，但不表达淋巴样标志物。

2. 髓系肉瘤 肿瘤细胞胞质更丰富，可见嗜酸性髓细胞，表达髓系标志物。

十三、霍奇金淋巴瘤

霍奇金淋巴瘤（Hodgkin lymphomas）是通常侵犯淋巴结的淋巴瘤。肿瘤由非典型增生的单核和多核大细胞构成，周边混有不等量的炎症细胞。根据肿瘤细胞的形态学和免疫表型，霍奇金淋巴瘤主要分为两种类型：经典型霍奇金淋巴瘤和结节性淋巴细胞为主型霍奇金淋巴瘤。

【临床特征】

1. 经典型霍奇金淋巴瘤（classic Hodgkin lymphoma，CHL）是最常见的霍奇金淋巴瘤亚型，约占所有霍奇金淋巴瘤的90%。有两个发病高峰，一个是15～35岁，另一个是35岁以上的老年人。男性较多见。EBV感染在发病过程中有重要作用。

2. 结节性淋巴细胞为主型霍奇金淋巴瘤（nodular lymphocyte predominant Hodgkin lymphoma，NLPHL）是一种B细胞肿瘤，特征是小淋巴细胞结节性或弥漫增生，伴有单个散在的肿瘤细胞［称作 "lymphocyte predominant（LP）or popcorn cells"］即L&H细胞。NLPHL约占霍奇金淋巴瘤的10%，发病高峰期为30～50岁，但是儿童患者也比较常见。男性多见。

3. CHL最常累及颈部淋巴结（约占75%），头颈部也常受累及。不超过10%的病例会同时累及多个解剖部位。约1/4的病例单独发生，大多数病例表现为无痛性生长的肿块，一般不累及骨髓。NLPHL最常累及颈部、腋窝或腹股沟淋巴结，很少累及纵隔。疾病进展可累及脾和骨髓。大多数病例表现为外周淋巴结肿大（I期或Ⅱ期），约20%的患者处于进展期。

【病理要点】

1. CHL主要表现为淋巴结结构破坏，被不等量的R-S细胞混合大量炎症细胞所取代。经典的 R-S 细胞体积大，胞质丰富，嗜碱性染色。有一个大的分叶核或者多核，核膜清楚，核染色质淡，可见单个嗜酸性病毒包涵体样大核仁（图 10-18）。单核变异型肿瘤细胞体积大，胞质嗜酸性，大而嗜酸的核仁，常有核周空晕。很多病例中，经典的 R-S 细胞仅占肿瘤的一小部分，而单核细胞和其他变异型细胞占主要部分。常见退变的 R-S 细胞，胞质浓缩深染，染色质聚集，即所谓的干尸细胞。

2. NLPHL 表现为淋巴结结构破坏，被结节性增生或弥漫病变所取代。病变由小淋巴细胞、组织细胞、上皮样组织细胞核混杂于其中的肿瘤细胞即 L&H 细胞组成。肿瘤细胞体积大，通常胞质稀疏，有一个大核仁。肿瘤细胞被称作"爆米花细胞"，因为细胞核折叠或多个分叶状（图 10-19）。通常有多个核仁，嗜碱性染色，比经典的 R-S 细胞小。但是这些细胞可以含有一个或多个突出的细胞核，与经典的 R-S 细胞有时难以鉴别。组织细胞和多克隆浆细胞常在结节边缘包绕着肿瘤细胞。

3. 最常用的诊断 CHL 标志物是 CD30 和 CD15。几乎所有 R-S 细胞 CD30 阳性表达，约 80%CD15 阳性表达，呈现细胞膜阳性以及核周高尔基复合体点状阳性。肿瘤细胞还会表达一些 B 细胞标志物，如大部分病例 PAX5 弱阳性，部分病例可以不同程度表达 CD20，部分病例表达 CD79a。R-S 细胞还表达转录因子 IRF4/MUM1。肿瘤细胞表达粒系或粒 – 单核细胞标志物，如 CD13、CD14、CD33、CD163 和 MPO。部分病例 EBV 阳性，而 CD138 一般不表达。通常不表达 EMA，或者仅微弱表达。肿瘤细胞不表达 BOB1、OCT2。

4. NLPHL 中的 L&H 细胞表达 CD20、CD79a、PAX5、CD75、OCT2、BOB1 和 CD45，其中 CD75、OCT2 和 CD75 在 L&H 细胞中强阳性表达，而在套区小 B 细胞中仅弱阳性表达。约一半病例表达 EMA。肿瘤细胞表达 BCL6，不表达 CD10。肿瘤细胞一般不表达 CD30、CD15、EBV。

【鉴别诊断】

1. CHL 与 NLPHL 大量背靠背的结节，结节内是 B 细胞为主的小淋巴细胞，结节之间为 T 细胞，肿瘤细胞为"爆米花样细胞"。

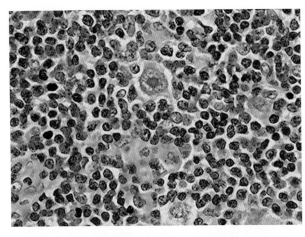

图 10-18　霍奇金淋巴瘤

经典 R-S 细胞，体积大，胞质丰富，嗜碱性染色，核膜清楚，核染色质淡（HE，×400）

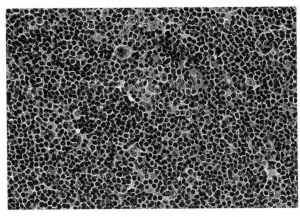

图 10-19　NLPHL

可见 L&H 肿瘤细胞，即"爆米花细胞"，细胞体积大，但比经典的 R-S 细胞小，细胞核折叠或呈多个分叶状，多个核仁，嗜碱性染色（HE，×200）

2. 小圆蓝细胞肿瘤　如尤文肉瘤、胚胎性横纹肌肉瘤、髓母细胞瘤和神经母细胞瘤。这些肿瘤细胞黏附生长，虽可表达部分母细胞标志物，但不表达髓系标志物。

十四、髓系肉瘤

髓系肉瘤（myeloid sarcoma）是髓系原始细胞在髓外增殖形成肿块，可以单独发生，也可以同时发生骨髓的髓系肿瘤。

【临床特点】

1. 髓系肉瘤也被称作粒细胞肉瘤、绿色瘤。中老年男性较多见，中位年龄 56 岁。比较罕见。全身都可发生，皮肤、淋巴结、胃肠道、骨、软组织和睾丸较常被累及。头颈部也常受累及。不超过 10% 的病例会同时累及多个解剖部位。约 1/4 的病例单独发生，不伴急性髓系白血病或其他髓系肿瘤。大多数病例可先于急性髓系白血病或者同时发生。有时急性髓系白血病复发会首先表现为髓系肉瘤。

2. 髓系肉瘤的治疗需结合手术、放疗和化疗。自体骨髓移植可延长生存时间。

【病理要点】

1. 肿瘤细胞主要由成熟程度不同的原始粒细胞构成，可混杂有成熟粒细胞、红系前体细胞或巨核细胞。肿瘤细胞圆形或折叠核，染色质纤细，可呈点彩状染色质。有时可见到嗜酸性中幼粒细胞，这有助于诊断。

2. 肿瘤细胞可以侵犯反应性滤泡周围的副皮质区，也可弥漫浸润，常常累及淋巴结包膜周围脂肪组织。发生在结外的髓系肉瘤类似于转移癌，肿瘤细胞形成黏附性细胞巢团，或者呈单排细胞周围包绕纤维间质（图 10-20）。

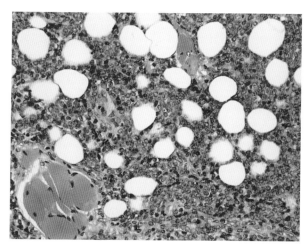

图 10-20　髓系肉瘤
肿瘤细胞浸润肌肉和脂肪组织，染色质纤细

3. 肿瘤细胞表达粒系或粒－单核细胞标志物，如 CD13、CD14、CD33、CD163、MPO。还常表达 CD43、溶菌酶和 CD68。还可表达 CD34，而 CD117 表达更常见。肿瘤细胞一般不表达成熟 B 细胞或 T 细胞标志物。

【鉴别诊断】

1. 恶性淋巴瘤　与 T 细胞或 B 细胞淋巴瘤之间的鉴别诊断主要靠免疫表型。

2. 小圆蓝细胞肿瘤　如尤文肉瘤、胚胎性横纹肌肉瘤、髓母细胞瘤和神经母细胞瘤。这些肿瘤细胞黏附生长，可表达部分母细胞标志物，但不表达髓系标志物。

十五、朗格汉斯细胞组织细胞增生症

朗格汉斯细胞组织细胞增生症（Langerhans cell histiocytosis，LCH）是一种罕见的、以朗格汉斯细胞克隆性增生为主的疾病。这些细胞表达 CD1a、langerin 和 S-100 蛋白，并且微观结构可见 Birbeck 颗粒。

【临床特点】

1. 本病少见，发病率约为每年 5/100 万，儿童常见。男性多见，男女发病比例为 3.7 : 1。肺内朗格汉斯组织细胞增生症常与抽烟有关。朗格汉斯细胞组织细胞增生症临床表现差异较大，可局限于一个部位，可发生于一个系统中的多个部位，也可为播散性或者多系统发病。

2. 孤立型朗格汉斯细胞组织细胞增生症最常见于骨组织和邻近软组织（颅骨、股骨、椎骨、骨盆和肋骨），其次为淋巴结、皮肤和肺。好发于青少年或成人。病变多为累及骨皮质的溶骨性病损，也可为肿块或者淋巴结肿大。

3. 单系统多灶性朗格汉斯细胞组织细胞增生症常发生于儿童，表现为多处或者连续的骨破坏，常伴随邻近软组织肿物。颅骨和下颌骨最常被累及（图 10-21）。颅骨病损常伴有尿崩症。

4. 多系统朗格汉斯组织细胞增生症易发生于婴幼儿，可表现为广泛的内脏器官受累，以皮肤、骨、肝、脾及骨髓最常受累，肾和性腺发病罕见。临床上表现为发热、贫血、皮疹和骨病损以及肝脾大。

5. 口腔病变常侵犯颌骨及牙龈，下颌最多见，尤其是下颌骨后部，患者可表现为牙龈肿胀、溃疡，也可为颌骨肿大、疼痛以及牙齿松动。临床进程与疾病分级有关，单灶型朗格汉斯细胞组织细胞增生症存活率≥99%，而发生于婴幼儿的多系统病损，若治疗不能即刻起效，致死率达到66%。

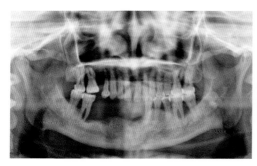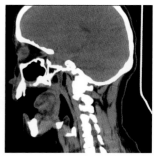

图 10-21　LCH 的影像学表现，病变界限不清，穿凿性破坏颌骨，尤其下颌后部

【病理要点】

1. 关键特征在于朗格汉斯细胞。朗格汉斯细胞为椭圆形，细胞体积大，10～15 μm，细胞核有呈圆形、椭圆形或者不规则分叶状，与皮肤的朗格汉斯细胞或者真皮的血管周细胞不同，不具备树突状突起，具有特征性的核沟和凹陷，染色质均匀，核仁不明显，核膜薄，核异型性少见，但是有丝分裂活动多样，无病理性核分裂。细胞质较丰富，轻度嗜酸性。

2. 病变内可见数目不等的嗜酸性粒细胞、组织细胞（多核巨细胞和破骨细胞样细胞）、中性粒细胞和小淋巴细胞。浆细胞常见。在病变早期，朗格汉斯细胞最丰富，伴随有嗜酸性粒细胞和中性粒细胞（图 10-22）。

3. 朗格汉斯细胞组织细胞增生症一致表达 CD1a、langerin（也称 CD207）和 S-100 蛋白。另外，vimentin、CD68 和 HLA-DR 也为阳性。缺乏 B 细胞和 T 细胞标志物（CD4 外），CD30 和滤泡型树突状细胞标志物。Ki-67 增殖指数差异较大。

4. 经 X 染色体连锁的多态性 DNA 探针，证实除了部分成年人肺 LCH，朗格汉斯细胞组织细胞增生症属于克隆性增生。大约 30% 的病例存在克隆性 IGH、IGK 或者 TR 重排。大约 50% 的病例存在 BRAF V600E 突变。

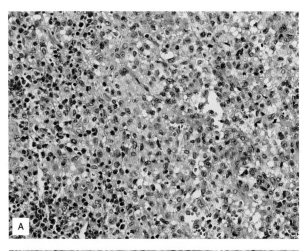

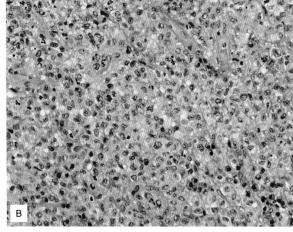

图 10-22　LCH
（A）成片增生的朗格汉斯细胞周边可见大量嗜酸粒细胞和组织细胞（HE，×200）；（B）朗格汉斯细胞具有特征性的核沟和凹陷，染色质均匀，核仁不明显（HE，×200）

参考文献

1. 刘彤华 . 诊断病理学 [M], 3 版 . 北京：人民卫生出版社，2013.

2. 陈杰，周桥. 病理学 [M], 3 版 . 北京：人民卫生出版社，2015.

3. Swerdlow SH, Campo E, Harris NL, et al. WHO classification of tumours of hematopoietic and lymphoid tissues[M]. Lyon: IARC Press, 2016.

4. Jares P, Colomer D, Campo E. Genetic and molecular pathogenesis of mantle cell lymphoma: perspectives for new targeted therapeutics[J]. Nat Rev Cancer, 2007, 7: 750-762.

5. Ganapathi KA, Pittaluga S, Odejide OO, et al. Early lymphoid lesions: conceptual. Diagnostic and clinical challenges[J]. Haematologica, 2014, 99: 1421-1432.

6. El-Naggar AK，Chan JKC，Grandis JR，et al. WHO classification of head and neck tumors[M]. 4th ed. Lyon: IARC Press，2017, 276-280.

7. Ioachim HL, Medeiros LJ. Ioachim's lymph node pathology[M]. 4th ed. Philadelphia: Lippincott Williams & Wilkins, 2009.

8. Rosai J. Rosai and Ackerman surgical pathology[M]. 10th ed. Edinburgh: Elsevier, 2011.

（周传香）

索 引

3,3′-二氨基联苯胺 6

A

阿辛蓝-过碘酸雪夫染色 11
阿辛蓝染色 11
癌前状态 27
癌前病变 27
癌肉瘤 108, 213
癌在多形性腺瘤中 204
艾迪生病 51
凹空细胞 88

B

Burkitt 淋巴瘤 422
B 淋巴母细胞淋巴瘤 435
白念珠菌 35
白塞病 67
白塞综合征 67
白色海绵状斑痣 37
白色水肿 39
瘢痕性类天疱疮 59
伴淋巴样间质的未分化癌 115
鼻唇（鼻牙槽）囊肿 237
鼻腭管（切牙管）囊肿 236
扁平湿疣 75
扁平苔藓 42
冰冻切片 3

病毒性腮腺炎 133
波伊茨-耶格综合征 51, 54

C

Civatte 小体 24
苍白密螺旋体 74
草莓样龈炎 82
层黏连蛋白 332 58
成骨细胞瘤 291
成年型纤维肉瘤 385
成涎细胞瘤 214
成牙骨质细胞瘤 272
成釉细胞癌 274
成釉细胞瘤 250
成釉细胞纤维瘤 262
成釉细胞纤维肉瘤 284
成釉细胞纤维-牙本质瘤 263
成釉细胞纤维-牙瘤 263
穿掘性癌 105
传染性单核细胞增多症 410
创伤性溃疡 69
唇疱疹 64
促结缔组织增生性黑色素瘤 127
促结缔组织增生性纤维瘤 296

D

大疱 25

大疱性类天疱疮 58

大疱性类天疱疮抗原180 58

带状疱疹 65

单纯疱疹 64

单纯疱疹病毒 64

单纯性骨囊肿 240

单克隆抗体 6

单囊型成釉细胞瘤 254

导管内癌 197

导管内乳头状瘤 167

导管乳头状瘤 167

低度恶性成肌纤维细胞肉瘤 383

地图舌 86

淀粉样变性 84

淀粉样物 84

动静脉畸形 357

动脉瘤性骨囊肿 238

多发性骨髓瘤 329

多克隆抗体 6

多囊病 132

多形红斑 62

多形性腺癌 192

多形性腺瘤 150

多灶性上皮增生 97

E

鹅口疮 35

恶性黑色素瘤 125

恶性周围神经鞘膜瘤 394

F

发育性根侧囊肿 226

放射性口炎 72

非典型性黑色素细胞增生 127

非均质型白斑 28

非特异性淋巴结炎 405

分泌性癌 190

分叶状毛细血管瘤 355

复发性阿弗他口炎 66

复发性阿弗他溃疡 66

复发性单纯疱疹 64

复发性坏死性黏膜腺周围炎 67

复发性口腔溃疡 66

副肿瘤性天疱疮 55, 61

副肿瘤性自身免疫多器官综合征 61

G

刚果红染色 11

高危型人乳头瘤病毒 118

根尖囊肿 232

孤立性浆细胞瘤 329, 426

孤立性纤维性肿瘤 378

骨孤立性浆细胞瘤 426

骨化纤维瘤 308

骨瘤 288

骨肉瘤 302

骨软骨瘤 297

骨髓瘤 329

骨外或外周型成釉细胞瘤 256

骨样骨瘤 290

管状腺瘤 171

管状型单形性腺瘤 171

管状型基底细胞腺瘤 171

光线性唇炎 84

过度不全角化 17

过度角化 17

过度正角化 17

H

HPV 阳性鳞状细胞癌 118

哈钦森三联征 75

含牙囊肿 224

颌骨巨细胞病变 321

赫克病 97

黑色素瘤 125

横纹肌肉瘤 392

红白斑 28

红斑型天疱疮 55

滑膜肉瘤 396

滑膜软骨瘤病 298

坏死性唾液腺化生 70, 141

黄色瘤 361

混合性牙瘤 264

混合痣 121

活体组织病理检查 1

获得性免疫缺陷综合征 87

霍奇金淋巴瘤 438

I

IgA 天疱疮 55

IgG4 相关硬化病 137

J

肌上皮癌 184

肌上皮瘤 152

肌纤维瘤 349

基底细胞腺癌 186

基底细胞腺瘤 153

基底细胞液化变性 23

基底样鳞状细胞癌 106

畸形性骨炎 325

急性红斑性念珠菌病 35

急性化脓性腮腺炎 134

急性假膜性念珠菌病 35

急性疱疹性龈口炎 64

棘层松解 24

棘层松解性鳞状细胞癌 111

棘层增生 19

痂 26

家族性巨大牙骨质瘤 311

甲状旁腺功能亢进性棕色瘤 323

甲状舌管囊肿 244

假膜 26

假性囊肿 218

尖锐湿疣 96

间变性大细胞淋巴瘤 –ALK 阳性 431

间变性大细胞淋巴瘤 –ALK 阴性 434

间叶性软骨肉瘤 307

浆细胞骨髓瘤 329, 426

浆细胞瘤 329

交界痣 121

胶样小体 24

角化不良 18

结核分枝杆菌 73

结节病 76

结节性筋膜炎 346

结节性淋巴细胞为主型霍奇金
淋巴瘤 438

结外 NK/T 细胞淋巴瘤—鼻型 429

结外黏膜相关淋巴组织边缘区淋巴
瘤 415

经典型霍奇金淋巴瘤 438

颈动脉体副神经节瘤 370

静脉畸形 356

静止性骨囊肿 241

局灶性过角化病 41

局灶性上皮增生 97

局灶性嗜酸细胞腺瘤样增生 146

巨大淋巴结增生症 410

巨颌症 321

巨细胞性牙龈瘤 344

均质型白斑 28

抗原 5

抗中性粒细胞胞质抗体 81

颗粒细胞瘤 361, 367

克罗恩病 80

空泡变性 23

口面部肉芽肿病 78

口腔白斑 28

口腔黑斑 50

口腔黑棘皮病 53

口腔红斑 31

口腔畸胎样囊肿 245

口腔结核 73

口腔淋巴上皮囊肿 244

口腔毛状白斑 88

口腔黏膜下纤维性变 33

口腔念珠菌病 35

口腔潜在恶性病变 27

口腔转移性肿瘤 401

溃疡 26

K

Kikuchi 病 412

Küttner 瘤 137

卡波西肉瘤 89

卡波西肉瘤疱疹病毒 90

抗酸染色 13

抗体 6

L

辣根过氧化物酶 6

蓝痣 121

狼疮带 49

朗格汉斯细胞组织细胞增生症 442

朗汉斯巨细胞 73

里加病 69

链霉菌卵白素 – 过氧化物酶法 7

良性混合瘤 150

良性黏膜类天疱疮 59

淋巴管畸形 358

淋巴管瘤 358

淋巴结结核 407

淋巴上皮癌 115, 208

淋巴上皮瘤样癌 115

淋巴腺瘤 160

鳞状细胞癌 98

鳞状细胞乳头状瘤 93

流行性腮腺炎 133

隆凸性皮肤纤维肉瘤 376

卵白素 – 生物素复合物法 7

落叶型天疱疮 55

滤泡性淋巴瘤 418

M

慢性红斑狼疮 47

慢性红斑性念珠菌病 35

慢性硬化性唾液腺炎 136

慢性增生性念珠菌病 36

慢性阻塞性唾液腺炎 135

猫抓病 409

梅毒 74

梅毒性舌炎 75

梅 – 罗综合征 78

弥漫性大 B 细胞淋巴瘤 424

弥漫性腱鞘巨细胞瘤 327

弥漫性嗜酸细胞增生 146

迷芽瘤 368

糜烂 25

免疫组织化学 5

摩擦性过度角化病 40

N

囊腺瘤 163

囊肿 218

内翻性导管乳头状瘤 167

内翻性疣状癌 105

尼氏征 56

黏膜斑 75

黏膜类天疱疮 58

黏膜良性淋巴组织增生病 49

黏膜内痣 121

黏液表皮样癌 172

黏液卡红染色 11

黏液瘤 270

黏液囊肿 246

黏液纤维瘤 270

念珠菌白斑 36

念珠菌性口角炎 36

P

Pindborg 瘤 257

盘状红斑狼疮 47

疱 25

疱疹 25

皮内痣 121

皮样或表皮样囊肿 241

皮脂腺癌 206

皮脂腺腺瘤 170

平滑肌瘤 361

平滑肌肉瘤 390

普通蓝痣 123

Q

气球样变性 65

桥粒黏蛋白 3 56

侵袭性黑色素瘤 126

侵袭性纤维瘤病 373

青少年沙瘤样骨化纤维瘤 309

青少年小梁状骨化纤维瘤 309

轻度异常增生 21

区域癌化 32

R

人类免疫缺陷病毒 87

人疱疹病毒 8 89

人乳头瘤病毒相关口咽癌 118

人乳头状瘤病毒 93

妊娠性牙龈瘤 343

日光性唇炎 84

日光性弹性组织变性 84

肉瘤样癌 108

肉芽肿 73

肉芽肿性唇炎 78

肉芽肿性多血管炎 81

乳头状淋巴囊腺瘤 156

乳头状鳞状细胞癌 104

乳头状瘤 93

乳头状唾液腺瘤 165

软骨瘤 293

软骨黏液样纤维瘤 294

软骨肉瘤 305

S

鳃裂囊肿 242

色素沉着肠道息肉综合征 54

色素失禁 24

色素痣 121

上皮 – 肌上皮癌 182

上皮内疱 25

上皮萎缩 20

上皮下疱 25

上皮样细胞 73

舌下囊肿 247

神经胶质异位 372

神经鞘瘤 362

神经纤维瘤 364

神经纤维瘤病 364

史 – 约综合征 63

嗜碱性变 48

嗜酸细胞癌 199

嗜酸细胞瘤 158

嗜酸细胞增生症 146

嗜酸性溃疡 69

噬黑素细胞 24

树胶肿 75

水痘 – 带状疱疹病毒 65

髓外浆细胞瘤 329

髓系肉瘤 440

梭形细胞黑色素瘤 127

梭形细胞鳞状细胞癌 108

T

Tzanck 细胞 57

T 淋巴母细胞淋巴瘤 436

苔藓样变 46

套细胞淋巴瘤 419

特殊染色 10

天疱疮 55

透明细胞癌 188

唾液腺差分化癌 211

唾液腺导管癌 195

唾液腺异位 131

W

Warthin 瘤 156

外渗性黏液囊肿 246

外源性色素沉着 52

外周 T 细胞淋巴瘤，非特指 427

外周性巨细胞肉芽肿 344

微小脓肿 36

韦格纳肉芽肿 81

韦氏肉芽肿病 81

X

细胞性蓝痣 123

先天性梅毒 75

先天性色素痣 121

先天性牙龈瘤 365

纤维结构不良 313

纤维瘤 348

纤维性牙龈瘤 341

腺癌，非特指 201

腺鳞癌 113

腺泡细胞癌 179

腺泡状软组织肉瘤 399

腺性唇炎 83

腺牙源性囊肿 228

腺样鳞状细胞癌 111

腺样囊性癌 176

小疱 25

楔形癌 105

血管畸形 355

血管紧张素 I 转化酶 77

血管瘤 353

血管性牙龈瘤 343

寻常型天疱疮 55

寻常疣 95

Y

牙本质生成性影细胞瘤 266

牙骨质–骨化纤维瘤 309

牙骨质–骨结构不良 316

牙瘤 264

牙龈瘤 341

牙龈囊肿 227

牙源性癌 274

牙源性癌肉瘤 284

牙源性钙化囊肿 229

牙源性钙化上皮瘤 257

牙源性角化囊肿 219

牙源性鳞状细胞瘤 256

牙源性囊肿 219

牙源性黏液瘤 270

牙源性肉瘤 284

牙源性始基瘤 263

牙源性透明细胞癌 280

牙源性纤维瘤 268

牙源性腺样瘤 259

牙源性龈上皮错构瘤 270

牙源性影细胞癌 282

牙源性硬化性癌 278

牙源性肿瘤 249

炎性成肌纤细胞肿瘤 381

炎症性根侧囊肿 234

眼天疱疮 59

阳性对照 7

异常增生 21

异位口腔胃肠囊肿 245

异物反应 53

阴性对照 7

婴儿黑色素神经外胚瘤 300

婴儿肌纤维瘤病 349

婴儿期血管瘤 353

婴儿血管瘤 353

硬化性多囊性腺病 144

硬下疳 75

尤文肉瘤 331

疣状癌 102

疣状白斑 28

疣状黄瘤 359

游走性舌炎 86

有丝分裂样细胞 98

幼年性血管瘤 353

原发性单纯疱疹 64

原发性骨内癌，非特指 276

原发于唾液腺的鳞状细胞癌 210

原位癌 23

原位黑色素瘤 126

Z

增生的牙滤泡 270

增生型天疱疮 55

正角化牙源性囊肿 231

正中菱形舌炎 36

脂肪瘤 351

脂肪肉瘤 387

痣细胞 121

中毒性表皮坏死松解症 63

中度异常增生 21

中心性巨细胞肉芽肿 318

肿瘤诱导的天疱疮 61

重度异常增生 21

潴留性黏液囊肿 247

转移性成釉细胞瘤 256

组合性牙瘤 264

组织化学染色 10

组织细胞坏死性淋巴结炎 412